脑卒中个体化治疗与调养

NAOCUZHONG GETIHUA ZHILIAO YU TIAOYANG

主　编　曹理璞　张雪芳

副主编　谢英彪　谢佑宁　谢晓枫

编　者　（以姓氏笔画为序）

丁雪竹　王　丽　卢　岗　史兰君

刘欢团　苏　敏　邹学兰　沈　锐

张　敏　陈　莉　陈泓静　陈绍月

周明飞　黄志坚　彭伟明　虞丽相

U0370253

河南科学技术出版社

·郑州·

内容提要

本书简要介绍了脑卒中的定义、临床表现、病理、病因、基础检查、临床诊断等基础知识，详细介绍了脑卒中的药物治疗和预防措施，包括西药治疗、中药方剂治疗、饮食调养及护理与康复等。本书内容科学实用、深入浅出，集知识性、科学性于一体，适合脑卒中患者及家属等大众阅读。

图书在版编目(CIP)数据

脑卒中个体化治疗与调养/曹理璞，张雪芳主编.—郑州:河南科学技术出版社，2018.1

ISBN 978-7-5349-9009-0

Ⅰ.①脑… Ⅱ.①曹… ②张… Ⅲ.①中风—中医治疗法 Ⅳ.①R255.2

中国版本图书馆 CIP 数据核字(2017)第 239883 号

出版发行:河南科学技术出版社

北京名医世纪文化传媒有限公司

地址:北京市丰台区丰台北路 18 号院 3 号楼 511 室 邮编:100073

电话:010-53556511 010-53556508

策划编辑:焦 赟

文字编辑:李 娜

责任审读:周晓洲

责任校对:龚利霞

封面设计:中通世奥

版式设计:刘 丹

责任印制:陈震财

印 刷:三河市佳星印装有限公司

经 销:全国新华书店、医学书店、网店

幅面尺寸:140 mm×203 mm **印张**:15 **字数**:260 千字

版 次:2018 年 1 月第 1 版 2018 年 1 月第 1 次印刷

定 价:40.00 元

目　录

一、脑卒中基础知识

1. 大脑的形态与结构是怎样的

大脑分左右两个半球，中间由前联合、胼胝体、中间块和后联合连接起来。半球外面包有一层灰质，叫作大脑皮质。大脑皮质是中枢神经系统发育最晚和最完善的部分。

大脑半球表面分为三个面、四个极和五个叶。

三个面即背外侧面、内侧面和底面。背外侧面，略向外突出，与颅骨的顶部相平行；内侧面比较平直，两个大脑半球之间有一纵长的裂隙，裂隙的腹侧有胼胝体；底面略微凹陷，其后面以小脑幕与小脑背侧面相邻。

四个极为额极（额叶的前端）、枕极（枕叶的后端）、颞极（颞叶的前端）、岛极（岛叶的前端）。

大脑半球的表面有许多弯曲的沟纹，小的沟纹称之为沟，大的沟纹称之为裂。沟和裂中间隆起的皮质称之为脑回。比较重要的沟裂有中央沟、外侧裂、顶枕裂、侧副泡和环沟（隐藏于额叶与颞叶之深部）。在神经解剖学上以上述沟裂为依据及人为的虚线，将大脑半球分为五个叶。①额叶：中央前回为运动中枢（局部定位如倒置的人体），额中回后 1/3 为书写中枢，稍前为眼球协调运动中枢，额下回后 1/3 为运动性言语中枢，旁中央小叶为运动中枢。②顶叶：中央后回为感觉中枢（局部定位如倒置的人体），缘上小叶为听觉性言语中枢，角回为视觉性言语中枢，顶上小叶与所有深浅感觉有关系，即与实体感、重量感、两点觉有关系。③颞叶：颞上回为听觉中枢，颞横回为听觉中枢，叩带回、海马、海马回沟为内脏活动调节中枢、嗅觉中枢。④枕叶：楔叶、舌叶为视觉中枢。⑤岛叶：可能与胃肠平滑肌运动有关。

2. 大脑半球的内部结构是怎样的

大脑半球分为大脑皮质、皮质下白质和皮质下基底神经节。其中，大脑皮质为高级中枢，它由神经细胞和胶质细胞构成。细胞分为分子层、外颗粒细胞层、外锥体细胞层、内颗粒细胞层、内锥体细胞层和多型细胞层等六层。

（1）灰质：尾状核、豆状核和屏状核。尾状核＋壳核为新纹状体，苍白球为旧纹状体。

（2）基底神经节：由纹状体、杏仁核及屏状核组成，它位于大脑白质深部。

（3）嗅脑：包括嗅球、嗅束、嗅三角、前穿质、海马、齿状回等部分。

（4）白质：联合纤维为连接两侧大脑半球新皮质的纤维，主要是胼体。联络系为连接同侧半球不同部位的皮质纤维，有沟束、上下纵束和扣带束等。

（5）内囊：内囊是位于豆状核的内侧、丘脑和尾状核的外侧的白质板，为投射纤维（联络皮质和丘脑、脑干及脊髓的传入、传出纤维）所组成。内囊的前肢位于豆状核和尾状核之间，内囊的后肢位于豆状核和丘脑之间。前、后肢连接的地方为膝部。

（6）外囊：位于屏状核和豆状核之间，主要由皮质被盖纤维组成（岛盖及脑岛至中脑被盖）。

（7）极外囊：位于屏状核与脑岛之间，主要是皮质联络纤维，联络额叶及颞叶的皮质，对听觉中枢、言语运动中枢起联络作用。

3.大脑有什么功能

大脑半球的功能为对称性又非完全对称。语言中枢绝大多数在左半球，部分左利手者位于右侧。通常称左侧为优势半球。也就是说左半球在语言、逻辑思维、分析能力及计算等方面起决定作用。右侧大脑半球有认识中枢，主要在音乐、美术、综合能力、空间和形状的识别、短时的视觉记忆和认识不同人的面容等方面起决定作用。但大脑的整体功能很重要,大脑皮质各部在整体功能的基础上有各自独特的生理作用。

美国加利福尼亚大学的布鲁斯·米勒博士曾在人的大脑内成功发现了"天才按钮"。米勒在自己的实验室里对72名因各种原因使大脑受过损伤的患者进行研究,发现一旦人的右颞下受过伤,就有可能变成某个领域的天才。比如,一名9岁的男孩在部分大脑受损后竟成了一名天才的力学专家;还有一位56岁的工程师,大脑右半球皮质的部分神经元因病受到损伤后却激发了绘画天分,成了一位大画家。米勒博士认为这是因为受损神经元坏死后,大脑"天才区"被压抑的天分被释放出来。而大脑连接左、右半球的胼胝体具有信息沟通的功能,左、右半球借此交换信息。曾经有一个患者被癫痫折磨,科学家们决定切除其胼胝体,一来也许可以解决患者的痛苦,二来可以研究一下胼胝体对大脑有什么作用。结果,切除之后,患者的病痛减轻了,而跟踪观察发现,患者的两个大脑半球"各自为战",互不干涉,也不知道对方在干什么。也就是说,患者在使用大脑左半球的时候,却不知道自己的右脑得到了什么样的信息。大脑分为古大脑和新大脑。古大脑是大脑的中心部分,相当于现在所说的大脑髓质部分和脊髓神经,是生命中枢所在地,是成为人类以前就存在的大脑;新大脑是人类大脑的边缘部分,相当于大脑皮质部分,它在地球上至少产生了500万年,虽然这500万年它的变化非常大,可是它一直按照古大脑的某些特征在变,也就是说它是古大脑的一种功能上的扩大,这种变化也不是凭空乱变,可以看出来,现在的鸟类智商不是很高,但是很会鸣啼,这种鸣啼功能一般在古大脑就已经产生了,在新大脑只是使得这种功能可以变化而已。新大脑是人类之所以成为高智商人类的原因所在。古大脑依靠生物钟的母钟而发挥功能,新大脑依靠刺激发挥功能,但是它们又相互影响,新大脑可以使古大脑产生功能变化,如心跳和呼吸加快等;古大脑也可使新大脑的发育和功能受阻,如先天性痴呆。

4.什么是脑卒中

"脑卒中"是一种急性脑血管疾病,又称"中风""脑血管意外",是由于脑部血管突然破裂或因血管阻塞导致血液不能流入大脑而引起脑组织损伤的一组疾病,包括缺血性卒中和出血性卒中。缺血性卒中的发病率高于出血性卒中,占脑卒中总数的60%～70%。颈内动脉与椎动脉闭塞和狭窄可引起缺血性脑卒中,年龄多在40岁以上,男性较女性多,严重者可引起死亡。出血性卒中的死亡率较高。调查显示,城乡合计脑卒中已成为我国排名第一位的死亡原因,也是我国成年人残疾的首要原因,脑卒中具有发病率高、致残率高和死亡率高的特点。不同类型的脑卒中,其治疗方式不同。由于一直缺乏有效的治疗手段,目前认为预防是最好的措施,其中高血压是导致脑卒中的重要可控危险因素,因此,降压治疗对预防卒中的发病和复发尤为重要。应加强对脑卒中危险因素及先兆症状的全民普及,才能真正防治脑卒中。近年来,随着我国人口老龄化阶段的到来以及人们生活方式的不断变化,脑卒中患者的发病率也呈现一种上升趋势,极大地威胁着老年人的生命安全,给家庭和社会带来沉重的负担,严重影响患者生存质量。

脑卒中对大脑组织造成突发性损坏,通常发生在向大脑输送氧气和其他营养物的血管爆裂之时,或发生在血管被血凝块或其他颗粒物质阻塞之时。如果神经细胞缺乏足够的氧气供给,几分钟内就会死亡。接着,受这些神经细胞控制的身体功能也会随之失去作用。由于死亡的大脑细胞无法替换,因此脑卒中造成的后果通常是永久性的。患有大血管急性缺血性发作的患者,每小时损失 1.2 亿神经细胞、8300 亿神经键和 714 千米有髓纤维。每分钟有 190 万神经细胞、140 亿神经键、12 千米有髓纤维受损。与因大脑老化而引起的神经细胞的正常死亡速率相比,缺血性大脑如果不接受治疗,则每小时老化 3.6 年。

脑卒中是严重危害人类健康和生命安全的常见的难治性疾病,中医学将其列为"风、痨、臌、膈"四大疑难病之首,存在着明显"三高"(发病率高、致残率高、死亡率高)现象。据统计,我国每年发生脑卒中的患者达 200 万。发病率高达

120/10 万。现幸存脑卒中患者 700 万,其中 450 万患者不同程度丧失劳动力和生活不能自理,致残率高达 75%。我国每年脑卒中患者死亡 120 万。已罹患过脑卒中的患者,还易再复发,每复发一次,加重一次。所以,更需要采取有效措施预防脑卒中的复发。

脑卒中给人类健康和生命造成极大威胁,给患者带来极大痛苦,给家庭及社会造成沉重负担。因此,充分认识脑卒中的严重性,提高脑卒中的治疗与预防水平,降低脑卒中的发病率、致残率和死亡率是当务之急。

5. 脑卒中如何分类

一般将脑卒中分成缺血性脑卒中和出血性脑卒中两类,以及混合性脑卒中和少见的脑血管病。

(1)缺血性脑卒中:大约占所有脑卒中的 80%。是指局部脑组织因血液循环障碍、缺血、缺氧而发生的软化坏死。主要是由供应脑部血液的动脉出现粥样硬化和血栓形成,使管腔狭窄甚至闭塞,导致局灶性急性脑供血不足而发病;也有因异常物体(固体、液体、气体)沿血液循环进入脑动脉或供应脑血液循环的颈部动脉,造成血流阻断或血流量骤减而产生相应支配区域脑组织软化坏死者。前者称为动脉硬化性血栓形成性缺血性脑卒中,后者称为脑栓塞。

(2)出血性脑卒中:分为两种亚型,颅内出血和蛛网膜下腔出血。出血量决定了脑卒中的严重程度。出血性脑卒中的病死率远远高于缺血性脑卒中。

混合性脑卒中可为出血性梗死或梗死后出血。其他原因导致的脑血管病有烟雾病、脑静脉栓塞、海绵窦血栓形成等。

6. 脑卒中如何分期

脑卒中发生后不同阶段,由于患者的临床表现不同,对医疗、护理的要求也各有不同。为便于医护人员进行治疗、教学和学术交流,目前临床上根据脑卒中患者的病程长短,将脑卒中分为 4 期。

(1)急性期:指发病后 2 周之内。由于此期瘫痪的肢体肌张力下降、反射消失、不能维持自主性活动,故又称为软瘫期。其中发病后 1 周之内,病情变化较大,称为脑卒中急性期早期。这一时期的特点是病情不稳定,变化较多,常有骤然变化和意外,治疗以挽救生命和控制进展为主。

(2)痉挛期:指发病后 2~4 周。此期的主要表现是联合反应、共同运动、紧张性反射、肌张力升高和痉挛状态。

(3)康复期:是指急性期过后,病情有一定程度改善、渐趋稳定,是在病后 1~6 个月。除急性期有改善外,这一时期病情进一步好转的幅度较大,是一次发作后好转程度可塑性较大的阶段。也就是说,如果是可以恢复者,则在这一阶段可康复至较好水平;如果是不可逆者,则症状、体征持续下去,转入后遗症期。这一时期的治疗不是以药物为主,而是用理疗、针灸、运动治疗,都需要帮助和正确指导。目前,康复医学的发展给瘫痪患者提供了许多有益帮助。

(4)后遗症期:是指经半年治疗,转入后遗症期。这一时期不能规定具体时限,除非再次发生脑血管病。这一时期病情平稳,不可能有明显好转,失去功能的部分,就是脑血管病发作真正损害所遗留的"记号"。但是在某些情况下,由于脑其他部分的代偿作用,患者经认真锻炼后,功能亦有进一步改善的可能性。这一时期主要是防止病情再发,注意基础疾病,防止并发症,不必为脑血管病的后遗症去千方百计地选用新药、验方等,主要靠功能锻炼和必要的训练及护理。

7. 什么是出血性脑卒中

出血性脑卒中是由脑内血管破裂出血而致突然发病。患者往往患有脑动脉硬化症或原发性高血压,由于某种诱因导致脑动脉突然损伤、破裂,这在临床上最为常见。但也有少数的血管出血是由先天性血管畸形、脑肿瘤、出血性疾病所致,其发病的比例有逐年上升的趋势。

一般情况下,脑血管出血患者多有高血压病史,好发年龄为 50—60 岁,发病时多有明显的诱因。如情绪激动、精神紧张、剧烈运动、脑力劳动过度、剧烈咳嗽、用力排便,以及季节变化或气候异常等。这些诱因都会导致动脉血压的急剧上升,而最终使脑动脉血管破裂出血。

脑血管破裂出血是脑内动脉毛细血管或静脉破裂出血,血液流入脑实质内,造成压迫、浸润以致脑组织受到破坏。根据出血部位不同,脑血管出血可分为内囊出血、脑桥出血,小脑出血、脑室出血等。因为解剖、生理特点不同,不同部位的脑血管出血的临床症状和预后、死亡率也有差异。最常见的出血部位是基底节附近,占 80% 以上。容易破裂出血的动脉血管都有共同的解剖特点,即这些动脉血管都是从大的主干动脉呈直角状分出。平时,这些血管的压力较高,血流速度较快,极易产生动脉硬化。当血压突然升高时,这些已经有病理改变的动脉血管壁就容易破裂出血,形成出血性脑卒中。

老年人的脑出血多与原发性高血压、动脉硬化有关。冬季发病较多,所以称高血压脑出血。

(1)内囊出血:内囊是出血很常见的部位,其发病后临床症状的轻重也有很大差异,又可分为轻型、重型、危重型与虚脱型 4 种。

(2)脑桥出血:脑桥是脑干的一部分,位于延髓上方,腹面膨大的部分称为脑桥基底部,基底部向两侧变窄,称脑桥臂,与后方的小脑相联系。脑桥的出血机会较少,易出血的动脉是脑桥旁正中动脉。

(3)小脑出血：小脑的易出血部位是小脑的齿状核动脉，左侧较右侧易发病。

(4)脑室出血：脑室出血所致的脑卒中发病率较低，原发性很少见，大多继发于内囊出血之后，一般为脑出血的进一步发展。

至于蛛网膜下腔出血，系指大脑表面血管破裂出血，血液流入蛛网膜下隙所致。其病因一般有两种：40岁以后发病者多为颅内动脉瘤破裂出血，30岁以前发病者多为先天性脑血管畸形破裂出血。出血性疾病所致的脑出血多表现为继发性，由于原发病导致脑血管出血部位的不同会出现相应的症状。有些脑肿瘤患者，病情进展到一定程度，肿瘤组织内血管突然破裂出血，或肿瘤组织压迫了脑动脉血管，也可出现脑卒中发作的症状。这些患者在发病前往往有进行性头痛、呕吐或一侧肢体乏力的先兆症状。

8. 脑出血有哪些表现

脑出血的好发年龄为50—70岁。男性稍多于女性，冬春两季发病率较高，多有病史。患者多在情绪激动或活动中突然发病，发病后病情常于数分钟至数小时内达到高峰。脑出血患者发病后血压多明显升高。由于颅内压升高，常伴头痛、呕吐和不同程度的意识障碍，如嗜睡或昏迷等，大约10%的脑出血病例有抽搐发作。

脑出血的局限性定位表现取决于出血量和出血部位。

(1)基底节区出血:①壳核出血,最常见,约占脑出血病例的60%。系豆纹动脉尤其是其外侧支破裂所致,可分为局限型(血肿仅局限于壳核内)和扩延型。常有病灶对侧偏瘫、偏身感觉缺失和同向性偏盲,还可出现双眼球向病灶对侧同向凝视不能,优势半球受累可有失语。②丘脑出血,占脑出血病例的10%～15%。系丘脑膝状体动脉和丘脑穿通动脉破裂所致,可分为局限型(血肿仅局限于丘脑)和扩延型。常有对侧偏瘫、偏身感觉障碍,通常感觉障碍重于运动障碍。深、浅感觉均受累,而深感觉障碍更明显。可有特征性眼征,如上视不能、凝视鼻尖、眼球偏斜、分离性斜视、眼球会聚障碍和无反应性小瞳孔等。小量丘脑出血致丘脑中间腹侧核受累可出现运动性震颤和帕金森综合征样表现;累及丘脑底核或纹状体可呈偏身舞蹈-投掷样运动;优势侧丘脑出血可出现丘脑性失语、精神障碍、认知障碍和人格改变等。③尾状核头出血,较少见。多由高血压动脉硬化和血管畸形破裂所致,一般出血量不大,多经侧脑室前角破入脑室。常有头痛、呕吐、颈项强直、精神症状,神经系统功能缺损症状并不多见,故临床表现酷似蛛网膜下腔出血。

(2)脑叶出血:占脑出血的5%～10%,常由脑动静脉畸形、血管淀粉样病变、血液病等所致。出血以顶叶最常见,其次为颞叶、枕叶、额叶,也有多发脑叶出血的病例。如额叶出血可有偏瘫、尿便障碍、布罗卡(Broca)失语、摸索和强握反射等;颞叶出血可有感觉性失语(韦尼克失语)、精神症状、对侧上象限盲、癫痫;枕叶出血可有视野缺损;顶叶出血可有偏身感觉障碍、轻偏瘫、对侧下象限盲,非优势半球受累可有构象障碍。

(3)脑干出血:①脑桥出血,约占脑出血的10%。多由基底动脉脑桥支破裂所致,出血灶多位于脑桥基底部与被盖部之间。大量出血(大于5毫升)累及双侧被盖部和基底部,常破入第四脑室,患者迅即出现昏迷、双侧针尖样瞳孔、呕吐咖啡样胃内容物、中枢性高热、中枢性呼吸障碍、眼球浮动、四肢瘫痪和去大脑强直发作等。小量出血可无意识障碍,表现为交叉性瘫痪和共济失调性偏瘫,两眼向病灶侧凝视麻痹或核间性眼肌麻痹。②中脑出血,少见。常有头痛、呕吐和意识障碍,轻症表现为一侧或双侧动眼神经不全麻痹、眼球不同轴、同侧肢体共济失调,也可表现为韦伯(Weber)或贝内迪克特(Benedikt)综合征;重症表现为深昏迷,四肢弛缓性瘫痪,可迅速死亡。③延髓出血,更为少见。临床表现为突然意识障碍,影响生命体征,如呼吸、心率、血压改变,继而死亡。轻症患者可表现不典型的瓦伦贝格(Wallenberg)综合征。

(4)小脑出血:约占脑出血的10%,多由小脑上动脉分支破裂所致。常有头痛、呕吐,眩晕和共济失调明显,起病突然,可伴有枕部疼痛。出血量较少者,主要表现为小脑受损症状,如患侧共济失调、眼震和小脑语言等,多无瘫痪;出血量较多者,尤其是小脑蚓部出血,病情迅速进展,发病时或病后12～24小时出现昏迷及脑干受压征象,双侧瞳孔缩小至针尖样、呼吸不规则等。暴发型则常突然昏迷,在数小时内迅速死亡。

(5)脑室出血:占脑出血的3%～5%。分为原发性和继发性2种。原发性脑室出血多由脉络丛血管或室管膜下动脉破裂出血所致,继发性脑室出血是指脑实质出血破入脑室。常有头痛、呕吐,严重者出现意识障碍如深昏迷、脑膜刺激征、针尖样瞳孔、眼球分离斜视或浮动、四肢弛缓性瘫痪,以及去大脑强直、高热、呼吸不规则、脉搏和血压不稳定等症状。临床上易误诊为蛛网膜下腔出血。

9. 什么是缺血性脑卒中

缺血性脑卒中又称脑梗死,是指局部脑组织因血液循环障碍,缺血、缺氧而发生的软化坏死。主要包括短暂性脑缺血发作、脑血栓形成、脑栓塞等。

(1)短暂性脑缺血发作:短暂性脑缺血发作是脑卒中表现最轻微的一种。由于该病发病后临床表现轻微,所以又称为"小中风"。其发病的特点是起病突然,多在清醒时发作,临床症状轻微,历时短暂,在24小时内症状可消失,并且能完全恢复正常。短暂性脑缺血发作的患者,多数长期有动脉粥样硬化病变,动脉壁上的斑块脱落形成小血栓,这些小血栓随血液循环流动,当转移至脑内的小动脉时,就会形成脑卒中的临床症状。由于人体内同时存在着一种"纤溶系统",该系统能够在一昼夜内将这些小血栓迅速溶解。因此,患者可在 24 小时内临床症状消失。虽然这种疾病病程短暂,预后良好,大多数患者甚至可以不治自愈,但不能掉以轻心。因为,这样的短暂性脑缺血发作往往是缺血性脑卒中的先驱症状。因此,积极治疗本病,预防短暂性脑缺血发作的频繁发生,特别是对于有效控制动脉粥样硬化,预防各种严重的脑血管病是十分重要的。

(2)脑血栓形成:脑血栓形成是因为脑血管壁本身的病变,造成管腔狭窄或闭塞,致使脑组织软化或坏死,导致脑血栓形成。一般认为,脑血栓形成的主要原因与脑动脉粥样硬化有关,多为老年人,少部分由其他原因如脑血管内膜炎或红细胞增多症所致。根据脑血栓形成临床症状表现的不同,可分为普通型、类瘤型、类出血型 3 种,并且可判断区分脑血栓形成的部位是在颈内动脉系统还是在椎-基底动脉系统。

(3)脑栓塞:脑栓塞往往表现为腔隙性梗死。腔隙性梗死多发生在动脉粥样硬化与原发性高血压的基础上。脑的深部组织产生直径在 2 毫米左右的微小栓塞。微小栓塞形成后,体内的巨噬细胞能够将梗死组织吞噬掉,而残留下一些腔隙,称为腔隙性梗死。由于腔隙性梗死灶均较微小,且能够依靠机体的吞噬功能吸收,所以临床症状轻微,恢复也较快。

　　缺血性脑卒中主要是由于供应脑部血液的动脉出现粥样硬化和血栓形成,使管腔狭窄甚至闭塞,导致局灶性急性脑供血不足而发病;也有因异常物体(固体、液体、气体)沿血液循环进入脑动脉或供应脑血液循环的颈部动脉,造成血流阻断或血流量骤减而产生相应支配区域脑组织软化坏死者。前者称为动脉硬化性血栓形成性缺血性脑卒中,占本病的 40%～60%,后者称为脑栓塞,占本病的 15%～20%。此外,尚有一种腔隙性缺血性脑卒中,系高血压小动脉硬化引起的脑部动脉深穿支闭塞形成的微梗死,也有人认为少数病例可由动脉粥样硬化斑块脱落崩解导致的微栓塞引起。

10. 什么是短暂性脑缺血发作

　　短暂性脑缺血发作是颈动脉或椎-基底动脉系统发生短暂性血液供应不足,引起局灶性脑缺血,导致突发的、短暂性、可逆性神经功能障碍。发作持续数分钟,通常在 30 分钟内完全恢复,超过 2 小时常遗留轻微神经功能缺损表现,或 CT 及 MRI 显示脑组织缺血征象。短暂性脑缺血发作好发于 34—65 岁,65 岁以上者占 25.3%,男性多于女性。发病突然,多在体位改变、活动过度、颈部突然转动或屈伸等情况下发病。发病无先兆,有一过性的神经系统定位体征,一般无意识障碍,历时 5～20 分钟,可反复发作,但一般在 24小时内完全恢复,无后遗症。

颈内动脉系统的短暂性脑缺血发作最常见的症状为单瘫、偏瘫、偏身感觉障碍、失语、单眼视力障碍等,亦可出现同向性偏盲等。单眼突然会出现一过性黑矇,或视力丧失,或白色闪烁,或视野缺损,或复视,持续数分钟可恢复。对侧肢体轻度偏瘫或偏身感觉异常。优势半球受损出现一过性的失语、失用、失读、失写,或同时面肌、舌肌无力。偶有同侧偏盲。其中单眼突然出现一过性黑矇是颈内动脉分支——眼动脉缺血的特征性症状。短暂的精神症状和意识障碍偶见。

椎-基底动脉系统短暂性脑缺血发作主要表现为脑干、小脑、枕叶、颞叶及脊髓近端缺血,有神经缺损症状。最常见的症状是一过性眩晕、眼震、站立或行走不稳,一过性视物成双或视野缺损等。一过性吞咽困难、饮水呛咳、语言不清或声音嘶哑,一过性单肢或双侧肢体无力、感觉异常。一过性听力下降、交叉性瘫痪、轻偏瘫和双侧轻度瘫痪等。少数可有意识障碍或猝倒发作。

短暂性脑缺血发作的诊断主要是依靠详细病史,即突发性、反复性、短暂性和刻板性特点,结合必要的辅助检查而诊断,必须排除其他脑卒中后才能诊断。短暂性脑缺血发作应与癫痫、偏头痛、晕厥、梅尼埃病、低血糖、低血压等疾病鉴别。

11. 出血性脑卒中有什么症状

（1）内囊出血：内囊是脑出血中最常见的部位，其症状表现与平常所见的脑卒中完全一致。首先出现的是明显的偏瘫、偏盲、偏身感觉障碍的"三偏"症状。偏瘫即为半身不遂，表现为同侧上肢和下肢的瘫痪程度相同，四肢靠近躯干一侧和手指、足趾端的瘫痪程度无明显差别，早期即出现患侧肢体强直性瘫痪。偏盲是指患者的部分视野缺失。正常人在直视前方时，双眼所能看到的全部景物称为视野，内囊出血的患者直视前方时，一侧视野会消失。偏身感觉障碍即半身麻木，患侧肢体痛觉及对冷热的刺激感觉减弱或消失，有些患者还可出现偏身虫蚁爬行样感觉。除"三偏"症状表现外，患者还可能出现昏迷、嗜睡等神志改变，语言模糊不清或失语、口眼㖞斜等症状。

（2）脑桥出血：脑桥出血是较凶险的一种脑卒中，往往突然发病，迅速陷入深昏迷状态。面部瘫痪和肢体瘫痪呈交叉性，如出现左侧面瘫，同时出现右侧的上、下肢瘫痪。严重的脑出血可从一侧扩展到对侧，而出现四肢痉挛性瘫痪。两侧瞳孔极度缩小如针尖样，这是脑桥出血的特点。还可能出现双眼球向一侧斜视，或出现左眼向左斜，右眼向右斜的分离性斜视。可伴有中枢性高热，出现四肢抽搐，呼吸不规则，如"潮式呼吸"。脑桥出血可在较短时间内死亡，大部分患者在发病 24 小时内死亡。

(3)小脑出血:小脑出血多呈急性发病。首先出现的症状是眩晕和剧烈头痛、呕吐,伴有眼球震颤、语言模糊不清,四肢肌肉软弱无力。由于发病急骤,患者很快陷入昏迷。但小脑出血的特点是不出现半身不遂。严重的小脑出血可影响到脑干,引起较明显的脑水肿和脑干受压迫的症状,出现忽快忽慢的潮式呼吸,如果抢救不及时常在数小时内死亡。

(4)脑室出血:脑室出血所引起的脑卒中发病率较低。原发性患者很少见,大多数继发于内囊出血以后,为一般脑出血的进一步发展导致。其病情发展迅速,昏迷深重,四肢肌肉强直,早期出现阵发性四肢抽搐强直,伴发高热,同时常有心动过速,面部充血潮红,多汗,口唇、指甲发绀等,容易引起肺炎,出现呼吸急促。有的并发消化道出血,呕吐咖啡样物或排柏油样大便。有的大小便失禁,预后多不良,常在 24 小时内死亡。

(5)蛛网膜下腔出血:蛛网膜下腔出血引发的脑卒中患者,一般发病急骤,常无先兆症状,但可能有过度劳累、饮酒、情绪激动等诱因。剧烈头痛呈炸裂样,疼痛部位多在枕部和颈部,有时可放射到前额、太阳穴及眼眶周围,低头时疼痛可加重,颈部活动受到限制而不灵活。多伴有严重而频繁的呕吐,可呈喷射状。有的可出现精神症状如胡言乱语、幻视幻听。大多数患者兼有颈部发硬发挺,呼吸不规则,脉搏缓慢,背部疼痛,腰部酸痛,排尿不畅或出现尿潴留。严重者短时间内可进入昏迷状态。蛛网膜下腔出血导致的脑卒中一般没有肢体瘫痪,但可出现轻度的单瘫或偏瘫,然后恢复较快,偶有并发癫痫样发作者。随着病情的好转,脑脊液中的血液被吸收,以上临床症状可逐渐恢复。恢复后不留后遗症,但容易复发。可出现中等度热,一般1周后可退至正常。

12. 什么是脑卒中"三偏"症状

脑卒中"三偏"症状是指偏瘫、偏身感觉障碍、偏盲同时出现的一组症状,是内囊部位病变的主要体征,多见于出血性脑卒中。

(1)偏瘫:是指患者半侧随意运动障碍。支配随意运动的神经纤维属锥体束。该束是从大脑皮质运动中枢中央前回的大脑锥体细胞发出的纤维,下行经过内囊至延髓下端交叉,到对侧相应的脊髓前角细胞,再从前角细胞发出纤维支配骨骼肌。如内囊出血时,受损的锥体束是在交叉平面以上,故瘫痪发生在病变的对侧,出现对侧面、舌瘫及肢体瘫。

(2)偏身感觉障碍:指患者半侧的痛觉、温度觉和本体觉障碍。传导痛温觉的神经纤维从皮肤感受器到神经末梢到传入脊髓后角,交叉到对侧侧索上行,经内囊后肢到大脑皮质中央后回感觉中枢。感觉中枢对传入的刺激进行综合分析做出是热、冷,还是痛刺激的判断。如内囊部位受损,则中断了对侧偏身痛温觉传导,故痛温觉障碍。传导本体感觉的感受器受刺激后传入脊髓后索上行至延髓楔束核和薄束核,再从该两核发出的神经纤维交叉到对侧上行经内囊到中央后回。若内囊受损,则中断对侧偏身本体感觉的传导,出现位置觉丧失等本体感觉障碍。

(3)偏盲:一侧视束和视放射的神经纤维,来自眼同侧视网膜的神经纤维,经内囊后肢到矩状裂视觉中枢,反映对侧视野。如内囊受损、视放射受损,则对侧视野偏盲。

13. 缺血性脑卒中有什么症状

(1)短暂性脑缺血发作:短暂性脑缺血发作起病突然,往往没有任何前驱的不适感即开始发病。发病多在清醒时,历时短暂,临床症状常在数分钟至数小时后自行缓解,很少超过 12 小时,最长者也可在 24 小时内完全恢复。但容易反复发作,且每次发作与上一次发作症状完全一样。临床上可分为颈内动脉系统与椎-基底动脉系统两种类型的短暂性脑缺血发作。

颈内动脉系统短暂性脑缺血发作常见的表现是瘫痪,常为一侧上肢或一侧下肢不能活动,也可能为一侧上、下肢同时出现轻度瘫痪。有的患者表现为一侧上肢或下肢或半身出现麻木感,称之为感觉障碍或感觉异常。还有的患者表现为短暂失语,一侧失明,情绪不稳定等。

椎-基底动脉系统短暂性脑缺血发作的临床表现为眩晕和昏厥。眩晕常突然发作,可伴有恶心、呕吐及眼球震颤。也有的患者突然发生晕厥,猝然晕倒,意识丧失,数分钟后即可清醒。也有的患者表现为各种神经功能障碍症状,如不会吞咽,饮食时引起咳呛,说话不清楚,看东西时出现重影或偏盲,有短暂的记忆遗忘。个别患者还可出现一侧上肢和对侧下肢同时瘫痪,称之为交叉性瘫痪。

(2)脑血栓形成:脑血栓形成的最主要症状是偏瘫。由于老年人脑动脉粥样硬化发生率高,动脉血管管腔变窄,故脑血栓形成以老年人最为多见。特别是既往有短暂性脑缺血发作的患者,容易罹患脑血栓形成。一般患者常在安静状态中发病,特别在清晨起床时,患者出现半身不遂等脑卒中症状。这是由于人体在安静睡眠状态下,交感神经的兴奋性减低,而副交感神经兴奋性增强,致心跳减慢减弱,心排血量减少,动脉血管血流减慢。有研究表明,夜间睡眠状态下,血压较白天明显下降,血小板与纤维蛋白易于沉积,这就很容易出现脑血栓形成,导致脑卒中发生。因为脑血栓形成往往有一个过程,因此其症状表现为渐进性发展,患者一般意识清楚,没有大小便失禁。

(3)腔隙性梗死:腔隙性梗死由于梗死灶很小,且梗死灶被逐渐吞噬,故脑卒中发病后的临床表现较短暂,多呈缓慢发病,有一部分患者有过"短暂性脑缺血发作"发作史,少数患者发病后出现头痛、头晕、呃逆等症状。根据症状表现不同,可分为纯运动性卒中、纯感觉性卒中、感觉-运动性卒中和基底动脉分支综合征 4 种类型。

①纯运动性卒中仅表现为面瘫或半身不遂。这种半身不遂的上、下肢的瘫痪程度一致,患侧的感觉功能正常,无麻木等异常。而且神志、语言、视力均表现正常。个别患者在面瘫和半身不遂出现的同时,出现平衡障碍和语言障碍。

②纯感觉性卒中的患者肢体活动自如,也无面瘫,但感觉异常,如麻木、痛觉、温度觉消失,两侧感觉沿正中线明显分开,一侧完全正常,一侧感觉异常。

③感觉-运动性卒中患者,初起一侧肢体感觉麻木,继之可出现轻度偏瘫。

④基底动脉分支综合征患者,可出现一系列较轻的神经症状,如一侧下肢轻度瘫痪,或无肢体症状仅出现构音障碍,无面瘫或仅有轻度偏瘫,或眼球麻痹不能随意转动伴有一侧轻度偏瘫,或构音语言障碍伴有走路不稳及眼肌麻痹等。

14. 脑卒中的预兆有哪些

研究发现,脑卒中的预兆依次为如下表现。

(1)头晕,特别是突然感到眩晕。

（2）肢体麻木，突然感到一侧面部或手脚麻木，有的为舌麻、唇麻。

（3）暂时性吐字不清或说话不灵。

（4）肢体无力或活动不灵活。

（5）与平时不同的头痛。

（6）不明原因突然跌倒或晕倒。

（7）短暂意识丧失或个性和智力的突然变化。

（8）全身明显乏力，肢体软弱无力。

（9）恶心、呕吐或血压波动。

（10）整天昏昏欲睡，处于嗜睡状态。

（11）某一侧肢体不自主地抽动。

（12）双眼突感一时看不清眼前出现的事物。

15. 脑卒中的病因有哪些

（1）血压升高：长期高血压的患者，可使脑血管小动脉产生痉挛，并加重大动脉粥样硬化的程度，这是最终导致脑卒中的主要因素。原发性高血压患者，在各种不同原因影响下，有时血压突然显著升高，使脑血管严重痉挛，进而发生脑水肿。这时会出现一系列症状：如剧烈头痛、眩晕、呕吐、癫痫样抽搐、昏迷、视力一过性丧失等神经病变症状。这种发作可因脑血流量的骤然升高，使脑血管有渗出及点状出血。也可使已有病变的脑血管出现微小血栓栓塞。同时,高血压引起的脑动脉病变,使脑部组织营养不良、缺氧,进一步导致脑出血或脑血栓形成,就会产生脑卒中的各种表现。

(2)动脉粥样硬化:在正常情况下,动脉管壁的新陈代谢依靠血管内流动着的血液完成。在这一过程中,动脉管壁得到营养及氧的供应,并将代谢后的废物清除。如果循环血液中,脂质含量过多,进出管壁中的脂蛋白就可发生滞留,附着于管壁,导致动脉壁正常功能和结构发生改变。同时,由于受损后的动脉壁可使脂质更易渗入并沉积在管壁上,最后发展成粥样斑块,使血管硬化。动脉粥样硬化随着年龄的增长而逐渐加重,在50岁左右进展迅速。在遗传体质特点上,有家族遗传倾向,肥胖人发病率高。不良的饮食习惯、营养过剩,特别是长期食用高脂肪食物,有重要影响。从事紧张的脑力劳动和缺少活动的人容易发生本病。吸烟也是动脉粥样硬化发展的因素之一。不能消极地认为,动脉粥样硬化仅仅是老年病。因为也有相当严重的动脉硬化发生在中年以下的人,甚至是青年人,应积极地进行早期防治。脑动脉硬化是全身动脉硬化的一部分,其临床症状呈渐进性,最明显的特点是神经衰弱。患者表现为经常头晕、头痛、嗜睡、记忆力明显减退,特别是近记忆力差、注意力不集中、失眠多梦、工作能力低下、情绪不稳定、急躁易怒等。硬化的脑动脉在各种不良因素情况下,容易发生病变而导致脑卒中。

（3）高脂血症：动脉硬化的原因除了动脉管壁正常功能与结构受到损伤破坏外，体内脂质代谢调节紊乱也是另一个重要的原因。研究表明，在动脉硬化形成之前，患者往往先有全身性的脂类物质代谢紊乱，脂质在人体内过多储存，导致血浆中脂质含量升高，形成高脂血症。血浆中过多的脂质向动脉内膜浸润与滞留，就造成了动脉硬化。当血压升高时，硬化的脑动脉血管就很容易破裂出血。当血压过低时，血流缓慢，又容易形成血栓，这些均可导致脑卒中的发生。

（4）微血栓：动脉粥样硬化是产生微栓子的原因，尤其是颈内动脉的颅外段有粥样硬化改变，纤维素、血小板物质黏附在病变部位，随时可以脱落而成为微栓子。微栓子可顺血流进入颅内动脉，最容易堵塞远端小动脉的细小分支，而产生神经缺血症状，当这种微栓子自行溶解或碎裂时症状便消失。由于微栓子不断脱落，因此表现为短暂性脑缺血的反复发作。

（5）血流动力学障碍：脑动脉有粥样硬化性狭窄的人血压突然降低，可引起短暂性脑缺血发作。

（6）颈部入颅的血管受压：颈椎骨质增生或颈椎椎间盘突出可使椎动脉受压而致短暂性脑缺血发作。

（7）心脏疾病：心肌梗死、心律失常、风湿性心脏病及感染性心内膜炎等亦可成为短暂性脑缺血发作的病因。

（8）血液凝固性障碍：血小板增多症或红细胞增多症，

服用避孕药或雌激素,手术后以及癌症患者,血液凝固性升高,均可引起短暂性脑缺血发作。

(9)糖尿病:通过控制饮食、降糖药,将血糖降至3.9～6.1毫摩/升的正常范围。

(10)其他:锁骨下动脉近端阻塞时,该侧上肢运动可使血液由椎-基底动脉系统倒流向上肢,而出现椎-基底动脉系统缺血发作。此外,严重的贫血、脑肿瘤、硬膜外血肿也可诱发短暂性脑缺血发作。

16. 容易罹患脑卒中的人群有哪些

容易发生脑卒中的人,医学上称为"脑卒中易患者",这些人具备罹患脑卒中的危险因素。有人虽无症状,貌似健康,但体内却有隐患。

(1)原发性高血压患者:80％的脑卒中患者有高血压史。病史越长,血压越高,脑卒中发生率越高。尤其是当舒张压急剧升高或血压波动较大时,更容易发生脑卒中。我国的相关调查表明,70％的脑卒中患者有原发性高血压史。而绝大多数脑出血是由高血压引起的。长期高血压是导致脑出血的最重要因素,因此,有效地控制高血压,对预防脑出血十分重要。

(2)糖尿病患者:糖尿病是脑卒中的主要危险因素之一,而不受年龄和性别的限制。糖尿病导致脑卒中的发病机制与内皮受损、血小板功能异常、凝血和抗凝功能的异常以及血液黏稠度的变化有关。

(3)高脂血症:高脂血症系指血液中的脂肪含量高于正常值。正常人空腹时每升血液中含胆固醇 3.1~5.7 毫摩、三酰甘油 0.56~1.7 毫摩。如果血液检验数值超过了这一标准限值,即称为高脂血症。血脂升高,可引起动脉粥样硬化,是缺血性脑卒中的危险因素。

(4)脑动脉硬化患者:70%的脑卒中患者有脑动脉硬化史。目前认为,动脉硬化与血清中胆固醇、β 脂蛋白、低密度脂蛋白升高有关。

(5)心脏病患者:心脏病可以直接影响脑血流的供应。因此,心脏病有直接引发脑卒中的可能。心功能不全,特别是心电图异常而有左心室肥大时,则是脑卒中的重要危险因素。风湿性心脏病、心肌梗死、心房纤颤、传导阻滞等常易发生缺血性脑卒中。由心脏病引起脑卒中,主要通过两个途径,一是心脏自身的病变,或心脏瓣膜、心室壁及心室腔内的栓子,进入血液循环,阻塞了脑部血管造成脑栓塞;二是由于严重的冠状动脉粥样硬化性心脏病(冠心病),心功能不全等,导致心排血量减少,脑灌注不足,脑部缺血,导致脑血栓形成。

(6)吸烟:吸烟可增加脑卒中的发病率,所以戒烟是减少脑卒中危险的措施之一。

(7)饮酒:饮酒可以舒筋活血,加速血液循环、消除疲劳、振奋精神,所以适量饮酒可以增进食欲,祛湿御寒。适量饮用一些浓度在20°以下的低度酒,如黄酒、啤酒、葡萄酒等,因刺激性不大,且含有一定的营养成分,故对身体是有益的。但酒的主要成分是乙醇,是一种对人体各种组织细胞都有损害的有毒物质,能损害大脑细胞、麻醉大脑皮质,使人智力减退,胆固醇增加,促使动脉硬化。少量饮酒并不是脑卒中的危险因素,但酗酒或慢性乙醇中毒则是脑卒中的重要诱因。

(8)服用避孕药者:口服避孕药多引起缺血性脑卒中,比对照组高5～8倍。其发病率与避孕药中所含雌激素的剂量有关,雌激素剂量大则发病率高。其发病机制可能是避孕药中的雌激素导致全血液黏稠度增加和血流缓慢,而这些因素可促使缺血性脑卒中的发生。因此高血压、偏头痛、血管性疾病和吸烟者,用口服避孕药时应特别注意。

(9)偏头痛女性:英国的研究人员通过对脑卒中人群的调查发现,有偏头痛病史的年轻女性患局部缺血性脑卒中的危险性是正常人的3.5倍以上。如果这些女性是吸烟者、高血压患者或是应用口服避孕药者,那么,她们发生脑卒中的危险性可能会更高。另一项有291名女性(年龄为20—44岁,均曾为脑卒中患者)参加的研究发现,在有偏头痛史的女性中,有20%～40%的脑卒中是由偏头痛所致,无论是有偏头痛家族史还是有个人偏头痛史的患者发生脑卒中的危险性都可升高。全球有10%～15%的人患有偏头痛,德国患病率最高,为 28%。流行病学调查显示,我国约有 0.9%的人患有此病,发病率明显低于西方国家。但由于女性偏头痛患者可能引起脑卒中,因此,凡年龄为 20—44 岁的女性发生偏头痛应及时到医院检查,防患于未然。

(10)孕产妇:有人统计 461 340 例产妇,在分娩中发生出血性脑卒中 100 例,发生缺血性脑卒中 50 例。还有人报道 2626 例脑卒中患者中,在妊娠期及产褥期发生脑卒中者约占 1%。因此,孕产妇要高度重视并预防脑卒中的发生。

(11)颈椎病患者:颈椎病多发生于中老年人,而中老年人又多伴有脑动脉硬化,这样脑血管中的血流速度会更慢,血栓形成的机会增多,容易诱发脑卒中。所以,患有颈椎病的人,头部转动要缓慢,枕头宜低且硬度适中,以减轻增生的椎体对椎动脉的压力,减轻患者症状,使发生脑卒中的可能性降到最低限度。

(12)感染性及非感染性动脉病患者:常见的感染性及非感染性动脉病有变态反应性和肉芽肿性动脉炎、钩端螺旋体病、红斑狼疮、结节性多动脉炎、淀粉样变性动脉病等,由于它们均可以引起血管壁的显著炎症病变,使管壁粗糙,或被破坏,管腔狭窄,因而引起颅内及全身动脉的多发动脉瘤形成、血栓形成和梗死。

(13)血管痉挛患者:容易罹患脑卒中的人常常伴发以下疾病的血管痉挛,如偏头痛、蛛网膜下腔出血、脑血管造影等。由于异物刺激(如血液、造影剂等)可引起局部血管的痉挛性收缩,其结果也可引起局部组织的缺血、坏死。

(14)血液黏稠度升高的患者:引起血液黏稠度升高及血液凝固性升高的疾病有红细胞增多症、骨髓增生异常综合征、异常球蛋白血症等,这类疾病可引起血液黏稠度升高,血流缓慢,从而引起全身和脑缺血的症状;而血栓性血小板减少性紫癜、服避孕药、产褥期、妊娠血小板增多症、狼疮抗凝物质的存在、肾病综合征等引起血液凝固性升高亦是同样的道理。

(15)老年人:85%脑卒中患者的年龄在 50 岁以上,动脉硬化是脑卒中发生的最常见的基本条件。随着年龄增长,老年人的动脉硬化在生理变化和诸多病理性因素相互作用的基础上会不知不觉地发生。动脉硬化虽有先天性遗传因素的影响,然而更有诸多的后天性因素可成为致病的条件,如超标准体重的肥胖,高热量和高动物性脂肪的饮食,高脂血症,长期烟、酒嗜好,长期脑力活动紧张,某些微量元素的缺乏,女性绝经期之后,以及患有高血压、糖尿病等。高血压、糖尿病也是老年人的多发病,患有这些疾病的人动脉硬化的发生率比正常人分别高 4 倍和 2 倍。高血压更是与动脉硬化相互促进的疾病,即长期高血压者动脉硬化发生得早,而且严重;动脉硬化的加重反过来又会对高血压发生不利的影响。以上所列举的都是动脉硬化的易患因素。实际上,老年人即使没有这些易患因素,随着年龄增长,动脉壁也会因生理性退化而发生变性,包括纤维组织增生、脂质和钙质的沉积等，也就是动脉硬化的改变。

（16）肥胖者：肥胖与脑卒中并无直接的关系。肥胖者易患高血压、糖尿病及冠心病，而这三者又均为脑卒中的重要危险因素，所以肥胖为脑卒中的间接危险因素。

（17）"糊涂"患者：约有半数的高血压患者不知道自己患病。这是由于血压的升高是渐渐的、在不知不觉中发生变化的，所以造成了高血压的初期到中期都缺乏特异症状的现象。这部分人称为"糊涂"患者。他们有病而不知病，自恃"自我感觉良好"，与健康人一样劳动、生活，常做出使血压进一步升高的行为，因此，很容易发生脑卒中意外。

（18）"盲目"患者：有些患者虽然已被确诊为原发性高血压，但以为自觉症状尚可，或对吃药感到厌烦，而拒绝服用降压药，这就是我们所说的明知该用降压药但不用的"盲目"患者。因他们放任血压升高，经常处在危险水平，久而久之，势必对心、脑、肾等重要器官造成损害，并容易发生脑出血等意外。

（19）"不正规用药"患者：许多高血压患者不按医嘱或血压实际情况用药，而是凭"自我感觉"滥用，觉得头痛、头晕就吃两片，否则就不服，经常是"三天打鱼，两天晒网"。有时又"恨病吃药"，超量服用，误以为血压降得越多、越快越好。这种"不正规用药"的做法是危险的，往往会造成血压忽高忽低或降压过快，使已患病的血管难以承受，很容易诱发脑出血和脑血栓。

(20)生活不规律和过度劳累者:生活有规律,身体的各种生理功能稳定,机体自身调节能力良好,可使原来升高的血压有所下降,并有助于血压稳定。反之,生活无规律,机体自身调节能力下降或紊乱,血压会上升而且血压波动大,脑卒中的风险就增大。而劳累过度和长期睡眠不足或不佳,则容易引起血压进一步升高或发生剧烈波动,因而容易发生意外。

(21)生活放纵及有不良嗜好者:吸烟或酗酒可导致高血压的发生。同时,高血压患者若大量吸烟或酗酒,可使血压进一步升高并对血管造成严重损害,且比一般的高血压患者更容易引发心、脑、肾等重要器官的并发症,亦容易发生脑出血等意外。如赌博时,人的精神处于高度紧张状态,而大输或大赢都会引起情绪剧烈波动,导致血压骤然升高或发生较大的波动,这对高血压患者极为不利,很容易发生脑卒中。

(22)多吃少动者:一些高血压患者平时仍然不注意饮食平衡,不爱活动,从不参加体育锻炼。这种多吃少动的生活方式常导致肥胖,不仅会使血压进一步升高,还会使血脂升高,加速对心、脑、肾血管的危害,因而也容易发生脑卒中意外。

(23)性情暴躁的人:研究表明,精神状态对血压有重要影响,情绪稳定,精神愉快、轻松则有助于血压下降或稳定;相反,情绪恶劣,精神沮丧,特别是经常大发雷霆,可引起血压剧烈波动或进一步升高,从而诱发高血压、脑出血或脑血栓形成。因此,高血压患者希望减少脑卒中发生的危险,必须加强个人修养,胸怀宽广,遇事不怒,经常保持心平气和,情绪平稳,豁达而乐观。

17. 脑卒中与高血压之间有什么关系

临床研究发现,高血压是导致脑卒中发生最重要的危险因素。脑卒中的危险因素可以分为两大类:一类称之为不可控制的危险因素,包括年龄、性别、种族、家族遗传史等,上述因素我们无法控制。另一类称之为可控制的危险因素,包括高血压、高血脂、糖尿病、心脏病、吸烟、酗酒、不良的饮食习惯和缺乏运动等。

在我国,约 80% 的脑出血患者和 70% 的脑梗死患者有高血压病史。高血压患者发生脑卒中的概率比血压正常者要高出 3～5 倍。美国高血压患者缺血性脑卒中的发病率是正常人的 2～3 倍。日本是世界上脑血管病发病最高的国家,高血压患者患脑血管病者是正常人的 13.1 倍。同时,研究还发现,无论是收缩压还是舒张压升高,对脑血管病的危险性都很大。收缩压＞150 毫米汞柱者,发生脑血管病的相对危险性,是收缩压≤150 毫米汞柱者的 28.8 倍。而舒张压＞90 毫米汞柱者,是舒张压≤90 毫米汞柱者的 19 倍。这说明了高血压是脑血管病的首要危险因素。同时大量临床研究证实,只要长期坚持有效控制血压,就可以显著减少脑卒中的发生。例如降压治疗 2～3 年,可使脑卒中的发生率和死亡率减少 39% 左右。

高血压引起脑血管病是由于加速了脑动脉硬化而引起的。长期的高血压可导致小动脉管壁发生病变,管腔变硬,内膜增厚,当脑血管管腔狭窄或闭塞时,可使脑组织缺血、缺氧而发生脑血栓形成。高血压还可引起细小动脉壁变性和坏死,进而形成微小动脉瘤,当血压骤升时,可使这种已经变硬、脆弱的血管破裂出血,发生脑出血。因此,有效地控制血压是降低脑血管病的发病率和病死率的关键。目前,降压药物的种类很多,包括钙拮抗药、ACEI 类、利尿药、β 受体阻滞药等。虽然可供选择的降压药物越来越多,但是我国高血压的发病率却呈逐年上升趋势。最重要原因是高血压患者在降压治疗中一直存在着很大的误区,没有降到并长期控制在目标血压;有些患者血压高时就服药,血压一降至正常就停药;有些患者认为自己虽然有高血压,但没有什么不舒服的感觉,所以用不着服药;还有些患者由于工作忙而不能有规律地服药。以上各种情况都会造成血压忽高忽低或血压持续升高,致使脑血管受到损伤,导致脑卒中的发生。

因此,必须重视高血压的治疗,在医生指导下选择有效、安全、利于长期坚持服用的降压药物,使血压保持在正常水平,才能避免脑卒中的发生。

18. 脑卒中与高血脂之间有什么关系

血脂是血液中各种脂类物质的总称,其中最重要的是胆固醇和三酰甘油。胆固醇可分为"坏胆固醇"(低密度脂蛋白胆固醇)和"好胆固醇"(高密度脂蛋白胆固醇)。"坏胆固醇"浓度超过正常值后,就会在血管内逐渐形成斑块,阻塞血管,而"好胆固醇"则能减缓斑块的生长速度。无论是坏胆固醇含量升高,还是三酰甘油升高,或两者皆高,统称为高脂血症。

坏胆固醇形成的粥样硬化斑块,就像潜伏在动脉壁上的肿瘤,外面是层包膜。血液里的坏胆固醇越多,斑块就越大,甚至引起阻塞,引起冠心病、心肌缺血等。这些斑块像是定时炸弹,会在没有先兆时爆炸。60%的男性和45%的女性在冠心病发作时没有任何先兆,且第一次发病的表现可能就是猝死。由高血脂诱发的脑卒中已成为三大致死病因之一,并呈逐年上升趋势。可以说,高血脂是心肌梗死的元凶、脑血栓的帮凶。

一旦发现自己血脂升高,首先要进行生活方式的改变,适当增加体力活动以及饮食中减少胆固醇的摄入。在进行严格的饮食控制同时,医生会依据血脂升高的水平和类型选择降脂药物。长期坚持使用降脂药物能够减缓动脉硬化,只要定期检测血液指标,监控其不良反应,降脂药物基本上是安全的。

19. 脑卒中与糖尿病之间有什么关系

　　我国糖尿病患者高达 3000 万例以上，糖尿病通过多种途径损害脑血管的管壁，表现在大血管病变和微血管病变两个方面促进血栓形成，慢性长期高血糖能导致微小血管基底膜增厚，脑毛细血管内皮细胞因糖代谢障碍而出现肿胀和坏死。长期糖尿病的患者脑血流自动调节受损，局部脑血流量下降。长期慢性高血糖可使血液黏稠度升高，糖尿病可使血脂代谢紊乱，使对血管有保护作用的高密度脂蛋白胆固醇降低，血液中三酰甘油不能充分利用，故导致高脂血症。加速中小血管动脉粥样硬化；低密度脂蛋白胆固醇不良作用加速大中动脉粥样硬化；高胰岛素血症促进动脉粥样硬化斑块形成；糖尿病患者脑细胞代谢紊乱、血管壁损伤、血液高凝状态等都是引起动脉粥样硬化、脑缺血缺氧及缺血性脑卒中的原因。糖尿病性缺血性脑卒中的 CT 表现较轻而临床症状较重，且不容易恢复，容易复发。这主要是因为糖尿病损害的微动脉很难形成侧支循环，高血糖加重了细胞死亡，加重了脑水肿。

　　脑卒中患者要经常测血糖。血糖升高可能因原有糖尿病，也可能是脑卒中应激反应性高血糖，应继续观察。脑卒中 1 个月后血糖仍高者应诊断为糖尿病。但不管是否患有糖尿病,脑卒中患者发病时高血糖必须尽快得到良好控制。脑卒中期间血糖上升越高,预后越差。

糖尿病患者发生脑卒中的概率较大。糖尿病的大血管并发症仅靠控制血糖是不能完全避免的,须同时把血压降下来,把血脂调到理想水平,把体重(特别是腹型肥胖者)减下来。提倡健康饮食,减少热卡总量,少吃油脂,多吃粗粮、蔬菜、水果,戒烟、限酒,低盐饮食。要有适当的体力活动。糖尿病患者发生脑卒中主要集中在老年人、吸烟者、较胖者、有脑卒中史者,以及血糖、血压、血脂控制不良的患者。发生脑卒中概率大的糖尿病患者,在加强相应监测的同时,还可用调脂药、小剂量阿司匹林、双嘧达莫以及活血化瘀中药作为预防。短暂性脑缺血发作可能造成腔隙性脑梗死,不一定遗留明显症状。但短暂性脑缺血发作往往是脑卒中的先兆,有一半脑卒中病例发生在短暂性脑缺血发作之后,因此不能掉以轻心,应及时予以治疗。糖尿病患者出现脑卒中症状,应立即送医院急诊。如出现突然头晕、头痛、眩晕、恶心、麻木、视物模糊、动作失灵等时,应立即送往医院,及时疏通脑血管阻塞,可减少不良后果。如栓塞时间稍长,引起脑组织坏死,就很难恢复。

20. 脑卒中与性别之间有什么关系

脑卒中与性别有一定关系。一般来说,男性多于女性,

男女之比为（1.3～1.7）：1。原因可能与男性高血压多于
女性、男性吸烟与饮酒者多于女性、性生活方式男性与女性
有一定差别，男性多从事体力劳动因而突然用力的机会较
多等有关。

　　美国的研究表明，对 45—55 岁、55—64 岁、65—74 岁 3
个年龄组随访 18 年，缺血性脑卒中组男女性别均无显著性
差异，与心肌梗死不同，心肌梗死组男性明显高于女性。男
性缺血性脑卒中的发病率为男性心肌梗死发病率的
1/4～1/3，而女性缺血性脑卒中与心肌梗死的发病率大致
相等。据报道，男女两性的脑出血发病率相等，蛛网膜下腔
出血的发病率女性高于男性。

21. 脑卒中与年龄之间有什么关系

　　脑卒中是在一定病理基础上发生的，尤其是随着年龄
的增长，人体血管壁发生退行性改变，出现动脉粥样硬化
等，而这些则是发生脑卒中的潜在性病理基础。

　　脑卒中可累及各年龄层，但以 50—79 岁的人群最常见。
据统计，随着年龄增长，脑卒中患病率明显升高。人在 40 岁
以后血管（主要是动脉）的结构和功能也逐渐发生了变化，
形成动脉粥样硬化，其程度越重，发生脑卒中的概率也越
大。70 岁以上的脑卒中患病率是 50 岁以下的 20 倍。脑出
血多见于 60 岁左右的人，缺血性脑卒中的发病年龄较脑出

血晚一些,而蛛网膜下腔出血的患者多见于青壮年,这是因为此类患者与先天性脑动脉瘤及动静脉畸形有关。

脑卒中的死亡率也有随年龄增长而上升的趋势。人随着年龄的增长而逐渐的衰老,各组织器官的功能也逐渐减退。对于脑卒中的发生,起重要影响的是血管的衰老。其衰老的主要表现是动脉壁厚度增加,弹性降低;血管内膜增厚,弹性蛋白断裂,钙化和胶原增加等。同时,动脉平滑肌细胞的衰老性改变,包括平均寿命期缩短,细胞数量成倍减少,使动脉弹性降低,脆性增加。而随着年龄的增长,脑血流量减少,速度减慢,也是引起脑卒中的另一重要因素。因此,适当调整饮食,合理用脑,预防和治疗脑动脉硬化,防止或减慢衰老,可有效预防脑卒中的发生。

22. 睡眠呼吸暂停综合征是脑卒中的危险因素吗

睡眠呼吸暂停综合征是指在睡眠时经常发生呼吸暂停的一种临床症状。随着人口老龄化的进展,本综合征发病率呈上升趋势。为了提高睡眠呼吸暂停综合征患者的生活质量,减少脑卒中的发生和死亡,必须深入开展对本综合征的基础研究和有效防治措施的研究。研究表明,睡眠呼吸暂停综合征是脑卒中的独立的危险因素,即患有本综合征的人,脑卒中的发病率增加。本综合征患者在呼吸暂停时,由于胸腔负压增加,使回心血量增多,心脏前负荷加重;由于缺氧及脑血管收缩,血压升高,心脏后负荷亦加重,心脏收缩力降低,使脑血流量减少;患者因低氧血症的刺激,促红细胞生成素分泌增加,使红细胞增多;缺氧使血小板聚集性增加,血流缓慢;缺氧又会损害脑血管内皮,故易促发血栓形成导致脑卒中发生。另外,本综合征呼吸暂停时,可出现低氧血症和高碳酸血症,有些患者可引起非常活跃的过度换气反应而出现低碳酸血症,造成脑血管收缩,同时又可引起血管内皮损害,加剧脑血管收缩。加之老年人脂质沉积,增加了脑动脉硬化的发生率及其程度,为脑卒中的发生奠定了基础。因此,患有此综合征的患者,应及时到医院诊治,防止脑卒中的发生。

23. 脑卒中与药物之间有什么关系

药物也是诱发缺血性脑卒中的重要因素。脑组织的血流量主要是靠血压来维持,若使用作用较强的降压药或服用降压药剂量过大,致使血压骤然大幅度下降,从而影响了大脑血液供应,脑部血流缓慢,促使脑血栓形成。

睡前更应忌服大剂量降压药。人在入睡后机体大部分处于休息状态,新陈代谢减慢,血压也相对降低,若再服用大量降压药,势必使血压更低,心、脑、肾等重要器官供血减少,血流缓慢,血液黏稠度增加,淤积在脑血管形成血栓,从而发生脑卒中。

一些作用较强的镇静药,如氯丙嗪、水合氯醛、硫酸镁等,也可使血压在短期内急剧下降,使脑组织缺血缺氧,而导致脑血栓形成。

一般中老年人多伴有血管硬化,血脂偏高,血黏稠性增加,使用大剂量止血药会增加血液的凝固性,使血液缓慢,促使脑血栓形成。

中老年人应用利尿药后,可因失水过多,血液浓缩,黏稠性增加,也容易形成脑血栓。发热时过量使用阿司匹林等发汗退热药,均可致大量出汗,乃至失水过多而发生脑卒中。服用抗心律失常药剂量过大或静脉滴注速度过快,可使血压下降,传导阻滞,心动过缓,促使脑血栓形成。

一些避孕药能增加血液的凝固性。口服避孕药者脑卒中的发病率高于对照组5~8倍,其服药到发病的时间最短者数天,长者5年,故在服用避孕药的过程中,应经常进行血压和血液流变学检查,发现异常者应停药,对有脑血栓形成倾向的人,则应停用避孕药。

24. 脑卒中与饮食之间有什么关系

饮食与脑卒中关系十分密切。饮食成分的不同可影响人的血压、血脂、血糖及钠、钙等离子的含量,这些都是与脑卒中发病密切相关的因素。食物中的主要成分是糖、脂肪、蛋白质、无机盐和维生素,它们与脑卒中都有关系。

　　血脂过高是指血液中一种或多种脂质成分的异常增加。脂质既可以单独存在于血液中,也可与血中蛋白质结合在一起成为脂蛋白,因此,高脂血症又称为高脂蛋白血症。血脂的主要成分为胆固醇、三酰甘油、磷脂、游离脂肪酸等。高脂血症导致动脉内膜脂质沉着,可引起并加速动脉粥样硬化,所以高脂血症与脑卒中的发生是有关的。脂蛋白按粒子大小分为极低密度脂蛋白、低密度脂蛋白和高密度脂蛋白三种。前两种脂蛋白粒子大,含有较高的胆固醇和三酰甘油,容易在动脉内壁中浸润沉积,它的含量越高,动脉粥样硬化越严重,脑卒中发生率就越高。相反,高密度脂蛋白粒子小,含胆固醇和三酰甘油较少,能将血管壁上的胆固醇"剥离""清扫"下来,带到肝脏中去,这样就降低了血中脂肪的浓度,减慢了动脉硬化的进程。虽然高脂血症与脑卒中有密切的关系,但片面强调限制脂肪的摄入也是不必要的,因为脂质中不饱和脂肪酸和高密度脂蛋白可以防止动脉粥样硬化。

　　过多的糖类可在体内转变为三酰甘油,使血脂升高。水果和新鲜蔬菜中含有大量纤维素和果胶,能降低胆固醇,所以每日要有充足的水果和新鲜蔬菜。脂肪食物尤其是动物脂肪含有大量饱和脂肪酸,能使血中胆固醇、三酰甘油升高,加速体内动脉粥样硬化的进程。

　　蛋白质饮食可降低脑卒中发病率,长期高蛋白饮食可延缓血管壁的弹性减退过程。

食盐与脑卒中关系密切,这已为人群调查所证实。膳食中含盐量较高易引起高血压,进而导致脑卒中。日本有学者曾报道,日本 30—59 岁人群脑卒中死亡率随精盐摄入量的增加而明显增加,其机制尚不十分清楚,可能由于高盐摄入使血容量增加致血压升高或加重原有高血压所致。据报道,日本北海道地区,人们盐的摄入量相当大,每天15～20 克以上,84％的成人患高血压,而且脑卒中的发病率也很高。在我国,对北方一些地区进行人群调查,也有类似情况。因此,在膳食中应注意限制盐的摄入量,每天宜降低到 10 克以下,最理想的摄入量应保持在 5 克以下。

25. 脑卒中与吸烟之间有什么关系

对于缺血性和出血性脑卒中,吸烟是公认的重要危险因素。与不吸烟者相比,吸烟者的缺血性脑卒中风险翻倍,蛛网膜下腔出血风险更是增加 2 倍。吸烟者罹患脑卒中的风险是不吸烟者的 2～3.5 倍。如果吸烟者同时患有高血压,则脑卒中风险会进一步大幅升高。研究显示,每天吸烟20 支以上者,罹患冠心病的风险为不吸烟者的 3.5 倍,心脑血管病死亡风险为不吸烟者的 6 倍。被动吸烟也在脑卒中风险中扮演重要角色,其危害性可达到与主动吸烟相似的程度。不吸烟人群中有近 90％的个体,血中尼古丁浓度已达到可测得水平,可见被动吸烟的影响范围之广。

吸烟是动脉硬化斑块增厚的决定因素。吸烟数量越多,危险越大,吸烟年龄越早的人,发生脑卒中的机会也就越多。吸烟可以增加血凝度、血液黏稠度,促进血小板聚集,血压升高,还能加速动脉硬化。与高血压相比,吸烟者的脑卒中相对危险性较小,但控制吸烟对预防脑卒中仍有较大价值。吸烟还可能影响降压药的效果。戒烟2~5年后脑卒中的危险才会下降。

26. 脑卒中与饮酒之间有什么关系

少量饮酒并不对脑卒中构成危险,甚至有不少研究认为是脑卒中的保护因素。但过量饮酒或长期饮酒增加出血性脑卒中的危险早已得到公认。对于缺血性脑卒中,各国的研究结论差距较大,尚缺乏一致性。研究表明,饮酒可通过以下途径影响脑卒中的发生:①诱发心律失常或心脏运动异常而引起脑栓塞。②诱发高血压。③增加血小板聚集作用。④激活凝血系统。⑤刺激脑血管平滑肌收缩引起脑血流量减少。

有研究表明,中等量和大量饮酒者发生出血性脑卒中,特别是蛛网膜下腔出血的危险性为不饮酒者的2~3倍,但与缺血性脑卒中没有必然关系。缺血性脑卒中的发病率随饮酒增加而增加,但多见于男性。据报道,在白种人群中饮酒和脑卒中的关系呈"J"字形曲线,即适量饮酒可防止脑卒中的发生,较大量饮酒则增加脑卒中的危险度。而那些不会饮酒者即使是少量饮酒,也可能使脑卒中的危险度增加。然而,日本人和黑种人群体中这种关系曲线并不明显。一些流行病学研究所提供的近期饮酒对脑卒中危险度影响的证据还很不充分。

少量或中等量饮酒,最好是每日饮少量红葡萄酒50～100毫升,有助于升高高密度脂蛋白及活血化瘀,可预防动脉硬化。

27. 脑卒中与疲劳、精神紧张之间有什么关系

工作生活的快节奏是社会发展的必然,而且节奏加快的适度紧张,对人的身心健康不但无害反而有益。但是,不少中年人不善于调节,使得长时期的心理紧张造成极度疲劳。这样一来,受紧张支配的情绪,如急躁、烦闷、抑郁等心境会相继发生或发展,过度紧张的中年人会发生脑卒中等疾病。过度紧张造成的疲劳不仅反映在体力上,而且反映在心理上,有时甚至会使人产生精神上有支撑不住的感觉。

中老年人要保持良好的心态、稳定的情绪,合理用脑,做到劳逸结合。过度疲劳也是脑卒中的常见诱因。所谓过劳,多指日常过度繁忙劳累,生活无规律,如有人经常通宵达旦地打麻将、睡眠不足、应酬频繁、旅途劳累、看电视时间

过长,都可能导致脑卒中的发生。尤其是患有高血压、糖尿病、冠心病的人群,过度疲劳往往是脑卒中的诱因。所以,无论工作、学习或生活,都要张弛有度,劳逸结合,做事更要量力而行。

28. 脑卒中与心脏疾病之间有什么关系

各种类型的心脏病都与脑卒中密切相关。美国明尼苏达的一项前瞻性研究结果表明,无论在何种血压水平,有心脏病的人发生脑卒中的危险都要比无心脏病者高2倍以上。对缺血性卒中而言,高血压性心脏病和冠心病患者的相对危险度均为2.2,先天性心脏病为1.7。

(1)心房颤动:据总体估计,缺血性卒中约有20%是心源性栓塞。有些研究认为,高达40%的隐源性卒中与潜在的心脏来源的栓子有关。瓣膜病(尤其伴心房颤动者)与卒中的关系已得到充分认识。心房颤动是脑卒中的一个非常重要的危险因素,心房颤动患者卒中发生率和死亡率分别是普通人群的5.6～17倍和2倍。非瓣膜病性心房颤动的患者每年发生脑卒中的危险性为3%～5%,大约占血栓栓塞性卒中的50%。据研究,心房颤动患者发生卒中的危险性与年龄升高呈正相关,50—59岁发病率为1.5%,80—89岁增加至23.5%。

国外有5项随机对照试验比较了华法林和阿司匹林预

防心房颤动患者脑卒中的效果,综合分析表明,应用华法林可使血栓栓塞性卒中发生的危险相对减少 68%。对抗栓治疗的建议如下,有危险因素(脑卒中或 TIA 发作史、瓣膜性心脏病、高血压、糖尿病、年龄大于 65 岁、左房增大、冠心病、充血性心力衰竭)的心房颤动患者都应接受华法林治疗。

在预防心房颤动患者发生卒中上已有了许多进展,口服直接凝血酶抑制药与华法林预防脑卒中的效果相当,且不增加出血的危险,不需长期监测。此外,经皮导管左心耳封堵术预防卒中等也取得了初步成效,而心房颤动的导管根治术则能从根本上防止卒中,目前成功率已达到 80% 以上,有望成为心房颤动的一线治疗方法。

在心房颤动患者发生卒中后的早期卒中复发率较低,对于中等面积脑梗死在发生后几天内可以予口服抗凝药物,而在大面积梗死患者为了避免继发性脑出血可在 1 周后开始抗凝治疗。心房颤动患者发生卒中后远期卒中的复发率较高,每年超过 10%,因此应长期服用抗凝药物预防。

(2)先天性心脏病:在先天性心脏病(如卵圆孔未闭、房间隔缺损、房间隔瘤)人群中,发生卒中和死亡的风险高于正常人群。大量研究发现,卵圆孔未闭为常染色体显性遗传,成人卵圆孔未闭的发生率高达 27%,卵圆孔未闭与卒中关系密切。在 55 岁以下的卒中患者中,卵圆孔未闭的发病率高达 40%。研究发现,手术封堵可有效封闭分流但是有潜在的手术风险,术后脑卒中的复发率为每年 0~4%,介入封堵不仅可以有效封闭分流且避免了外科手术的风险,与药物治疗相比,卵圆孔未闭介入封堵治疗能显著降低卒中的年发生率($3.8\%\sim12\%$与$0\sim4.9\%$)。因此,积极筛检并干预卵圆孔未闭有望大幅度降低卒中的发病率。

长期慢性心律失常、慢性心功能不全等可引起脑卒中。尤其是风湿性心脏病、亚急性心内膜炎、冠心病、心力衰竭、心脏有创检查或手术等都可能发生脑血流灌注降低,从而引起脑卒中。另外,长期慢性心律失常、慢性心功能不全还可造成慢性脑缺血缺氧而导致血管性痴呆,要认真对待各种心脏病,积极进行治疗。

29. 脑卒中与肥胖有关吗

肥胖的人容易引发高血压、高血脂、糖尿病和心脏病,其中高血压是诱发脑卒中的首要因素。肥胖的人通常伴有血脂升高,身体存在大量的脂肪组织,脂肪本身也需要很多血管输入营养,心脏不得不努力工作,从而增加额外负担,可导致高血压和心力衰竭,所以也容易发生脑卒中。

随着生活水平日益提高,餐桌上的饮食也日益丰富起来。饮食的丰富直接导致了各类营养的摄入和吸收过多,加上生活压力加大,机体代谢紊乱。长期下来,体内脂肪入大于出,肥胖也就随之上门。肥胖会诱发很多疾病的发生,而这类慢性疾病极易导致脑卒中。现在人们生活水平提高了,摄入的胆固醇过高;而且许多年轻人饮食不规律,更没有时间锻炼,脑卒中发病已趋于年轻化。有一部分人虽然知道自己的病情,但是乱用药,乱服各种保健品、补品,由于患者对这些药的过分依赖,导致病情延误。肥胖或体重超重的人要把控制体重作为一件大事,不要漫不经心,否则后悔晚矣。

30. 脑卒中与生活环境之间有什么关系

虽然脑卒中一年四季均可发生,但发病率在不同季节是不同的,气温、气压和湿度变化与脑卒中的发病均有一定相关性。脑卒中在冬季发病高峰中,常常是在气温骤然变化的日子里发生,患者数量也骤然增多。夏季出汗多,脱水使血液浓缩,血液黏稠,流速减慢,高温使得全身血管扩张,原来脑内已经狭窄的动脉容易发生缺血。闷热时,外界气压和湿度都比较高,容易使人烦躁并引起血压波动,所以亦可发生出血。因此,加强冬季防寒保暖和夏季防暑降温对预防脑卒中的发生有积极意义。

长期生活在强烈的噪声环境或长期紧张地工作,体内儿茶酚胺分泌增加,大脑皮质兴奋,血压上升,容易导致脑出血;长期生活在吸烟环境中,烟草中的尼古丁、一氧化碳能刺激肾上腺分泌去甲肾上腺素,使血压升高及血小板聚集加强,血浆黏度升高,容易导致脑血栓形成;长期孤独也是一个不利的因素,有些中老年人精神抑郁、孤单寂寞,不爱活动,和周围的人很少往来,生活得不到很好的照顾,也容易患脑卒中。家庭不和睦,心情不愉快,导致失眠,体内神经内分泌代谢紊乱,血压升高,动脉硬化,也可促使脑卒中的发生。因此,要积极改善生活环境,处好各方面的关系,培养健康向上的生活方式,丰富精神生活,多参加社交活动。这些都可以促进脑细胞的活动,对预防脑卒中及促进脑卒中的康复极为有利。

31. 脑卒中与性格之间有什么关系

每个人都有属于自己的、区别于他人的、稳定的个性。性格多种多样,一般可将人的性格分为三个类型:A型、B型和X型。个性好强、容易激动、遇事急躁、难以自抑、过分自负、情绪紧张或者爱生闷气、思虑过多、个性怪癖、不听劝告的A型性格的人容易患脑卒中。人在发脾气时,身体里产生一些特殊物质,如肾上腺素、儿茶酚胺、血管紧张素等,这些物质会使血管痉挛、血压升高、血液凝固性增大,这就加速了动脉硬化和血栓的形成。研究表明,A型性格的人因其大脑中枢神经的兴奋性较高,情绪极易发生应激反应,导致了人体胆固醇、三酰甘油、去甲肾上腺素、促肾上腺皮质激素的反应性升高,胰岛素对葡萄糖的反应性升高,血流黏稠性的阻力升高,因此极容易患有各种心脑血管疾病。我国医学研究人员曾对北方各省人群进行调查,发现在冠心病、脑卒中、高血压等疾病人群中,A 型性格的分布高于其他类型的 2 倍。

B 型性格者办事慢条斯理,不慌不忙,胸有成竹,无明显竞争意识,高兴和悲伤反应皆不强烈。X 型性格者是 A 型和 B 型的混合体。众多资料表明,A 型性格的人群脑卒中的发病率,是一般人的 3.5 倍,被认为是脑卒中的危险因素。由于 A 型性格的人自身具有强烈的求成欲望,使自己整日处于紧张的环境中,引起高级神经活动紊乱,交感神经兴奋性升高,体内肾上腺素及儿茶酚胺等血管活性物质分泌增多,使心跳加快,血管收缩,血压升高而导致脑出血。同时,还可使血糖升高,体内血液中的各类物质比例异常,如血小板黏附性和聚集性增强,又容易形成动脉粥样硬化,从而促发脑卒中。因此,A 型性格的人,应注意改变生活模式。对于个性怪僻、情绪低沉、刻板固执、性格内向的人,由于整日郁闷寡欢,少言少语,又极少活动,也常影响饮食和睡眠,使脑供血不足,长期如此可使机体血流缓慢,从而导致脑血栓形成。

32. 脑卒中与情绪之间有什么关系

情绪与脑卒中的发生并无直接关系,但它可引起大脑皮质及丘脑下部兴奋,去甲肾上腺素、肾上腺素、儿茶酚胺等分泌增加,从而导致全身小动脉收缩痉挛、心跳加快、血压升高,血管薄弱处易发生破裂,引起脑出血。所以,愤怒、恐惧、焦虑、兴奋、紧张等均可诱发脑出血。

人的情绪分为正常情绪反应和负性情绪反应。负性情绪反应表现为紧张、抑郁、焦虑、悲伤、恐惧、愤怒、思虑过度等,这些都会对心身健康产生不利的影响,使脑卒中的发病率增加。造成情绪不同反应的原因是应激。应激是指在意外的严重紧急事件作用下,人的精神和躯体会产生巨大压力并引起剧烈的生物学反应和情绪体验。在各种不同的情绪反应中,最常见的也是与高血压、冠心病发生最密切的为情绪紧张。人在情绪紧张时会引起人体许多剧烈的生理活动变化,如肌肉紧张度增加、心率增快、血压升高、呼吸不规律等。如果时间过长或次数过频而且不能得到有效缓冲和化解时,就会引起躯体的病理学改变而导致疾病的发生,如原发性高血压、冠心病的发生。

紧张的社会事件和心理刺激可导致精神活动的异常,从而引发心肌梗死、糖尿病、高血压、肿瘤、冠心病、脑卒中、风湿性关节炎等疾病。另外,不同的社会文化背景与某些心身疾病或精神病变有着内在的联系。比如心身疾病的发病率总的来说城市高于农村,脑力劳动者高于体力劳动者,工业化水平较高的国家高于发展中国家。这些现象表明,因社会心理刺激所引起的疾病与人们参与社会活动的多少密切相关。因此,人们要实事求是地认识和处理各种事件,减轻自身所承受的内外压力;消除过高要求和剧烈竞争的条件,使内心的矛盾冲突以适当方式得以宣泄;改善价值取向,调整认知角度,放弃无法实现的追求,从现实条件出发决策自身的行为;学会自我放松,保证充足的睡眠,有效的运动和适量、均衡的饮食。要避免一些消极的应对紧张的方式,而创造性地劳动或愉快的休闲娱乐则是有益的缓解紧张的方式。

33. 脑卒中与职业之间有什么关系

脑力劳动者用脑过度时,脑部血流量增加,容易促发脑卒中。所以,中老年知识分子要合理用脑,避免用脑过度。过度疲劳也是脑卒中的常见诱因,所谓过劳是指日常过度繁忙劳累,如有人经常工作到深夜、睡眠不足、应酬频繁、旅途劳累、看电视时间过长,都会导致脑卒中的发生。尤其是患有高血压、糖尿病、冠心病的人群,过劳往往是脑卒中的诱因。

脑卒中患者中 70% 患有原发性高血压,而高血压有职业分布的特点。除了长期从事紧张脑力劳动的人群易患高血压外,司机、报务员、会计、统计员、电话接线员的高血压患病率要高出普通居民 3～5 倍。公务员、技术人员的高血压发病率高达 5%～7%,而钻井、采油、井下作业工人的高血压患病率仅 2%～3%。长期从事噪声作业的工人,高血压的患病率要比普通工人高出 20％，工龄越长血压越高。
既然高血压与职业有关，动脉硬化与脑卒中的发病自然也
与职业有关。此外，脑卒中的类型与职业也有关系。教师、
医师、公务员、记者等脑力劳动者，以缺血性脑卒中较为多
见。因为这类职业的人体力劳动和体育锻炼少，心脏功能
下降，血流缓慢，在动脉硬化的基础上容易导致脑供血不足
或缺血性脑卒中。强体力劳动者的血压的高低变化较大，
易发生血管破裂，故出血性脑卒中较为多见。

34. 脑卒中与遗传之间有什么关系

脑卒中与家族史有密切关系。有高血压、心脏病遗传
家族史者，脑卒中的发病率及死亡率高。有脑卒中家族史
的发病率为 1.76％，比一般人群高约 3 倍。脑卒中的遗传
是通过高血压、高血脂、糖尿病、肥胖等因素起作用的。

有人对 491 例脑卒中进行配对研究，发现患者观察组有
家族史者为 113 例，对照组为 54 例，两组有显著差异。同
时，还发现患者组的兄弟、姐妹中脑卒中的发病率比正常人
高。另有资料显示，父母、兄弟、姐妹、祖父母、外祖父母有
脑卒中的人，脑卒中的发病率要比一般人高 4 倍。这些都充
分说明脑卒中与遗传因素有关。调查发现，被调查的患者
家属动脉硬化的发生率较高，血管弹性不稳定，脂肪、蛋白
质及凝血机制代谢障碍，自主神经中枢调节功能差。由此

不难看出,脑卒中是受遗传因素影响的,它和高血压一样具有明显的遗传倾向。所以,必须注意探索和改善能导致脑卒中的遗传因素,弥补缺陷和不足,才能有效地降低脑卒中的发病率。

从直接因素方面考虑,脑卒中没有遗传倾向。但是从间接因素方面来看,脑卒中的发生与很多因素有关,而这些因素中有很多都是有着明确的遗传性,因此,脑卒中的发生与遗传有着间接关系。任何一例脑卒中患者都是由多种危险因素共同作用的结果,单独强调一种危险因素对脑卒中的影响是不对的。研究表明,有些脑卒中的危险因素是不可避免或难以逆转的,如年龄、性别、种族、地区等。而有些危险因素则是可以人为使之改变,或用药物加以控制的,如高血压、高脂血症、心脏病、糖尿病等。

在脑卒中发生的危险因素中具有明确遗传性倾向的有:高血压、动脉硬化、糖尿病、肥胖、高脂血症、高尿酸血症等。以高血压为例,脑卒中无论是缺血性脑卒中或脑出血,发病前最多见的危险因素都是高血压。在原发性高血压患者家族中,父亲或母亲一方为原发性高血压患者对子女的遗传率为28%。父母双方均为原发性高血压患者,其子女遗传率为40%或更高。有人对143例舒张压超过114～120毫米汞柱的高血压患者进行了对照研究,在18个月内70例未经治疗者发生脑出血1例和缺血性脑卒中4例,而73例治疗者仅1例发生了脑出血。另一项研究中380例高血压患者,舒张压平均为 90～114 毫米汞柱,未治疗组有 20 例出现了脑卒中,治疗组中仅 5 例出现了脑卒中,两者发病率之比为 4：1。未治疗组中有 12 例死亡或重残,治疗组中仅 1 例死亡。

总而言之,通过积极地控制、消除这些危险因素,是能够明显减少甚至防止脑卒中发生的。

35. 脑卒中与微量元素之间有什么关系

微量元素在脑血管的病因、病理中可能起着重要的作用。某些微量元素的增多或减少可以促发脑卒中。

(1)铜与锌:铜是体内必需微量元素,对维持血管壁的正常结构和功能具有重要作用。铜缺乏时,单胺氧化酶活力下降,弹性蛋白的交联结构减少,血管弹性和韧性降低,加上超氧化物歧化酶清除自由基的能力下降,血管内膜细胞易受破坏,同时缺铜还可以引起血浆脂蛋白代谢和胆固醇清除障碍,极易产生高胆固醇血症。总的结果导致胆固醇在受损血管壁上沉积,产生动脉粥样硬化,促使脑血栓形成。锌亦是体内必需微量元素,具有多方面生理功能。高锌低铜导致胆固醇代谢紊乱,产生高血压;锌可以抑制脂肪的过氧化反应,稳定细胞膜的结构和功能,使细胞对自由基有较强的抵抗力。但过多摄入锌可导致高密度脂蛋白下降,加重体内缺铜。

(2)铬:缺铬可引起脑动脉粥样硬化,而动脉粥样硬化是脑血栓和脑出血最常见的危险因素之一。对吃含铬量低食物的美国人进行调查,发现其有普遍性缺铬的倾向,并且脑卒中发病率和死亡率均比无缺铬现象的亚、非洲人高。喂高糖、高脂肪的动物易出现高血糖、高血脂和脑血管病变,而加铬组则血糖、血脂降低,未见脑血管病变。临床上脑血栓、脑出血患者的头发中铬含量均比对照组低。

(3)硒:硒在体内的生物学价值是参与谷胱甘肽过氧化酶的组成,从而表现为抗脂质氧化能力。当硒缺乏时可引起脑血管收缩,血小板凝集和血小板活性物质释放,促进血管病的发生。临床上脑出血、脑血栓形成患者头发中含硒量下降。

(4)锰:摄入铬过多可引起慢性锰中毒,脑血管内膜增厚,脑血栓形成,神经细胞变性坏死。长期接触锰的工人可以产生多巴胺缺乏,引起震颤麻痹综合征。临床也观察到脑血栓形成患者头发中锰含量升高。锰可能通过以下几个方面来影响脑卒中的发生和发展:一是体内锰蓄积时使多巴胺缺乏,结果使脑血流变慢,脑血管收缩,脑血栓形成,二是体内高锰可以降低硒及影响脂质过氧化和前列腺素的代谢,促使脑血栓形成。

36. 脑卒中与季节、气候之间有什么关系

冬季天气突然降温,脑卒中的发病率明显高于夏秋季。我国安徽某研究显示,脑血栓组在12月份发病率最高,脑出

血在气温骤然降低,气压及相对湿度上升时发病较多。气象变化与脑卒中发病显著相关,特别是气温骤变时,容易诱发脑卒中。脑卒中发病昼夜节律的研究证实,脑卒中发病高峰时间是上午 8:00—10:00 和下午 16:00—18:00。

很多高血压患者一进入秋冬季就担心心脑血管疾病会突然发作,于是开始拼命降压,有的甚至认为降压理所当然是降得越快越好。但从医学的角度讲,这是大忌。因为,一般来说,除高血压危象、高血压脑病等外,其余高血压患者均宜平稳而逐步降压,因为血压下降过快过低不但会使患者出现头晕、乏力等直立性低血压的不适症状,还极易发生缺血性脑卒中。

有脑血管疾病家族史的人,更应该提高警惕。气候变化大的时节,如果伴有高血压,精神又紧张,容易在脑血管薄弱处引发脑出血。而人体在脑血管疾病发病之前会有一系列的信号,第一感觉是头痛,可能伴随着恶心、呕吐等;其次是肢体发麻,而且越来越麻,半身麻木,甚至出现语言障碍。此外,在早期可能会出现健忘等现象。

37. 低血压也会引发脑卒中吗

一般人认为脑卒中与高血压有关,自己血压不高就可以与脑卒中无关了。这种看法不对,因为首先脑卒中发病机制十分复杂,高血压容易引起脑卒中只是一方面,其他如血小板集聚度高、颈动脉硬化、不良生活习惯等也直接和脑卒中有关。其次,血压低引起脑灌注压低,也会造成脑缺血。低血压引发脑卒中以 60 岁以上的老年人居多,一般都伴有血脂高、糖尿病和颈部动脉硬化。许多血压不高甚至偏低的患者,一觉醒来会发现一侧肢体偏瘫、言语不清等脑卒中症状。维持大脑正常功能需要一定的灌注压(75 毫米汞柱以上),而一些血压偏低的患者容易出现慢性缺血,继而引发缺血性脑卒中。高血压患者一般不要在晚上服用降压药,因临睡前服用降压药易出现缺血性脑卒中。平时血压偏低的人要加强锻炼,增强体质,体形消瘦者要适当加强营养。夜间可适量分次饮水,转头要慢,下蹲后要缓慢站起。老年人要在心血管专家的指导下服用影响血压的药物,脑卒中急性期患者血压不宜降得过低,一般维持在160/90 毫米汞柱左右为合适。

38. 脑卒中的报警信号有哪些

脑卒中先兆指脑卒中发病前表现出的各种症状,它与脑卒中很相似,只是持续时间短暂,能在 24 小时内完全恢复,因此又称短暂性脑缺血发作。短暂性脑缺血发作每次发作仅持续几秒钟、几分钟或几个小时,最多不超过 24 小时就能自然缓解,不留任何神经功能的缺损,但这种发作往往还会反复出现,虽然没有什么规律,但每次发作的表现大致相同,发作缓解后的间歇期一般正常。短暂性脑缺血发作的反复发生可使脑组织损害越来越重,最终导致脑卒中发生。尽管有些脑卒中发作来得突然,不易预测,但如果患者自己和家人特别留意,还是会发现某些蛛丝马迹,从而及早就医治疗。

(1)肢体麻木,耳鸣或异常乏力:有些患者在数小时或数天前,就感到一侧面部或上、下肢麻木、刺痛、软弱无力,有时流涎、说话费力,有时伴有眩晕、耳鸣。这些症状多在早晨起床后最为明显。

(2)短暂性脑缺血发作:严格来说已是最轻型脑卒中,已出现了一过性偏瘫或单瘫,只是持续时间短暂,多在 24 小时内完全恢复。追访观察表明,发生短暂性脑缺血后 3～5 年,约有半数以上的人发生缺血性脑卒中。

(3)短暂语言障碍:患者常无任何原因就出现言语不清,说话困难,或听不懂别人的话,有时思维混乱,答非所问,这些都是由于大脑中动脉供血不足,影响了大脑皮质语言中枢的缘故。

(4)眩晕:头晕眼花、走路不稳、视物旋转、听力下降,有时伴有恶心、呕吐,这是由于椎-基底动脉供血不足的缘故。

(5)一过性眼前发黑:看不见东西,数秒钟或数分钟即恢复,不伴有呕吐、恶心、头晕、意识障碍。出现眼前发黑,意味着视网膜有短暂性缺血,可能是由于颅内血流动力学改变或微小血栓通过视网膜动脉引起。研究发现,脑血管硬化中有60%是由颈动脉粥样硬化延续而来。眼动脉是颈内动脉的第一条分支,它对颈动脉的病理改变最敏感,出现症状也最早。

(6)短暂性视力障碍:即视物模糊或视野缺损,多在1小时内自行恢复。有人对出现短暂性视力障碍的10例患者进行了眼底检查和脑血流量测定,发现其中有3例为视网膜中心动脉闭塞,7例为视网膜分支动脉闭塞。同侧脑血流量也相应减少,但尚未出现脑神经病变征象。

(7)剃须休止征:这是指自己持刀刮面时,头转向一侧,突然感觉手臂无力,剃刀落地,并可能言语不清,1~2分钟完全恢复。类似这类现象的发生,是由于转头扭颈时引起已经硬化的颈动脉扭曲,加重了狭窄,导致脑供血不足,诱发了一次性脑缺血症状。

(8)哈欠频繁:中老年人由于脑动脉硬化,管腔变窄,致血流缓慢,使脑组织常处于缺血、缺氧状态。脑缺氧会引起哈欠反射,当脑动脉硬化逐渐加重,管腔愈来愈窄,脑缺血缺氧加重,特别在缺血性脑卒中前5~10天内,频频打哈欠者可达80%左右。

(9)遗忘:患者突然对近事丧失记忆,或个人习惯、判断力发生改变,但照样可以进行日常活动,发作在短时间内恢复,但对发病当时的情况不能回忆。

(10)头痛、头晕:若患者有原发性高血压史,近来血压波动较大或持续性升高,突发头痛、头晕,有时头痛难以忍受,或伴有恶心、呕吐。

(11)中老年人突然反复出现视物旋转、耳鸣、恶心、呕吐、手持物不准确,一般持续数分钟或十几分钟。提示可能是椎-基底动脉供血不足的表现,如上述症状持续存在预示该系统将要发生严重的脑卒中。

(12)有心脏病如风湿性心脏病出现心房颤动,冠心病出现心房颤动时,左心房内的栓子极易脱落随着血流进入脑动脉而发生脑血管的堵塞。有上述先兆的人,一定要高度警惕,及时就医。

凡出现以上征兆之一者,都应及早检查,明确诊断后进行系统治疗,有可能避免脑卒中的发生。

39. 脑卒中的基本特征有哪些

中老年人的脑动脉内膜可能会发生胆固醇沉积、脂肪变性,形成粥样斑块,动脉管壁变厚变脆,管腔狭窄阻塞,造成脑局部供血不足。如果病灶周围的血管侧支不能代偿,就会发生缺血性脑卒中。硬化了的脑动脉,受到高压血流的长期冲击,常常在小动脉的分叉部位形成小动脉瘤,当血压骤然升高时,这些微小动脉瘤很容易破裂,发生脑出血。脑卒中的发生还与血流动力学的改变有关。血压升高,脑血流增加,若血压过高,则血管破裂发生脑出血;血压降低,脑血流减少,若血压过低,则产生脑缺血。血液成分的改变也与脑卒中的发生有关,血液黏稠、血小板聚集性升高、血液中纤维蛋白原升高,都能造成血流不畅、脑血管堵塞。脑卒中虽可由多种疾病引起,但大多数患者有以下共同的基本特征。

(1)有导致脑卒中的基本疾病:绝大多数脑卒中患者年龄都在 50 岁以上,常常有高血压、高脂血症、动脉硬化、糖尿病等。脑卒中的第一危险因素是高血压,控制好高血压就能减少一半的脑卒中。原发性高血压患者出现头晕、失眠、焦虑、四肢麻木、一过性失语时,就可能已经出现腔隙性缺血性脑卒中,若不及时治疗,就会加速动脉硬化的发展。脑卒中的第二危险因素是糖尿病。糖尿病的并发症之一就是脑卒中。研究表明,血清胰岛素升高的年龄比高血压出现的年龄更早,因此,从儿童时期就应该合理搭配膳食,预防糖尿病。脑卒中的第三危险因素是高纤维蛋白原血症。患者血液黏稠,血管狭窄甚至阻塞,容易发生脑梗死、心肌梗死等突发病变。另外,高血脂、血小板聚集度升高等都是脑血管的危险因素。脑卒中的第四危险因素是无症状,这类人貌似健康,但体内却有隐患,如肥胖、吸烟、有家族病史、高盐饮食(高盐饮食可诱发脑出血已得到证实)等,都潜在着危险因素。据统计,因上述疾病致使脑卒中者约占脑卒中总人数的 78%。

(2)前驱症状:脑卒中虽为急性发病,但在发作前多数均有先兆症状,如一侧肢体突然麻木、无力、眩晕、舌头不灵活等,数小时自行缓解。这些先兆症状常常不会引起重视。

(3)多病灶的倾向:由于引起脑卒中的基本病因如高血压、动脉硬化是广泛的脑血管病变,故在脑卒中时除了一个新的突出的病灶之外,脑卒中患者常常多次发作或脑内有多个病灶。

(4)急性起病或发作性加重:由于脑卒中系脑血管破裂出血或堵塞而突发脑循环障碍,所以多数患者起病突然。有时病灶范围逐步扩大,症状逐渐加重。

(5)有自发缓解的倾向:除部分患者病情过重、抢救无效死亡外,一般的脑血液循环障碍,不论是出血还是缺血,均能自身代偿。经过一段时间后症状缓解,体征也会逐步减轻。

40. 什么是脑卒中后遗症

脑卒中后遗症是指脑卒中发病经治或未治,半年后仍遗留的症状。它是导致脑卒中患者致残的重要原因,因此,在治疗脑卒中的过程中占有重要地位。大脑皮质运动区的损伤,可直接造成相应支配部位的损伤;皮质脑干束和皮质脊髓束损伤会造成偏侧上运动神经元性瘫痪,肌张力升高进一步造成了肢体疼痛和运动困难;如有感觉障碍,也会引起运动困难;主侧大脑半球损伤(一般人是左大脑半球,左撇子反之)还会造成失语,包括运动性失语(定位于主侧额下回后部)、感觉性失语(定位于颞叶后上部和顶上小叶)。失写为主侧额中回后部损伤,常常伴发运动或感觉性失语;失读(主侧角回病变)、命名性失语、失用等。长期不锻炼,关节挛缩,肌肉失用性萎缩更加剧运动困难。因为没有药物能使中枢神经细胞再生,故也不存在治疗后遗症的"灵丹妙药",只有依靠康复锻炼,逐步恢复患者的功能。

　　脑卒中急性期后多数患者会留有后遗症,如半身不遂,语言不利,口眼㖞斜等,须抓紧时机积极治疗,以争取早日全部或部分康复。脑卒中后遗症的康复治疗要综合协调地采用各种有效措施,减轻残疾和因残疾所带来的后果,使残疾者的残存功能和潜在能力在治疗后获得最大的发挥,获得生活能力和工作能力,重返家庭和社会,平等地享受人类的各种权利,提高生活质量。对脑卒中后遗症患者,必须争取早期康复治疗,尤其在发病后的前3个月内的康复治疗是获得理想功能恢复的最佳时机,但对病程长者,其潜在功能恢复力也不容忽视,应当继续进行相应的康复治疗,也可达到改善功能的效果,根据临床经验,在发病后2年内,如果康复措施得当,还会有不同程度的恢复。脑卒中后遗症属难治病症,综合康复治疗被认为是当前最佳方案。所采用的有效康复措施主要有天然药物康复治疗、针灸康复法、运动功能训练和其他康复方法。还要重视心理治疗,建立患者良好心理状态,使患者主动参与进行肢体运动的康复训练,对残疾功能的恢复也极为重要。

(1)半身不遂：就脑卒中来说，半身不遂是脑的出血性或缺血性损害引起的一种症状。从解剖上讲，主管人体两侧肢体运动的高级神经中枢分别位于大脑两侧半球额叶后部的皮质（运动区），而且是交叉支配的，即左大脑半球支配右侧肢体运动，右大脑半球支配左侧肢体运动。这种交叉支配是通过运动区神经细胞发生的神经纤维在脑干的延髓水平交叉至对侧、并在对侧脊髓下行支配对侧肢体来实现的。一侧大脑半球运动区的神经细胞或其发出的神经纤维在脑干交叉水平以上部位的损害，可使对侧肢体瘫痪。由于大脑两半球脑血管的分布基本上是一样的，发生脑卒中的机会大体相同，男女无异，所以不论男女，若发生半身不遂，左右侧均有可能。如果说男女有区别的话，只是男性脑卒中的总发病率略高于女性罢了。那种认为半身不遂必定是男左女右的说法是不对的。一侧躯体的感觉（例如皮肤的痛觉、触觉及对温度的感觉）也是经感觉神经纤维传导至对侧大脑半球的，所以一侧大脑半球的脑血管病变除了可以引起对侧偏瘫外，还常造成对侧半身麻木等感觉障碍。

(2)语言不利：脑卒中后可能会发生失语，但并不是每个脑卒中患者都会失语。人体管理语言的神经中枢也在大脑皮质，包括言语感受和言语运动等中枢，它们不仅有很多神经纤维与听觉、视觉和言语运动器官相联系，而且与大脑主管记忆、分析、判断、综合、情感、行为等心理活动的中枢相联系。言语感受和言语运动中枢在绝大多数的人都位于一侧大脑半球,即所谓的优势半球。例如习惯使用右手的人,其优势半球在左侧。因此,右侧偏瘫者有可能同时伴有失语。失语有很多类型,最常见的是运动性失语、感觉性失语及混合性失语。运动性失语的患者能听懂别人的话,但不能用言语表达自己的意思。感觉性失语与此相反,这种患者言语运动还好,就是听不懂别人的话,因而常表现为言语混乱、答非所问。混合性失语兼具感觉性和运动性失语的特征,既听不懂,又不能说。失语症状严重的患者语言训练需反复刻苦,患者要有信心,训练者要有耐心。

(3)口眼㖞斜:脑卒中引起的口眼㖞斜多为中枢性面神经麻痹,表现为患侧鼻唇沟变浅、口角下垂、口角歪向健侧、露齿、吹哨、鼓颊等动作不能,但皱额、皱眉、闭眼动作皆无障碍,哭笑动作仍保存,常伴有舌下神经麻痹而表现为伸舌时舌尖偏向患侧,或伸舌时舌尖偏向健侧,或伸舌受限,甚至不能伸舌。

(4)痴呆:人的大脑是高级神经活动的中枢,而大脑皮质是精神活动最重要的物质基础。大脑半球的前半部分是负责学习、记忆、情感、思维等高级神经活动的区域。人脑大约有 140 亿个神经细胞,成年后每日约死亡 10 万个,衰老时大脑细胞可减少 $10\% \sim 20\%$,有的甚至达 30%。痴呆是指大脑皮质高级神经功能的全面损害,大致可分为两类:一类是阿尔茨海默病,另一类是多发性梗死性痴呆。脑卒中患者脑动脉硬化,血管壁上的粥样斑块有时脱落,堵塞小血管造成梗死,这会造成大脑组织的神经细胞损害,神经纤维断裂,使大脑功能大大减退。单个的小梗死病灶,痴呆的症状尚不明显,但多次脑卒中、多处梗死则会发生痴呆。缺血性脑卒中与痴呆有着密切的因果关系,梗死灶的数量与痴呆发病呈正相关,尤其是双侧半球白质结构内多发的小梗死灶。

41. 什么是蛛网膜下腔出血

蛛网膜下腔出血是多种病因所致脑底部或脑及脊髓表面血管破裂的急性出血性脑血管病,血液直接入蛛网膜下隙,又称为原发性蛛网膜下腔出血,此外,危急临床还可见因脑实质内,脑室出血,硬膜外或硬膜下血管破裂等血液穿破脑组织流入蛛网膜下隙者,称之为继发性蛛网膜下腔出血,又有外伤性蛛网膜下腔出血约占急性脑卒中的 10%,占出血性脑卒中的 10%～15%。

引起蛛网膜下腔出血的最常见原因是先天性颅内动脉瘤和血管畸形,其次为高血压脑动脉粥样硬化、颅内肿瘤、血液病、各种感染引起的动脉炎、肿瘤破坏血管、颅底异常血管网症,还有一些原因不明的蛛网膜下腔出血,是指经全脑血管造影及脑 CT 扫描未找到原因者。

吸烟、饮酒与蛛网膜下腔出血密切相关。国外动物实验证明,形成动脉瘤有 3 个因素:Willis 环压力、高血压和血管脆性增加,吸烟能影响这3个因素,引起血压急性升高,在3小时后逐渐回落,与临床所见的蛛网膜下腔出血,发生概率在吸烟后3小时内最高相吻合,吸烟还可激活肺巨噬细胞活性,促进水解酶释放,可引起肺损害与脑血管脆性增加,从而增加蛛网膜下腔出血的危险率。大量饮酒可能引起高血压或其他包括凝血机制和脑血流改变,可加速促发蛛网膜下腔出血。有人报道过量饮酒者蛛网膜下腔出血的发生率是非饮酒者的2倍。

蛛网膜下腔出血在各年龄均可发病,以青壮年多见。多在情绪激动中或用力情况下急性发生,部分患者可有反复发作头痛史。

(1)头痛与呕吐:突发剧烈头痛、呕吐、颜面苍白、全身冷汗。如头痛局限某处有定位意义,如前头痛提示小脑幕上和大脑半球(单侧痛),后头痛表示颅后窝病变。

(2)意识障碍和精神症状:多数患者无意识障碍,但可有烦躁不安。危重者可有谵妄,不同程度的意识不清及至昏迷,少数可出现癫痫发作和精神症状。

(3)脑膜刺激征:青壮年患者多见且明显,伴有颈背部痛。老年患者、出血早期或深昏迷者可无脑膜刺激征。

(4)其他:如低热、腰背腿痛等。亦可见轻偏瘫,视力障碍,第Ⅲ、Ⅴ、Ⅵ、Ⅶ等对脑神经麻痹,视网膜片状出血和视盘水肿等。此外还可并发上消化道出血和呼吸道感染等。

42. 蛛网膜下腔出血有哪些并发症

(1)延迟性神经功能缺失:①再出血:是蛛网膜下腔出血常见的并发症。出血后 1 个月内再出血危险性最大,2 周内再发率占再发病例的 54%～80%,近期再发的死亡率为 41%～46%,明显高于蛛网膜下腔出血初发 25% 的死亡率;2 个月后远期再发率为 15%～30%。再出血多因动脉瘤破裂,通常在病情稳定情况下突然再发剧烈头痛、呕吐、癫痫发作、昏迷,甚至去脑强直,可出现神经定位体征,颈项强直及克尼格(Kerning)征(脑膜刺激征的表现之一)明显加重,复查脑脊液再次呈新鲜红色。②脑血管痉挛:是死亡和伤残的重要原因,早发性出现于出血后,历时数十分钟至数小时缓解;迟发性发生于出血后 4～15 天,7～10 天为高峰期,2～4 周逐渐减少。迟发性脑血管痉挛为弥散性,可继发脑梗死,常见症状是意识障碍、局灶神经体征如偏瘫等,但体征对载瘤动脉无定位价值。③脑积水:急性脑积水发生于发病后 1 周内,发生率 20%,与脑室及蛛网膜下隙中积血量有关,轻者仅有嗜睡、近记忆受损,可有上视受限、外展神经麻痹、下肢腱反射亢进等,重者出现昏睡或昏迷,可因脑疝形成而死亡。迟发性脑积水发生在蛛网膜下腔出血后 2～3 周。

(2)其他:20% 以上的蛛网膜下腔出血患者伴有癫痫,

通常发生在出血后 24 小时内,而且多发生在合并脑出血、高血压以及大脑中动脉动脉瘤和前交通动脉动脉瘤等疾病的患者中;5％～30％可发生低钠血症和血容量减少,与抗利尿激素分泌不足和水潴留有关;可出现神经源性心脏及肺功能障碍等。患者因卧床可引起血栓性静脉炎伴肺栓塞和十二指肠溃疡等。

43. 什么是脑血管性痴呆

　　脑血管性痴呆是指脑血管损害引起痴呆的总称。而多梗死性痴呆是脑血管性痴呆的一种特殊表现,多由反复发作的梗死灶致脑组织累积性损害,个别病例亦可由一次发作引起。多梗死性痴呆多见于老年人,是阿尔茨海默病的一个常见原因。其发病率文献报道不一。日本报道为60％,国内报道为 24.6％～68.6％,说明该病并非罕见。

　　血管性痴呆主要见于缺血性脑血管病。一种是由于多次缺血性脑卒中引起,叫作多梗死性痴呆。是由于多发或大血管的梗死,累及大脑皮质及皮质下的脑组织,日积月累,最终影响智力,产生痴呆。这一类患者常有高血压、动脉硬化、反复发作脑卒中以及每次发作后留下后遗症。积少成多,最终成为严重智能衰退。通常有记忆力减退、失去语言表达能力、睡眠倒错、反应迟钝等大脑功能衰退的表现。二是大面积缺血性脑卒中或特殊部位梗死也可引起痴呆,此类患者常死于急性期,少数存活的患者遗留不同程度的神经精神异常,包括痴呆,丧失工作与生活能力。另一种情况是由于慢性脑缺血而不一定伴有缺血性脑卒中所引起的痴呆。如皮质下动脉硬化性脑病,人们所说的脑动脉硬化,多发生在具有长期原发性高血压史的中老年人,主要损害为大脑深部广泛性动脉硬化、动脉严重变性、小动脉硬化和血管闭塞。

血管性痴呆与阿尔茨海默病在临床上有不少相似之处,但病因、病理大不相同,预后及治疗方法也不尽相同,故应予以区别。血管性痴呆的患者随着记忆力减退,逐渐也会出现注意力不集中,计算力、定向力、理解力不同程度地减退。与阿尔茨海默病相比较不同的是,阿尔茨海默病患者可出现智能的全面减退直至完全丧失,而血管性痴呆患者的智能减退是呈部分性的,所以患者出门后可能走失,计算力、近记忆力、自发书写及抄写能力降低,其记忆力衰退并非是全面性的。而由于血管病变引起的脑损害,根据部位不同可出现各种相关的神经精神症状:一般来说,位于左大脑半球皮质的病变,可能有失语、失用、失读、失写、失算等症状;位于右大脑半球的皮质病变,可能有视空间觉障碍;位于皮质下神经核团及其传导束的病变,可能出现相应的运动、感觉障碍,也可出现强笑、强哭的症状,有时还可出现幻觉、自言自语、木僵、缄默、淡漠等精神症状。

44. 什么是颅内静脉系统血栓形成

颅内静脉血栓形成是一种少见的脑血管病,主要是指静脉窦血栓形成,而脑静脉血栓形成较罕见,且多是由静脉窦血栓形成延续所致。按病变性质分为非炎性和炎性颅内静脉血栓两大类。颅内静脉系统包括静脉窦和脑静脉。

炎性颅内静脉血栓形成的表现分为全身症状、局部感染灶的症状和窦性症状。全身症状表现为不规则高热、寒战、乏力、全身肌肉酸痛、精神萎靡、皮下淤血等感染和败血症症状。非炎性颅内静脉血栓形成主要表现为病因及危险因素的症状和窦性症状。

颅内静脉窦血栓形成缺乏特异性,其症状、体征表现各异。急性起病,也可历经数周缓慢起病。最常见的症状包括头痛、局灶性神经功能缺损、癫痫发作、意识障碍、视盘水肿等。

单纯脑静脉血栓形成罕见,多数由静脉窦血栓扩展而来。

(1)浅静脉血栓形成:常突然起病,发生头痛、呕吐、视盘水肿、局限性癫痫发作、肢体瘫痪、皮质型感觉障碍等,即颅内压升高及局限型皮质损害的症状和体征。

(2)深静脉血栓形成:临床也无特征性,主要表现为头痛、精神障碍、意识障碍,还可出现轻偏瘫、锥体束征及去皮质强直或去皮质状态,视盘水肿少见。常见的静脉窦血栓形成的临床表现:①横窦-乙状窦血栓形成;②海绵窦血栓形成;③上矢状窦血栓形成。

45. 什么是横窦-乙状窦血栓形成

横窦-乙状窦在解剖上紧密相连,后者是前者的延续,故临床上常将两者放在一起讨论。横窦-乙状窦血栓形成多为单侧,其典型临床表现为头痛、恶心、呕吐等颅内压升高症状。由于正常情况下多数人经右侧引流的血液较左侧多,所以右侧闭塞时容易出现颅内压升高。50%的患者有视盘水肿,常为双侧,也可为单侧。由于高颅内压及双侧静脉窦扩张不均衡,可使婴儿囟门骨缝分离或囟门膨隆,少数可出现局限性癫痫并伴有偏瘫,此可能是由于炎症扩散累及大脑半球外侧面的引流静脉所致,此体征提示半球内有脓肿。颅内压升高或岩上窦受累引起展神经麻痹时可出现复视,如同时有面部疼痛(三叉神经受累),即称为格拉代尼戈(Gradenigo)综合征。横窦-乙状窦血栓可向颈静脉内扩散,使颈静脉变得粗硬且有压痛。如累及颈静脉孔或炎症沿骨组织扩散(骨髓炎),可引起第Ⅸ、Ⅹ、Ⅺ对脑神经损害,临床表现为吞咽困难、饮水呛咳及构音不清等症状和体征。

46. 什么是海绵窦血栓形成

海绵窦血栓形成常继发于眼眶、鼻窦及上面部化脓性感染。临床上以急性起病多见,常有败血症样高热、畏寒伴眼痛、眼眶压痛、眼球突出、眼睑及结膜红肿。海绵窦内的第Ⅲ、Ⅳ、Ⅵ及Ⅴ对脑神经第1支受累可引起海绵窦综合征,表现为眼球各方向运动受限,处于固定状态,眼睑下垂,瞳孔散大及调节反射消失。眼交感神经受累时,瞳孔缩小;副交感神经受累时瞳孔散大,两者均受累时,瞳孔呈强直状态。炎症性海绵窦血栓形成若发生并发症,可出现相应的症状和体征。常见并发症有:脑膜炎、脑脓肿、颈内动脉炎及垂体感染、坏死及功能减退、水潴留及低钠血症。

47. 什么是上矢状窦血栓形成

上矢状窦血栓形成较横窦-乙状窦及海绵窦少见,多为非感染性。可表现为高颅内压而缺乏任何局灶性神经系统症状和体征。当血栓向大脑静脉扩散形成大脑上静脉血栓、并引起脑白质或灰质出血时,即表现出明显的症状和体征。颅内压升高是上矢状窦血栓形成的最突出临床表现,疾病早期即可出现。主要表现为头痛、恶心、呕吐及视盘水肿。婴儿常见前囟膨隆、骨缝分离及前囟区静脉充血,形成所谓"水母头"。上矢状窦血栓的部位不同,颅内压升高的程度亦不同。上矢状窦前部血栓形成时,由于大脑半球后交换静脉血回流不受影响,脑脊液吸收障碍不明显,所以颅内压升高较轻;如上矢状窦后部血栓形成时,两侧大脑半球静脉回流全部受阻,所以颅内压明显升高。上矢状窦血栓形成的局灶性症状及体征包括各种类型的肢体瘫痪、癫痫、偏盲、象限盲、失语、失用、失读、眼球侧视麻痹及膀胱功能障碍。

上矢状窦血栓形成以非炎性为多见,占全部静脉系统血栓的 75% 左右,常伴有大脑上静脉血栓,以产妇、婴幼儿多见,多见于产后 1~3 周的产妇及妊娠期的女性。部分患者由于严重的脱水、先天性心脏病、全身脱水及恶病质而引起。感染性较少见,可源于头皮及鼻窦的感染,或继发于上矢状窦的外伤,也可由于骨髓炎、硬膜或硬膜下感染扩散引起上矢状窦血栓形成。上矢状窦血栓形成时,即可引起浅静脉回流受阻,引起局部脑组织肿胀,尤其皮质为主,并有出血性梗死及软化灶,故临床最主要表现为高颅内压,部分患者癫痫发作及局灶性神经系统体征。因静脉窦相互沟通,有丰富的侧支循环,因而较小的血栓可无症状,只有血栓造成静脉窦完全阻塞,或影响大量侧支静脉时才出现明显症状。

48. 脑卒中后可能有哪些并发症

脑出血或大面积的缺血性脑卒中后,常会并发身体其他脏器的疾病,常见的有急性消化道出血、脑-心综合征、肺部感染和急性肺水肿、压疮、中枢性呼吸困难、中枢性呃逆、脑卒中后抑郁等,分述如下。

(1)肺部感染:脑部病损可能导致肺和呼吸道血管功能紊乱,肺水肿淤血;较长时间不翻身,会导致肺部分泌物坠积;以及呕吐物误吸入气管等,都会促使肺炎发生。应加强护理,如每3～4小时轻轻变动患者的体位并轻拍背部,使肺部分泌物不至于长期积贮,并使它容易排出。喂食时要特别小心,尽可能防止肺炎发生。

(2)压疮:由于瘫痪肢体活动受限,骨头隆起部位容易受压,局部皮肤血液循环与营养障碍,故容易发生压疮,好发部位在腰背部、骶尾部、股骨大转子、外踝、足跟处。为避免压疮发生,可帮助患者每2小时更换1次体位;在易发压疮的部位放置气圈、海绵垫等,以保持皮肤干燥;还可进行局部按摩,以改善血液循环。

(3)急性消化道出血:大部分发生于发病后1周以内,半数以上出血来自胃部,其次为食管,表现为呕血或黑粪。

(4)脑-心综合征:发病后1周内检查心电图,可发现心脏有缺血性改变、心律失常,甚至会发生心肌梗死。

（5）中枢性呼吸困难：多见于昏迷患者。呼吸呈快、浅、弱及不规则，或呈叹气样呼吸、呼吸暂停，是由于脑干呼吸中枢受到影响，说明病情严重。

（6）中枢性呃逆：见于脑卒中的急、慢性期。重者呈顽固性发作，也是病情严重的征象。

49. 脑卒中为什么会出现偏瘫

偏瘫又叫半身不遂，是指一侧上、下肢、面肌和舌肌下部的运动障碍，它是脑卒中的一个常见症状，也是常见的脑卒中后遗症。脑卒中后为什么会发生偏瘫呢？主要是大脑半球皮质运动中枢受损的缘故。从人的大脑半球分工来说，右侧大脑半球通过运动中枢管理着左侧肢体运动；左侧大脑半球，通过运动神经管理着右侧肢体运动。任何一侧发生病变，都会导致对侧偏瘫。两侧大脑半球最易发生病变的部位是内囊。因为这里主要是由一个叫豆纹动脉的小血管供应血液，而豆纹动脉是从大脑中动脉垂直分出的，管径小，压力大，受血流冲击时，容易破裂出血。所以，又叫作出血动脉。是脑出血的好发部位，但当血压下降，血流缓慢时，又容易发生血栓形成。而内囊区神经纤维排列很紧密，上行和下行的纤维都从此处穿过，一旦受损，便产生对侧偏瘫、偏身感觉障碍和偏盲，即所谓"三偏征"。按照偏瘫的程度，可分为轻瘫、不完全性瘫痪和全瘫。轻瘫：表现为肌力减弱,肌力在Ⅳ～Ⅴ级,一般不影响日常生活;不完全性瘫:较轻瘫重,范围较大,肌力Ⅱ～Ⅳ级;全瘫:肌力0～Ⅰ级,瘫痪肢体完全不能活动。如遇到下肢单瘫或偏瘫而以下肢为重时,多系大脑前动脉发生病变所致。上肢单瘫或偏瘫而以上肢为重时,为大脑中动脉分支病变所致。内囊由于脑血管的特殊走行,所以是脑出血、缺血性脑卒中的好发部位。脑干的基底动脉的病变也可以出现上、下肢同等程度的重度偏瘫或四肢瘫痪,同时伴有支配眼部、面部、咽部的神经障碍。

脑卒中后轻度偏瘫的患者虽然能活动,但走起路来,往往上肢屈曲,下肢伸直,瘫痪的下肢走一步画半个圈,这种走路姿势叫作偏瘫步态。严重偏瘫患者常卧床不起,丧失生活能力。

50. 脑卒中为什么会失语

脑卒中后失语是脑血管意外后的常见并发症,脑卒中致残率中出现失语症的比例高达20%～30%。失语症是由于脑卒中后大脑语言中枢受到损伤引起的。当与这些功能有关的脑组织受损时,就会出现相应的语言功能障碍。脑卒中失语症会造成患者对人类进行交际符号系统的理解和表达能力的损害,尤其是语音、词汇、语法等成分、语言结构和语言的内容与意义的理解和表达障碍,以及作为语言基础的语言认知过程的减退和功能的损害。

言语功能受一侧大脑半球支配,称为优势半球。除少数人外,绝大多数人的优势半球位于左侧大脑皮质及其连接纤维。优势半球受损常可发生失语症。优势半球不同特定部位受损,可出现不同类型的失语症:第三额回后部是口语的中枢,受损时丧失口语表达能力,即运动性失语症;第一颞横回后部是听语中枢,损害时出现对别人的语言不能理解,即感觉性失语症;第三额回后部是书写中枢,病变时无法用文字书写来表达,是失写症;角回为阅读中枢,受损时读不出文字的字音及不知其意义,是失读症;第一颞回与角回之间区域是物体的命名中枢,病损时讲不出所见的人物名称,是命名性失语症。引起失语症的疾病以脑血管疾病最为多见等。

脑卒中后失语患者的言语表达障碍包括:①言语失用症,是指因脑损害造成的不能将形成的和填充好的语音框架转换成用来执行有目的的言语运动计划。言语运动计划即指定发音器官的运动目标(如圆唇、舌尖抬高)。运动计划的基本单位是音位,每个音位系列有它的空间和时间赋值。②语法缺失,在非流利型失语症患者自发言语中,常可以看到他们的言语表达多为实义词,而缺乏语法功能词,动词相对较少,言语不能扩展,即"电报式"言语。③复述困难,表达性言语的最简单的形式是复述性言语,音素、音节、词的简单复述要求精确的听觉,并对音素加以分析,最后形成复述材料的记忆合成表象,变成复述的另一条件是要具有相当精确的发音系统,以及从一个发音单位到另一个发音单位或一个词到另一个词的转换。④命名错误,各种类型失语症患者在命名时均可见命名错误。常见的命名错误有迂回语、语义性错语、音素性错语、无关语词错语、新词错语、否定反应等。

51. 脑卒中为什么会失认

脑卒中后失认是指在没有感官功能不全、智力衰退、意识不清、注意力不集中的情况下,不能通过器官认识身体部位和熟悉物体的临床症状。包括视觉、听觉、触觉和身体部位的认识能力缺失。常由大脑半球特定的功能部位受损所引起的一种后天性感知知觉功能障碍。

(1)视觉失认:指患者的视力无改变,但不能够通过视觉来辨认或辨认不清楚以前无任何困难就能辨认的事物,患者对熟悉的场所,周围的事物,各种容貌,甚至他的亲人,有时对颜色的鉴别都变得困难,甚至不可能。病变部位一般在枕叶副纹区及纹周区,特别是优势大脑半球。视觉空间失认患者不能辨别方向,患者不懂得观察四周,不懂得用有效的注意来进行探测,患者能掌握的若干视觉迹象都是孤立的,因此不能从这些视觉迹象来重建一个地域性结构。患者常常表现为在病区走廊里迷路,进入别人的房间,甚至在他住的房间里也不能辨别方向。病变主要涉及右半球顶-颞交界处皮质,按照病变范围的大小而造成不同程度的视觉认知及空间探测的障碍。物品失认患者不能认识所清楚看到的普通物品,如帽子、手套、钢笔等。表现为将多种物品混放在一起,患者不能挑选出其中同样的物品。将不同日常生活用品摆放在一起,检查者说出物品名称或模仿使用动作,患者不能选出相应的物品。将多种物品混放在一起,患者不能根据物品的形态、材料、颜色、用途等进行分类。面孔失认患者常表现为看到人时不能立即认出是什么人,严重病例连自己的亲人和密友也认不出,不能区别对象是男人还是女人,在镜子里不能从几个人的面孔里辨认出自己的面孔。面孔失认症可以合并有视觉失认症的各种障碍,也有的患者是单独存在或至少是占优势。最常见于右侧中央后回病变。颜色失认患者不能认出他过去能很完善地识别的颜色。这一障碍很少被患者主动提出而是通过一些特殊检查才发现此种障碍。患者对不同颜色的毛线命名错误或说不出颜色的名称,因而常求助于一些迂回的说法如"草的颜色"代表绿颜色,"血的颜色"代表红色。大多数病例中,这种颜色命名障碍是整个失语症的一个组成成分。颜色命名障碍常见于中央后回病变,伴或不伴有右侧同向性偏盲。颜色认识障碍可通过颜色配对检验证明,患者能看清目标,看出是着色的,但认不出颜色。颜色认识障碍多见于左侧颞-枕区病变,但右侧病变也可引起。另外在双枕叶病变引起的皮质盲恢复期中也可发现。

(2)听觉失认：指患者能听到各种声音，但不能识别声音的种类。如闭目后不能识别熟悉的钟声、动物鸣叫声等。失音乐症主要是一些优势侧半球病变后出现失语症的音乐家患者。文献中报道过多种综合征：乐歌不能、音乐聋、音乐性失读症、乐器性失音乐症、音乐性遗忘、节律障碍等。大多数病例的病变部位在左侧大脑半球与音乐有关的皮质区。由于声音模式、性质的不同，两侧大脑半球并非同等地参与了声音的辨别过程。假如声音模式通过反复运用并获得一种象征性的意义，它就成为一个特定的有意义的信息，并由左侧大脑半球命名而如同一个言语信息一样；假如声音模式是新的而又复杂的，右半球就参与它的分析及辨认；假如这一声音模式再次出现，它就成为一个熟悉的认知对象，这一声音模式的大脑表象将在两侧大脑半球部位变得完善，两侧大脑半球将参与它的辨认及用词来表达。

(3)触觉失认：主要为实体感觉缺失，患者触觉、温度觉、本体感觉等基本感觉存在，但闭目后不能凭触觉辨别物品。在闭眼的情况下，患者对手里所握持的物体不能辨别其形状、大小、重量、温度、质感等，甚至在皮肤上写字也不能认知，有的患者仅感到手中有物但不能定性，有的可形容物品的个别属性但不能辨别究竟何物。触觉失认患者如果没有命名障碍，看到物品时或听到物品固有的声音时可辨认出该物品并呼出其名称。触觉失认一般仅发生于与优势半球同侧的那只手,较少情况下两手同时受累。

(4)体像障碍:是脑损害后患者对自身空间表象的认知障碍,是一种综合的复杂的失认症,通常是由顶叶功能受损所致,多发生在非优势侧右顶叶病变时更为突出。自体部位失认症指患者不能够正确地说出自己身体各部位的名称,也不能根据名称指出各个肢体所在的部位,甚至可能否认自体的某个部分(如上肢)是属于自己的。在各种自体部位失认中手指失认最常见,手指失认是患者对自己的手及其他人的手的各个手指的认知鉴别、命名区分有障碍或者能力有丧失,是一种轻度的自体部位失认,但也有自体部位失认的患者其手指识别能力保留,这种障碍的病灶定位于优势半球角回周围的顶枕叶交界处。格斯特曼综合征由 Gerstmann 1924 年首先报道,临床包括 4 大症状,即手指失认、左右失定向、失写和失算。许多学者认为格斯特曼综合征是一个独立的综合征,更进一步的研究表明该综合征并非不能变更的独立疾病,部分患者可只出现其中的 1 个或者 2~3 个症状或合并有失读、失用及忽略等表现。多见于右利手患者的优势半球枕叶、顶叶皮质之间特别是角回病变,常因该区皮质或皮质下颅内肿瘤性或脑血管性病变所致。手指失认表现为患者不能将自己或他人的手指进行辨认、命名和区别,不能从多个手指中找到要找的手指,手指失认患者往往在识别中间 3 个手指时出现错误,而对拇指和小指一般能正确辨认。Schilder

(1932)指出,手指功能的障碍有:视觉手指失认症,其损害接近于枕极;手指失认症,其损害在角回及第二枕回之间的过渡区域;构成性手指失认症,手指选择性失用障碍损害在缘上回,部分患者有手指失认,但无失写。左右失定向是患者不能确定自身和他人身体的左右侧别。失写属于失用性失写,其特点是自发书写和听写严重障碍,而抄写功能相对好,常有字的遗漏,字体难以辨认。失算是由于失去了对数字位数的概念,不能正确地书写数字,数字的位置错乱,而丧失了运算能力,对口头计算和运算口诀表的应用也错误百出。病感失认是患者根本不认为自己有病,因而安然自得,对自己漠不关心,淡漠,反应迟钝。临床上通常指偏瘫疾病缺失感,患者否认或拒绝承认偏瘫的存在,并常捏造出偏瘫侧肢体不能动的"各种理由"。大多数研究者认为,这类障碍与顶叶皮质、顶叶皮质下、丘脑区域或这几个部位联合区的受损害有关,其中左半球顶叶皮质是主要的部位。治疗较困难,但常3～6个月内自愈。单侧忽略是脑损伤患者常见的一种行为综合征。它不是由于感觉或运动缺陷引起的,对病损半球对侧空间未知的或有意义的刺激不能报告、反应和定向,是脑损伤后常见的并发症之一。常表现为偏瘫患者对他瘫痪的半身不承认是自己的,而认为是别人的,如当把患者的左手放在他保留着的右侧视野中或放在他的右手上时,患者却说成是他人的手等。单侧忽略和同向偏盲不同,单侧忽略在视线随意活动时,对脑损害对侧的刺激忽略,视野检查可以正常或有缺损。而同向偏盲在固定视线时,不可能看到单侧视野。如左侧忽略和左侧同向偏盲都表现出看不见左边的事物,但两者是性质不同的障碍。左侧忽略患者无视野缺损,在视线能够自由移动的条件下对一侧的刺激表现出"视而不见",左侧同向偏盲所表现出的视野缺损是由于视束和视中枢受损所致。为了能够看见缺损视野内的目标,左侧同向偏盲患者会主动将头转向左侧,左侧忽略的患者并不意识问题的存在,因而无主动的转头动作。大部分研究认为单侧忽略与非优势半球的顶叶有关,也可由顶-枕-颞叶的交界部引起。此外,额叶、枕叶、皮质下、基底节或丘脑均可发生。

52. 脑卒中为什么会失用

脑卒中后失用症即运用不能,是在无运动或感觉障碍时,在做出有目的或精细动作时表现无能为力的状况,有时也意味着不能在全身动作的配合下,正确地使用一部分肢体去做已形成习惯的动作。

失用症发生于优势半球顶下小叶、缘上回损伤。优势半球缘上回发出联合纤维经胼胝体到达并支配对侧半球的缘上回,所以,优势半球缘上回皮质或皮质下的病变引起两侧肢体的失用症。病灶扩大到中央前回时,表现为优势半球支配侧上、下肢瘫和对侧肢体失用症。胼胝体内产生病灶,因联合纤维中断,使对侧缘上回脱离优势半球影响,引起支配侧失用症。因两侧缘上回之间的相互影响,临床极少出现单侧失用症。

肢体-运动性或神经支配性失用症的运用障碍作为由大脑病变引起轻偏瘫的部分表现。企图使用的受累肢体表现有运用障碍,但不能简单地用肢体无力来解释。因为企图动作是杂乱无章的,要求完成诸如书写或使用器皿等任务时,患者似乎很笨拙或不熟悉这种动作。这种类型的运用障碍被认为是大脑表面的病变或紧密邻近白质的病变所引起的。累及内囊或下位中枢神经系统的病变,则未见到失用症。

观念性失用症是一种不同类型的疾病症状的总称。机体受累部分的动作似乎缺乏基本的计划。这种障碍性疾病,应认为是与感觉性失语相雷同,病变破坏了含有动作计划链的某个动作的脑区,这些动作涉及复杂的行为,例如吃饭、穿衣或洗澡。对观察者来说,患者仿佛对下一步做什么不知所措,可能被错误地诊断为意识模糊。观念性失用症的病变部位通常为双侧性,大多数病例为双侧顶叶的局限性或广泛性病变所引起的,也可以由左顶叶的广泛性损害所引起,常累及顶-颞区后部尤其是缘上回。引起观念性失用症的病变通常位于优势半球的后半部。与感觉性失语共存时,常误导诊断的注意力远离失用症,它同神经支配性失用症一样,只是在极少的情况下才足以达到分别进行临床确认的程度。

观念运动性失用症可经常碰到,常表明含有"观念"的脑区和涉及动作执行的区域之间的联系遭到病变的破坏。这种障碍类似于传导性失语:当自发性执行动作时,运动行为是完整的,但是,当企图对言语指令做出反应时却出现错误。因为被执行的动作是非优势半球对优势半球支配指令程序所做出的反应。观念运动性失用症的病变部位也常常为双侧性,系左侧顶叶后份及下份损害或双侧大脑半球损害,特别是累及缘上回时所引起;单侧观念运动性失用症少见,推测其病变可能累及通过优势半球到其运动皮质的白质通路、运动皮质本身或通过胼胝体与非优势半球运动皮质的联系纤维。由于许多推测性的通路受到侵袭,故观念运动性失用症是常见的。

53. 脑卒中后为什么会出现尿失禁

尿失禁是由于膀胱括约肌损伤或神经功能障碍而丧失排尿自控能力,使尿液不自主地流出。尿失禁按照症状可分为充溢性尿失禁、无阻力性尿失禁、反射性尿失禁、急迫性尿失禁及压力性尿失禁等。

缺血性脑卒中波及大脑的排尿中枢,排尿反射弧失去皮质排尿中枢的抑制,而致膀胱逼尿肌张力升高,膀胱容量减少,稍有尿液即自行排出,故尿急、尿频而尿失禁,膀胱无尿充盈。处理此型尿失禁主要加强护理,及时接尿。

膀胱无张力性尿失禁见于昏迷患者或并发糖尿病性神经损害者。排尿反射弧受到抑制或受损,膀胱逼尿肌张力降低,收缩无力而致尿潴留,膀胱增大,最后尿液外溢而呈充盈性尿失禁。此型尿失禁因膀胱内潴留的尿较多,容易感染。应下导尿管,必要时给予抗生素治疗。膀胱正常的缺血性脑卒中后患者,由于语言表达不清或判断障碍致使尿失禁,此类患者应定时督促排尿。

54. 脑卒中患者为什么会出现吞咽困难

吞咽是最复杂的躯体反射之一,正常人每天平均进行的有效吞咽 600 余次。在吞咽的过程中出现障碍,是指不能安全将食物由口腔送入胃内,也可包括吞咽的口准备阶段困难,如咀嚼、舌运动的障碍。是脑卒中患者最常见的症状之一,发病 3 天内的急性期患者有 51%～71%均存在吞咽困难。

正常人在进食时,首先对食物进行咀嚼,将食物混以唾液,研磨成食团,靠舌的运动和吞咽动作将食物推进食管。延髓麻痹患者,由于舌肌、软腭、咽肌的麻痹,上述运动出现障碍,先后出现吞咽困难、饮水发呛、咀嚼无力等进食困难的症状。脑卒中后吞咽障碍的临床表现:①吞咽反射有困难;②饮水后呛咳;③进餐中或进餐后常出现咳嗽或呛咳;

④每口食物需咽2～3次;⑤进餐后舌面上仍残留许多食物;⑥食物堆在口腔内的一侧,咀嚼时食物往外掉落。

对经口进食的脑卒中患者要加强护理。保持安静,避免嘈杂的环境,告知进餐时避免说话,集中注意力;抬高床头45°或以上,30°半坐位,缓慢进食,防止食物反流;为了方便送入,每口的量为半勺;不能用吸管喝水,最好是使用带有切口的纸杯子,有助于防止颈部过于伸展;饮食要高蛋白、高维生素、易消化,密度均一,有适当黏性,不易松散;不在黏膜上残留的食物,可选择软饭,半流食或糊状、胨状食物,以及果冻、布丁、蛋羹、豆腐等,避免粗糙、干硬、辛辣等刺激性食物。

55. 如何现场救治脑卒中患者

突发脑卒中时的第一现场救治是十分重要的,直接关系到患者的预后,处理不当将延误病情或使病情加重,留下严重的残疾。

脑卒中都是突然发生的,尤其是脑出血发病更快。此时,家人不要惊慌失措,不要急于从地上把患者扶起,正确搬动患者的方法是:2～3人同时把患者平托到床上,头部略抬高,以避免震动。松开患者衣领,取出假牙,呕吐患者应将头部偏向一侧,以免呕吐物堵塞气管而窒息。如果患者有抽搐发作,可用筷子或小木条裹上纱布垫在上下牙间,以防咬破舌头。如果呕吐分泌物阻塞咽喉部,患者出现气促、咽部痰声重等症状时,可用细塑料管或橡皮管插到患者咽喉部,另一端用口吸出分泌物。

同时,应赶快拨打 120 电话呼叫救护车,要讲清楚详细地址,最好提供有明显特征的标志物,并且简单地告知病情,以便医生采取相应的抢救措施。还要告知呼救者的姓名、联系电话,以便在救护车没有找到地点时,可由呼叫器通知调度员与患者家属取得联系。拨打完呼救电话后应派人到住所附近或路口明显处等候,以便引导救护车。

在送患者去医院前尽量减少患者的移动。转送患者时,不要用椅子搬运,也不能四人抬四肢,而头部任其摆动,这样无形中会加重病情。应将患者放在门板、铺板或牢度较强的被褥床单上,提起四角将患者搬运,有担架就更理想。如果从楼上抬下患者,要头部朝上脚朝下,这样可以减少脑部充血。在送医院途中,家属可双手轻轻托住患者头部,避免头部颠簸。

脑血管患者的家庭急救和最初症状观察非常重要,它可为医生提供抢救治疗的机会和依据。

56. 急性缺血性脑卒中患者如何做好院前处理

院前处理的关键是迅速识别疑似脑卒中患者并尽快送到医院。

如果患者突然出现以下症状时应考虑脑卒中的可能：①一侧肢体（伴或不伴面部）无力或麻木；②一侧面部麻木或口角㖞斜；③说话不清或理解语言困难；④双眼向一侧凝视；⑤一侧或双眼视力丧失或模糊；⑥眩晕伴呕吐；⑦既往少见的严重头痛、呕吐；⑧意识障碍或抽搐。

现场急救人员应尽快进行简要评估和必要的急救处理，包括：①处理气道、呼吸和循环问题；②心脏观察；③建立静脉通道；④吸氧；⑤评估有无低血糖。

应避免：①非低血糖患者输含糖液体；②过度降低血压；③大量静脉滴注。

应迅速获取简要病史，包括：①症状开始时间；②近期患病史；③既往病史；④近期用药史。

应尽快将患者送至附近有条件的医院（能 24 小时进行急诊 CT 检查）。

对突然出现上述症状疑似脑卒中的患者，应进行简要评估和急救处理并尽快送往就近有条件的医院。

57. 医院急诊室应如何应对急性缺血性脑卒中患者

由于急性缺血性脑卒中治疗时间窗窄，及时评估病情和诊断至关重要，医院应建立脑卒中诊治快速通道，尽可能优先处理和收治脑卒中患者。

（1）应尽快进行病史采集和体格检查。诊断和评估步骤：①是否为脑卒中？注意发病形式、发病时间，排除脑外伤、中毒、癫痫后状态、瘤卒中、高血压脑病、血糖异常、脑炎及躯体重要脏器功能严重障碍等引起的脑部病变。进行必要的实验室检查。②是缺血性还是出血性脑卒中？除非特殊原因不能检查，所有疑为脑卒中者都应尽快进行脑影像学检查，排除出血性脑卒中、确立缺血性脑卒中的诊断。③是否适合溶栓治疗？发病时间是否在 6 小时内，有无溶栓适应证。

（2）应密切监护基本生命功能，如气道和呼吸；心脏监测和心脏病变处理；血压和体温调控。需紧急处理的情况：颅内压升高，严重血压异常，血糖异常和体温异常，癫痫等。对疑似脑卒中患者进行快速诊断，尽可能在到达急诊室后 60 分钟内完成脑 CT 等评估并做出治疗决定。

58. 急性缺血性脑卒中患者如何诊治

脑卒中的评估和诊断包括：病史和体征、影像学检查、实验室检查、疾病诊断和病因分型等。

（1）病史和体征：询问症状出现的时间最为重要。其他包括神经症状发生及进展特征，心脑血管病危险因素，用药史、药物滥用、偏头痛、痫性发作、感染、创伤及妊娠史等。一般体格检查与神经系统体检包括评估气道、呼吸和循环功能后,立即进行一般体格检查和神经系统体检。可用脑卒中量表评估病情严重程度。常用量表有:中国脑卒中患者临床神经功能缺损程度评分量表(1995);美国国立卫生院脑卒中量表(NIHSS),是目前国际上最常用量表;斯堪的纳维亚脑卒中量表(SSS)。

(2)脑病变检查:①平扫CT:急诊平扫CT可准确识别绝大多数颅内出血,并帮助鉴别非血管性病变(如脑肿瘤),是疑似脑卒中患者首选的影像学检查方法。②多模式CT:灌注CT可区别可逆性与不可逆性缺血,因此可识别缺血半暗带。但其在指导急性脑梗死治疗方面的作用尚未肯定。③标准MRI:标准MRI(T_1加权、T_2加权及质子像)在识别急性小梗死灶及颅后窝梗死方面明显优于平扫CT。可识别亚临床梗死灶,无电离辐射,不需碘造影剂。但有费用较高、检查时间长及患者本身的禁忌证(如有心脏起搏器、金属植入物或幽闭恐怖症)等局限。④多模式MRI:包括弥散加权成像(DWI)、灌注加权成像(PWI)、水抑制成像(FLAIR)和梯度回波(GRE)等。DWI在症状出现数分钟内就可发现缺血灶并可早期确定大小、部位与时间,对早期发现小梗死灶较标准MRI更敏感。PWI可显示脑血流动力学状态。弥散-灌注不匹配(PWI显示低灌注区而无与其相应大小的弥散异常)提示可能存在缺血半暗带。然而,目前常规用于选择溶栓患者的证据尚不充分。梯度回波序列可发现CT不能显示的无症状性微出血,但对溶栓或抗栓治疗的意义尚不明确。

（3）血管病变检查：颅内、外血管病变检查有助于了解脑卒中的发病机制及病因，指导选择治疗方案。常用检查包括颈动脉双功超声、经颅多普勒（TCD）、磁共振血管成像（MRA）、CT血管成像（CTA）和数字减影血管造影（DSA）等。颈动脉双功超声对发现颅外颈部血管病变，特别是狭窄和斑块很有帮助；TCD可检查颅内血流、微栓子及监测治疗效果，但其受操作技术水平和骨窗影响较大。MRA和CTA可提供有关血管闭塞或狭窄的信息。以DSA为参考标准，MRA发现椎动脉及颅外动脉狭窄的敏感度和特异度为70%～100%。MRA可显示颅内大血管近端闭塞或狭窄，但对远端或分支显示不清。DSA的准确性最高，仍是当前血管病变检查的金标准，但主要缺点是有创性和有一定风险。

（4）实验室及影像检查选择：对疑似脑卒中患者应进行常规实验室检查，以便排除类脑卒中或其他病因。所有患者都应做的检查：①平扫脑CT或MRI；②血糖、血脂肝肾功能和电解质；③心电图和心肌缺血标志物；④全血计数，包括血小板计数；⑤凝血酶原时间（PT）、国际标准化比值（INR）和活化部分凝血活酶时间（APTT）；⑥氧饱和度；⑦胸部X线检查。

部分患者必要时可选择的检查：①毒理学筛查；②血液乙醇水平；③妊娠试验；④动脉血气分析（如果怀疑缺氧）；

⑤腰穿(怀疑蛛网膜下腔出血而 CT 未显示或怀疑脑卒中继发于感染性疾病);⑥脑电图(怀疑痫性发作)。

(5)诊断:急性缺血性脑卒中的诊断可根据:①急性起病;②局灶性神经功能缺损,少数为全面神经功能缺损;③症状和体征持续数小时以上(溶栓可参照适应证选择患者);④脑 CT 或 MRI 排除脑出血和其他病变;⑤脑 CT 或 MRI 有责任梗死病灶。

(6)病因分型:对急性缺血性脑卒中患者进行病因分型有助于判断预后、指导治疗和选择二级预防措施。当前国际广泛使用 TOAST 病因分型,将缺血性脑卒中分为:大动脉粥样硬化型、心源性栓塞型、小动脉闭塞型、其他明确病因型和不明原因型等 5 型。

59. 诊断脑卒中要注意什么

(1)全面鉴别:很多疾病与脑卒中相似,不容易区别。这就需要详细询问病史,仔细进行体格检查,根据脑卒中的特点与其他疾病相鉴别。必要时做腰椎穿刺、脑及颅脑 CT 检查等帮助明确诊断。

(2)病灶部位:大脑半球、小脑、脑干不同部位脑卒中表现不同。大脑半球脑卒中,病灶的对侧发生面舌瘫、肢体偏瘫与偏盲;小脑卒中表现为站立不稳、动作不协调、眼球震颤闪动等;脑干脑卒中主要是交叉瘫痪,病灶同侧嘴歪舌斜,对侧肢体偏瘫、感觉减退。CT检查可以明确脑卒中的部位。

（3）估计程度：短暂的脑供血不足能在24小时内缓解消失；可逆性脑卒中症状超过24小时，并继续发展直至数天，但也可以恢复；完全性脑卒中则较严重，恢复缓慢，有时甚至不能恢复。

（4）确定性质：脑卒中分为出血性脑卒中和缺血性脑卒中两大类。出血性脑卒中指脑出血与蛛网膜下腔出血，缺血性脑卒中包括短暂性脑供血不足、脑血栓形成与脑栓塞。出血和缺血治疗方法不同，必须辨别清楚。

（5）探查病因：虽然脑卒中的病因主要是由于高血压、动脉硬化所致，但近年来发现血液的高凝状态、血液中某些成分的增减常导致缺血性脑卒中；脑内微小动脉瘤、血管畸形、动脉炎等导致脑出血的也不少，对于每个患者具体是什么原因也要搞清楚。

60. 脑卒中患者要做哪些常规检查项目

每一个对象规定要检查的项目称为常规检查项目。脑卒中患者的常规检测项目主要包括血压、心电图、血常规、尿常规、血脂、血糖、血液流变学测定等。

（1）心跳、呼吸、体温和血压的观测：这是易患脑卒中者常规而重要的检查项目，血压的高低与脑卒中的关系最密切。

（2）心电图检查：可以了解心跳次数，有无期前收缩，心肌有否缺血缺氧表现,心脏传导正常与否,有助于初步了解心脏和冠状动脉供血状态。

(3)常规检验小便:了解肾功能,因为高血压和肾动脉硬化有时可影响肾功能。

(4)红细胞总数的测定:可以了解红细胞有无增多情况,常可判断血液黏稠度。

(5)血糖、血脂包括胆固醇和三酰甘油的测定:可以了解是否有糖尿病和高脂血症。

(6)动态血压监测:了解血压在 24 小时的动态变化,指导和调整用药。

(7)血液流变学八项指标的测定:这是脑卒中常规化验项目,从测定结果中可以了解血液黏稠度、聚集性、凝固性等变化。

61. 脑卒中患者如何做腰椎穿刺

腰椎穿刺(简称腰穿)是通过腰椎间隙穿刺测定颅内压,并取出脑脊液进行检查的一种方法。自 CT 检查广泛应用以来,虽然腰穿检查相对少了一些,但 CT 检查仍不能完全代替腰穿检查。有些脑卒中还必须通过腰穿检查,才能诊断和鉴别诊断。做腰穿检查脑脊液,对诊断、鉴别诊断、观察病情转归及指导治疗具有重要意义。蛛网膜下腔出血腰穿脑脊液呈均匀血性,这是本病的特点,也是确诊蛛网膜下腔出血的重要方法,比头颅 CT 扫描更可靠。

出血少者,脑脊液可呈浑浊状态。出血量多则呈粉红色或鲜红色;当红细胞破坏后,脑脊液呈红褐色,以后呈棕黄色。蛋白质升高决定于出血的多少。出血量大,蛋白质升高明显,血糖升高时,脑脊液的糖也升高。脑出血患者的脑脊液,在发病后 6 小时,80% 以上脑实质出血均破入脑室。蛛网膜下腔出血脑脊液呈血性,1 周后变为橙黄色或淡黄色,2~3 周后脑脊液才转为清亮无色。

缺血性脑卒中患者发病后进行腰穿检查,脑脊液压力、细胞数、蛋白均在正常范围。脑脊液通常透明无色,这是重要的鉴别点。但严重缺血性脑卒中在病灶软化之前血液再通,则可发生出血性缺血性脑卒中,脑脊液可能为血性或黄色,脑脊液中亦可出现多形核细胞增多,这种情况一般在发病 24 小时以后,3~4 天达最高峰,尤其是脑表面的梗死更易见到。因此,脑出血患者过早检查,血液未进入蛛网膜下腔,脑脊液可能无血;缺血性脑卒中患者过迟检查可能有血,这些都是应该注意的。

62. 脑卒中患者如何做 CT 检查

CT 是用 X 线围绕头部进行断层扫描,将颅内不同结构的 X 线吸收值通过检测器记录下来,输入电子计算机,经过换算处理,最后转变成图像显示出来。这样,颅骨、脑、脑室及病变组织就以黑、白、灰等深浅不同的灰阶和形态区分开来。CT的图像质量好、密度分辨率高,解剖关系明确,病变检出率和诊断准确率更高,对神经系统的肿瘤、外伤、感染及脑卒中变都具有十分重要的诊断价值。

CT对脑卒中可以做出准确的诊断。不仅能鉴别是出血还是缺血,还可确定脑卒中时伴随的水肿反应及脑室移位等,提供全面的诊断资料,如病变的部位、范围及出血量。CT对鉴别脑出血与缺血性脑卒中的准确率几乎达100%,脑出血CT检查可见到出血区密度升高,显示出白色阴影,1个月后血肿吸收,高密度阴影消失。数月后血肿软化溶解呈现出低密度阴影。缺血性脑卒中与脑出血截然不同,其特征是梗死血管供应区出现低密度阴影。但应该注意,有部分缺血性脑卒中患者发病后1~2天内,缺血区脑组织不表现出密度变化,所以早期CT检查阴性者,只能排除脑出血,不能排除缺血性脑卒中。对于蛛网膜下腔出血,因为此病多由脑动脉瘤、脑血管畸形等引起,脑血管造影是查明病因的首选方法,但CT可显示血液流入蛛网膜下腔、脑实质内与脑室的情况,还可发现梗阻性脑积水、血管痉挛引起缺血性脑卒中等并发症。所以,CT对脑卒中的鉴别诊断、疗效反应、预后估价等均可提供客观资料,是脑卒中的首选辅助检查方法。

脑卒中患者从急性期到康复期常常要做多次CT检查,这是因为脑卒中发生后脑部的病理变化是一个动态的过程,适时的 CT 图像对于指导治疗、判断预后有意义。脑出血患者,开始为血肿形成期,CT 表现为高密度阴影,边界清楚,质地均匀。1～3 天后,由于血块收缩,血浆被吸收,血肿密度更高,血肿周围的脑组织水肿,故表现为高密度影,周围出现低密度环。1 周以后,血肿周边开始溶解,密度逐渐降低。2 个月后血肿成为一个低密度的囊腔。缺血性脑卒中的患者,早期做 CT 检查可能完全正常,因为脑组织的密度还未发生改变,称为梗死潜伏期。发病 6～24 小时内仅少数病例出现边界不清的低密度病灶,大部分病例在发病 24 小时后,由于梗死区的组织坏死和细胞水肿,方可见到边界清楚的低密度灶。梗死后 2～15 天内,低密度灶均匀一致,边界更清楚。在梗死后 2～3 周,病灶范围变得不清楚,较小的病灶可完全变为等密度阴影。梗死后 4～5 周,病灶坏死组织已被清除,常常留下一囊腔,较小的病灶可逐渐消失。了解上述的动态演变过程,择期复查 CT,对于脑卒中的诊断和鉴别诊断有重要作用。CT 的动态改变图像可提供治疗依据,并可作为判断预后的一项指标。

63. 脑卒中患者如何做磁共振成像检查

磁共振成像检查是一种生物磁自旋成像技术。磁共振成像不用 X 线,无辐射,对人体的损伤小,无需造影剂即可进行心血管疾病的检查。磁共振反映了人体组织在分子结构上的差别,从而能发现早期病变,提供器官的功能和生理状态的信息。它的分辨率较高,特别是对软组织的对比分辨率较高。它无需改变体位即可直接获得矢状、横断或冠状面的图像,对病变的部位、大小范围的确定更为准确。磁共振的缺点是成像时间长,一次扫描成像平均约8分钟。它不能显示钙化灶。此外,用心脏起搏器的患者、体内残留手术后金属夹及装有牙托者都不适于此检查。

磁共振成像检查能分辨出直径1毫米左右的病灶,可发现很小的腔隙梗死,而CT只能分辨出5~8毫米直径的病灶。对于早期缺血性脑卒中来说,一般于血管闭塞后90分钟,磁共振成像即可检出,而CT一般需要24小时以后才能显示,所以磁共振成像有利于诊断早期缺血性脑卒中。此外,磁共振成像能对血液循环及淋巴循环进行流体显影,无需再做血管造影,它可准确地测定血流速度,检出血管病变。临床上用它来诊断颈动脉狭窄和闭塞,可预报缺血性脑卒中。所以,对脑卒中检查而言,磁共振成像除具有CT的功能以外,还能发现CT所不能测出的病变,特别是能清楚地显示脑干的病变,可以说磁共振成像优于CT检查。

64. 脑卒中患者如何做磁共振血管造影

磁共振血管造影(简称MRA),是一种非创伤性的检查,特别适合于老年人,并可作为筛选性检查,能显示直径在 1～2 毫米的脑动脉,但其缺点是较远端的动脉不能显示。磁共振血管造影可显示动脉硬化的情况、动脉瘤、动静脉畸形和动脉狭窄或阻塞,但磁共振血管造影会出现误差,所以仅作筛选用,最后还需要进行数字减影血管造影。

65. 脑卒中患者如何做超声多普勒

超声多普勒检查是利用多普勒效应测定动静脉的血流速度和记录血流波形的一种无损伤性检查方法。检查颅外颈部血管时,探头放在颈部气管旁或下颌角处,可以得到颈总动脉或颈内动脉的血流信号。检查颅内血管用脉冲式超声多普勒仪,将探头放在颞部太阳穴处,可得到大脑中动脉、大脑前动脉、大脑后动脉的血流信号;探头放于枕后部中线位置,可得到椎动脉和基底动脉的血流信号;探头放于闭合的眼睑上,可得到眼动脉和颈内动脉颅内段的血流信号。通过超声诊断仪上显示出的血流方向、血流速度和血液流动的情况,即可诊断颅内外的脑血管有无狭窄或阻塞。超声多普勒能简单而迅速地显示出脑卒中患者是由颅内哪一段动脉狭窄或阻塞引起的,对脑血管痉挛、动静脉畸形、脑动脉瘤、动脉狭窄阻塞、盗血及供血不足等诊断有一定意义。

66. 脑卒中患者如何做单光子发射计算机断层扫描

单光子发射计算机断层扫描（简称 SPECT），它利用发射单光子的核素药物如 ^{99m}Tc、^{133}I、^{67}Ga、^{153}Sm 等进行检查。SPECT 的基本结构分为 3 部分，即旋转探头装置、电子线路、数据处理和图像重建的计算机系统。单光子发射计算机断层扫描的特点是能提高缺血性脑卒中的诊断，而且早于 CT，对缺血后脑部水肿的诊断也比 CT 敏感，而且检出的面积也广，特别能显示梗死灶对侧半球及远隔区缺血情况，所以有助于了解整个脑部的供血情况。

67. 脑卒中患者如何做数字减影血管造影

数字减影血管造影（简称 DSA），是电子计算机与常规血管造影结合的检查方法。其原理是先将组织图像转变成数字信号输入电子计算机储存，注射造影剂后获得的第二次图像也输入电子计算机储存，两者数字相减，清除了相同结构，得到一个只有充满造影剂的血管图，它比常规动脉造影操作简单，损伤小，危险小，图像清晰。数字减影血管造影利用周围静脉注射造影剂，能重复检查，是一种安全有效的检查方法。数字减影血管造影对缺血性脑卒中有较高的诊断价值。数字减影血管造影不但能提供脑血管病变的确切部位,而且对病灶范围及严重程度可大致了解,为手术提供了较可靠的客观依据。

68. 脑卒中患者在神经科做哪些体格检查

神经科的体格检查范围包括脑神经、运动神经、感觉神经和神经反射。此外,患者的共济功能、姿势和步态,自主神经系统功能和脑血液供应情况也需检查。

(1)脑神经检查:检查直接与脑相连接的12对脑神经的功能。外伤、肿瘤或感染都可损伤脑神经的任何部分。需通过检查来确定损伤的确切部位。

(2)运动系统的检查:运动神经支配随意肌(随意肌产生运动,如走路时的腿部肌肉)。运动神经损伤可导致其支配的肌肉瘫痪或肌力下降。缺少外周神经的刺激,可导致肌肉萎缩(原发性萎缩)。医生要求患者逆阻力做推拉动作,了解各组肌肉的肌力。

(3)感觉神经:感觉神经把压力、疼痛、冷热、震动、运动及图形感觉传递到脑。通过检查体表感觉来查证感觉神经是否正常。当患者体表某部分有麻木、刺痛或疼痛感时,医生先用尖头针轻刺这部分体表,然后用钝头针轻刺同样区域,以此判断患者是否有区别尖锐和钝性感觉的能力。利用轻压力、热或震动同样可检查感觉神经的功能。检查运动感觉时,医生令患者闭目,然后轻轻地上下活动患者的指(趾),并令患者告诉移动指(趾)位置。

(4)反射:反射是机体对刺激的一种自动反应。例如,用叩诊锤轻叩膝盖下的肌腱,下肢就产生反射,这个反射叫膝腱反射(这是一种深腱反射)。膝腱反射显示传入脊髓的感觉神经、脊髓内突触连接和返回下肢肌肉的运动神经的共同功能。其反射弧是一个完整的从膝到脊髓再返回腿部的回路环,并不涉及脑。常用的反射检查是膝腱反射和与其类似的肘、踝反射和巴宾斯基反射。巴宾斯基反射检查是用钝性物划脚底外缘。除了 6 个月以下的婴儿,正常反射是趾向下屈。如果蹬趾向上屈,其余各趾向外侧展开则是脑或由脑到脊髓的运动神经异常的征象。此外,还有许多神经反射检查法适用于评估特殊神经功能。

(5)共济功能、姿势与步态:检查患者的共济功能时,医生要求患者先用示指触自己的鼻尖,然后触医生的手指,如此反复迅速地重复此动作。做第一次指鼻试验时,患者可睁眼,然后整个检查过程中患者都闭上眼。医生要求患者双手伸直,闭上眼直立,然后令其睁眼步行。这些检查用来检查运动神经、感觉神经和脑的功能。此外还有许多其他不同的简单检查方法。

(6)自主神经系统:自主神经系统异常可导致直立性低血压,无汗和勃起不能或不能维持等性功能障碍。有许多检查自主神经系统功能的试验,比如医生可在患者坐着时测患者血压,然后叫患者站立并立即测其血压来检测患者的自主神经功能。

(7)脑的血液供应:脑动脉严重狭窄的患者有脑卒中的危险。老年人、高血压、糖尿病和心血管疾病患者发生脑卒中的危险性较高。把听诊器置于颈动脉之上,可听到血流经过狭窄血管段所发生的杂音。更精确的诊断需要做多普勒超声扫描等高级检查。

69. 什么是改良 Rankin 量表(mRS)

改良 Rankin 量表是用来衡量患者脑卒中后功能恢复的结果。量表共分六级,下面黑体字显示了每一级别的正式定义。斜体字则给予了进一步指导,以期减少不同观察者间可能产生的误差,但对面谈的架构没有要求。请注意仅考虑自脑卒中以后发生的症状。假如患者无须外界帮助,可在某些辅助装置的帮助下行走,则被视为能够独立行走。

如果两个级别对患者似乎同样适用,并且进一步提问亦不太可能做出绝对正确的选择,则应选择较为严重的一级。

0 级:完全没有症状。尽管可能会有轻微症状,但患者自脑卒中后,没有察觉到任何新发生的功能受限和症状。

1 级:尽管有症状,但未见明显残疾:能完成所有经常从事的职责和活动。患者有由脑卒中引起的某些症状,无论是身体上或是认知上的(比如影响到说话、读书、写字;或身体运动;或感觉;或视觉;或吞咽;或情感),但可继续从事所有脑卒中以前从事的工作、社会和休闲活动。用于区分级别 1 和 2(见下)的关键问题可以是,"是否有些事情你过去经常做,但直到脑卒中以后你不能再做?"频率超过每月一次的活动被认为是经常活动。

2 级:轻度残疾:不能完成所有以前的活动,但能处理个人事务不需要帮助。某些脑卒中患者以前可以完成的活动(如开车、跳舞、读书或工作),脑卒中后患者不能再从事,但仍能够每日照顾自己而不需他人协助。患者能够不需别人的帮助穿衣服、行走、吃饭、去卫生间、准备简单的食物、购物、本地出行等。患者生活无需监督。设想这一级别的患者可在无人照顾的情况下单独居家一周或更长的时间。

3 级:中度残疾:需要一些协助,但行走不需要协助。在这一级别,患者可以独立行走(可借助辅助行走的机械)能够独立穿衣、去卫生间、吃饭等,但是更复杂的任务需要在别人协助下完成。例如,需要他人代替完成购物、做饭或打扫卫生的工作,和一周不止一次看望患者以确保完成上述活动。需要协助的不仅是照顾身体,更多的是给予建议:比如,在这一级别的患者将需要监督或鼓励来处理财务。

4 级:重度残疾:离开他人协助不能行走,以及不能照顾自己的身体需要。患者需要其他人帮助打理日常生活,无论是行走、穿衣、去卫生间或吃饭。患者需要每天照看至少一次,通常是二次或更多次,或必须和看护者住得很近。为区分级别4和5,考虑患者是否能够在一天当中,常规单独生活适当的时间。

5级:严重残疾:卧床不起、大小便失禁、须持续护理和照顾。虽然不需要受过培训的护士,但需要有人整个白天和夜间数次照看。

优点包括容易应用,修订的 Rankin 量表可有神经科医生或其他卫生护理人员进行检查完成。缺点主要是每个分级间的界限模糊不清(表 1-1)。

表 1-1　改良 Rankin 量表(Modified Rankin Scale)

患者状况	评分标准
完全无症状	0
尽管有症状,但并不是很严重,无显著残疾;能完成一般事情或行为。	1
轻度残疾,失去部分能力,不能全部完成上述行为,但无他人帮助能照顾好自己。	2
中度残疾,失去了大部分能力,很多事情需要别人的帮助才能完成,但不需要帮助可以自己行走。	3
中重度残疾,无别人的帮助,不能步行,也不能照顾自己。	4
严重残疾,卧床不起,二便失禁,时时离不开别人的照顾和关注。	5

70. 什么是日常生活能力量表

Barthel 指数普遍用于检查功能预后,不仅用于卒中而且用于多种神经系统疾病。Barthel 指数从 1955 年开始就在美国 Maryland 州的部分医院中使用,主要针对一些慢性患者的 ADL 能力进行评定,1965 年,美国学者 Mahoney 和 Barthel 正式发表。因其评定简单、可信度及灵敏度高,而且可用于预测治疗效果、住院时间和预后,在康复医学中被广泛使用。BI 指数包括 10 个项目,检查进食、洗浴、修饰行为、着装、大便功能、小便功能、上卫生间、椅子转换、行走和上楼。正常是 100 分。

改良 Barthel 指数评定量表(modified Barthel index,MBI)是由 Shah 等于 1989 年在 BI 的基础上改良而来,但有多个版本,其中,由 Shah,Vanclay 和 Cooper(1989)等改良的 MBI 和 BI 一样,具有良好的信度和效度,并且比 BI 分级计分标准更细,客观性和准确性更强,临床也可作为主要功能评价量表使用。

任何卫生护理人员均可进行 Barthel 指数检查。大约需要 5 分钟。

人们已经深入研究了 Barthel 指数,有很高的结构效度。除了独立生活的机会,量表也显示住院时间长度。从电话问诊获得的 Barthel 指数分数,与从直接检查获得的分数有很高的相关性。也显示评定者间有很高的可靠性。

优点包括容易应用,检查和评价时间短。缺点包括仅能检查以运动为主的非常基本的功能。患者有明显的认知功能损害和部分残疾,但 Barthel 指数仍可以是 100 分,本量表存在天花板效应。

Barthel 指数是广泛应用的 ADL 量表,有很高的可靠性和结构效度。在许多临床治疗试验中普遍用作主要终点(表 1-2)。

表 1-2　日常生活活动能力量表(ADL 量表)

检查项目	评分标准
1.吃饭	10——独立。能应用任何必要的工具。在合理时间进食。 5——需要部分帮助(例如夹菜、盛饭、搅拌、切割食物等)。 0——完全依赖他人。
2.洗浴	5——无帮助下可以进行。 0——需要他人帮助。
3.梳洗	5——自主洗脸、梳头、刷牙、剃须(如果是电动剃须刀可以用插座)。 0——需要他人帮助。
4.穿衣	10——独立。系鞋带、扣扣件、应用支具。 5——部分需要帮助但至少有一半的任务在合理时间做。 0——需要他人帮助。
5.大便	10——无意外。如果需要可以应用灌肠或栓剂。 5——偶尔有意外,或需要帮助灌肠或栓剂。 0——经常失禁或昏迷。

检查项目	评分标准
6.小便	10——无意外,如果应用器具可以自己护理收拾。 5——偶尔意外或需要帮助应用器具。 0——经常失禁或昏迷。
7.如厕	10——独立到卫生间或应用便盆、完成脱穿衣服或卫生清洁。 5——需要帮助平衡、完成脱穿衣服或卫生清洁。 0——依赖他人。
8.椅子/床转换	15——独立,包括锁轮椅和升脚踏板。 10——最小帮助或监管。 5——能坐,但需要最大的帮助转换。 0——完全不能。
9.行走	15——独立行走50米。也许应用辅助装置,除了滚动的行走器械。 10——帮助可行走50米。 5——如果不能行走,独立用轮椅行走50米。 0——完全不能,用轮椅也不能独立行走。
10.上楼	10——独立。也许应用辅助装置。 5——需要部分帮助(如搀扶等)或监管。 0——在帮助(搀扶等)下也不能完成。

　　BI测量的是患者的十项基本日常活动,例如进食,转移,独立使用厕所,洗澡,行走或穿衣。根据任务的难易程度将每个项目分为0、5、10、15分四个等级,以此对患者进行评定。如果患者不能完成活动,每个项目的分值将由实际所需要的帮助时间与数量决定。如果患者需要帮助,即使

只是很少的帮助或监督,就不能得满分。当患者不能达到所规定的标准时,计为 0 分。患者若得最高分(100 分),应达到能控制便意,自己进食,起床或离开椅子,独立洗澡,行走至少 50 米,以及能上下楼梯。然而,这仅仅代表他能独处,并不意味着他能够独立生活(他可能不能做饭或打扫房间)。

(1)评定指导

• 这项指标应用来记录患者做了什么,而不是患者能做什么。

• 其主要目的是判定在没有任何帮助(无论口头上或行动上,无论多小或什么原因)的情况下,患者的独立程度。

• 在所测试的各项中,患者需要监督时即为不独立。

• 患者表现应来源于最可靠的证据。通常来源于患者的朋友、亲戚以及护士,但直接观察与共识也很重要。

• 通常而言,患者在之前 24～48 小时内的表现很重要,但偶尔也与较长时间有关(例如,上周的大便)。

• 意识不清的患者应计 0 分,即使未出现二便失禁。

• 中级意味着患者做出的努力超过 50%。

• 如果能自行控制尿意,中等分数意味仅偶尔出现小便失禁(少于等于 1 次/24 小时)。

• 允许使用辅助独立的用具(如拐杖)。

(2)使用指南

①吃饭:独立进食是指患者能够在正常的时间内独立

进食准备好的食物,食物包括任何正常饮食(不仅是软饭),食物可由其他人做好或端来;夹菜、盛饭、搅拌、切割食物等均可自主完成,计 10 分;如果夹菜、盛饭、搅拌、切割食物等之中的少部分需帮助才能完成,计 5 分,否则计 0 分。

②洗澡:无需指导、监督和帮助能自行进出浴室,自己擦洗,淋浴不需要帮助或监督,独立完成,计 5 分,否则计 0 分。

③梳洗:指 24～48 小时内情况,独立完成洗脸、梳头、刷牙、剃须等个人卫生,有看护者提供工具如挤好牙膏、准备好水等,也可计 5 分,否则计 0 分。

④穿衣:指能如病前一样自行穿脱各种衣服、鞋袜等,包括个人能系扣、开并拉链、穿鞋等,计 10 分;需要别人帮助系扣、鞋带、开并拉链等复杂功能,但能独立披上外衣、穿鞋等简单功能计 5 分,否则计 0 分。

⑤大便控制:指一周的情况。能完全控制,计 10 分;偶尔(每周少于等于 1 次)失禁,计 5 分;每周大于 1 次的失禁或昏迷计为 0 分。

⑥小便控制:指 24～48 小时的情况。能完全控制,计 10 分;偶尔(每 24 小时内少于等于 1 次,每周多于 1 次尿失禁)失禁,计 5 分;小便经常(每 24 小时大于 1 次者)失禁,应计 0 分。导尿患者划分尿失禁。

⑦上厕所:能自行出入厕所或便桶处,无需他人脱穿衣或处理卫生,计 10 分;以上活动部分功能如需要帮助则计 5

分;主要功能如脱穿衣和处理卫生均需要帮助则计 0 分。

⑧坐椅/床转运:患者能独立安全从床上到椅子上移动并返回,计 15 分;为保证安全需 1 人搀扶或语言指导,计 10 分;需 2 人或 1 个强壮且动作熟练的人帮助,计 5 分;不能坐起,或需 2 人以上帮助,计 0 分。

⑨平地行走(步行):指在家中或病房、院内可以借助辅助工具(包括拐杖等,但不包括滚动的行走工具如轮椅等)活动,在不需要监督和看护的情况下,能独立行走 50 米,属独立完成,计 15 分;需要 1 个未经训练的人帮助(体力或语言指导),包括在监督和看护下,能行走 50 米,计 10 分;能在轮椅上独立活动,独立用轮椅行走 50 米计 5 分,不能完成则计 0 分。

⑩上下楼梯:能独立上下楼梯,包括借助辅助器(如拐杖等)才能上下楼梯,仍视为能独立完成,计 10 分;在他人部分帮助(如搀扶等)或监管下可以完成上下楼梯,计 5 分,否则计 0 分。

71. 什么是美国国立卫生研究院卒中量表(NIHSS)

Cincinnati 大学卒中中心的研究者通过定量卒中患者的神经功能状态,制定了 NIHSS。这个量表普遍用于各种卒中治疗试验。根据 Cincinnati 大学卒中中心设计的原始量表,制定 NIHSS 来定量卒中患者神经功能缺失状态,1944 年修订为同时检查患侧和健侧。主要用于确定药物效果,比较急性卒中患者基线的原始评估和随访 3 个月的评估,这由同一个检查者进行评估。NIHSS 是 24 分量表(11项)。患者得分情况取决于不同方面的功能缺失。评分根据起始急性期的表现,而不是评估者认为他们应该能做什么。总的来说,如果患者不能执行一个任务,也可能给最差的分数。患者严重失语而完全缄默也可以给 2 分,严重构音障碍导致的根本不能说话也可以给 2 分。大体上,高于 15分的患者是大卒中,4～15 分是中度卒中,小于 4 分的是小卒中。小于 4 分经常用于卒中研究排除最小缺失的患者。在数个研究中,增加了肢体远端运动功能的评估。

神经科医生、急诊室医生、家庭卫生员和研究卒中的护士作为 NIHSS 评定者,他们之间有很高的可靠性。通过预测脑 CT 上卒中病灶的大小也显示很高的标准效度。

在床旁神经系统检查时进行 NIHSS 评估。虽然有神经科检查经验的人都可进行检查,但最好是只有通过资格认证的人才能进行检查。虽然许多卒中研究需要委员会认证的神经科医生执行检查,但是假如通过认证测验,实际上由神经科医生、急诊室医生、神经科护士执行检查。这个认证过程改善了评定者内的可靠性。

NIHSS 主要优点是有训练录像带和认证测验。录像带包括六个患者,神经科医生指出每例患者适当的分数。看完这些训练录像带,需要观看 6 个新病例并适当评分。分数单送到认证中心,检查是否通过测验。这个认证测验极大地提高了量表的可靠性。

NIHSS 的优点是可以快速检查急性卒中。训练录像带和认证测验增加了评定者间的可靠性。本量表容易学习。在训练录像带的帮助下,训练一个下午就可以完全胜任检查。NIHSS 的缺点是对后循环卒中不是很好。量表对语言功能进行加权,例如,主要以脑干损害的患者尽管明显功能缺失,但评分也不是很严重。

NIHSS 是最常用于急性卒中患者临床评分的量表。在卒中患者已经很好地验证了这个量表,提供训练录像带是额外的优点。它容易应用,是最普遍的宜评估美国急性卒中患者的量表。

必须具备 NIHSS 使用证书的研究者才能进行评价。应该按量表中项目的顺序检查,每个项目检查完要记录结果,不要返回前面改变得分。遵循每一项检查的指导。得分要反映患者做了什么,而不是临床医生认为患者能做什么。医生要一边检查一边记录,快速评定。不能辅导患者如何做,也就是说明不能让患者重复你的要求,从而表现一次比一次好,影响分数的准确性。除了"语言功能"亚项目外,所有检查项目都应记录该患者的第一个反应,即使后面的反应可能更好,也不能使用;项目 11"忽视症检查"一项,国内临床医生容易忽略,忽视项的检查主要为空间视觉忽视和触觉忽视,视觉忽视项可在检查"视野项"时一并检查,如果患者有严重的视野缺损妨碍两侧的视觉信号刺激时,继续检查皮肤触觉忽视情况,如若正常,则记为正常。如果患者失语但能关注两侧也是正常的。对于无法评价的项目,请记录评分设定为定义好的数值,如国际通常设定为"UN"或"9",但在计算机统计学处理时也应将其"UN"或"9"设定为缺省值处理。

评定指导

• 按表评分,记录结果。不要更改计分,计分所反映的是患者实际情况,而不是医生认为患者应该是什么情况。快速检查同时记录结果。除非必要的指点,不要训练患者(如反复要求患者作某种努力)。

• 如部分项目未评定,应在表格中详细说明(表 1-3)。

表 1-3 美国国立卫生研究院卒中量表(NIHSS)

检查项目	评分标准
1.意识 1a.意识水平:调查者选定一个答案,即使有些困难如气管内插管、语言障碍、气管创伤、包扎绷带也要给出评分。如果患者在外界强刺激下,无任何反应(或无反射活动)则给 3 分。	0——清醒,能迅速做出反应。 1——欠清醒,能在轻微刺激下服从、回答并做出相应的反应。 2——不清醒,需要反复刺激才能做出反应或反应迟钝,需强烈、疼痛的刺激才能有反应(非刻板的)。 3——仅有反射性运动或植物效应或完全无反应,软瘫,无反射。

检查项目	评分标准
1b.意识水平提问：要求患者回答当前月份和他的年龄。答案必须正确——不能按接近程度给予部分打分；不能理解问题的失语或昏睡者计2分。患者由于气管插管、气管切开、任何原因引起的严重构音障碍、语言障碍或不是继发于任何其他原因导致的不能言语，就计1分。特别重要的是仅对最初回答评分，检查者不能给予其他语言或非语言的提示。	0——两个问题回答都正确。 1——有一个问题回答正确。 2——两个问题回答都不正确。
1c.意识水平指令：先让患者睁眼和闭眼，再让患者用健侧手抓紧和松开。如果手不能使用，就换另外一种指令替代。如果患者有一个明确的去完成要求的意识但由于体弱没有完成，评判也应该得出。如果患者对这些要求没有反应，就应该把要求做的事情示范给他们（用手势），然后根据结果（如：完成了0个、一个或两个指令）打分。外伤或进行了肢体手术、或有其他的机体功能障碍的患者应该给予其一个合适的单一指令。根据其第一反应划出相应分值。	0——两项指令都有反应。 1——有一项指令有反应。 2——两项指令都没有反应。

检查项目	评分标准
2.凝视 只测试眼球水平运动功能。有随意或反射性（眼头反射）眼球运动计分，但不需要测试冷热水实验。若患者能自主反射或条件反射克服双眼凝视，计1分。若患者周围神经（第Ⅲ、Ⅳ、Ⅵ对脑神经）麻痹，仍计1分。凝视测试适用于所有的失语症患者。那些眼科手术、扎着绷带、已经失明者或各种原因引起的视力视野损害的患者，测试者都应该通过眼条件反射进行凝视测试，如让患者视线固定在一个物体上，然后让患者从一边走到另一边，将有可能发现患者的部分眼球凝视麻痹。	0——正常。 1——部分凝视麻痹，一侧或两侧眼球凝视功能不全，但并非所有眼球凝视能力全部瘫痪。 2——强迫性斜视，或凝视功能瘫痪，不能通过眼头反射克服的完全凝视麻痹。
3.视野 视野（上下象限）的测试是测试者在患者的正面让其判断手指的数目或者合适的物体来判定患者的视觉能力。如果患者能看清移动手指的方向，就可以判断为正常。如果患者一侧眼失明、或者摘除了一个眼球，应当对另一只眼进行视野测试，视野不对称或者象限盲计1分。不管任何原因引起的双眼失明计3分。光感丧失的患者需回答问题11。	0——视野正常，无偏盲。 1——部分偏盲。 2——完全偏盲。 3——双眼偏盲（包括皮质性失明）。

检查项目	评分标准
4.面瘫 语言指令或动作示意,要求患者示齿和皱眉或者闭眼。反应差的或无理解能力的患者则根据刺激下所产生面部表情是否对称来做出判断。如果面部有损伤或包扎着绷带或气管固定带或其他机体障碍妨碍了面部的表情,应尽可能移开。	0——能正常协调做出表情。 1——轻微瘫痪(鼻唇沟变浅,微笑时双侧不对称)。 2——部分瘫痪(下半部脸完全或几乎完全瘫痪)。 3——脸的一侧或两侧完全瘫痪(上下面部都不能做出表情)。
5&6.上、下肢运动功能 将四肢放在合适的位置,伸开手臂(手掌向下)与身体成90°(如果坐着)或者45°(仰卧),伸出腿与身体成30°(斜卧),如果手臂能保持10秒钟以上,腿能保持5秒钟以上,则可以根据此情况做出评判,对于失语患者在无其他刺激情况下,可通过语言或手势鼓励患者完成手臂与腿的运动。测试中首先测试未瘫痪的手臂,其他肢体轮流进行。如果是截肢者或在肩关节、髋关节有关节融合者,就计为无法测(如标为UN或其预先设定的数值如"9"),要写明原因。	0——在10秒钟内,手臂保持90°或45°没动。 1——有动,虽然手臂能保持在90°或45°,但在满10秒钟前有晃动,未落在床或其他支撑物上。 2——虽然能克服自身重力抬起手臂,但手臂不能保持在90°或45°,且很快落在床上。 3——手臂无力抬起。 4——没有反应。 无法测(如标为UN或其预先设定的数值如"9")＝截肢者或在肩关节髋关节有关节融合者。

检查项目	评分标准
5a.左臂 5b.右臂 6a.左腿 6b.右腿	0——腿能保持30°5秒内无晃动。 1——有晃动,腿能保持在30°,未持续到5秒钟就向下移动,但未落到床或其他支撑物上。 2——有力量抬起腿,但不能保持在30°,并且放下时要寻求床或其他支撑物。 3——没有力量抬腿,立即落在床上。 4——没有反应。 UN或"9"＝截肢者或在肩关节髋关节有关节融合者。
7.共济失调 此项目的是测试单侧小脑功能损害的程度。测试时睁开双眼,如果视觉在有损伤的情况下,确保在完整的视野内进行测试,双侧都应进行指鼻试验和跟膝胫试验的测试。除非测试时手臂非常软弱无力以外,其余情况下都应进行共济失调测试。若患者不能理解或肢体瘫痪,计为0分。如果是截肢或关节融合的患者则计为无法测试,并写明原因。对失明者的测试则要求用手指轻触鼻子以确定他手臂有无共济失调。	0——无共济失调。 1——一侧肢体共济失调。 2——两侧肢体共济失调。 不能测定＝截肢或关节融合。

检查项目	评分标准
8.感觉 检查针刺引起的感觉和痛苦表情,昏睡及或失语患者对伤害性刺激的躲避(肌肉有收缩)。如果没有感觉则是病理性的,只有脑卒中引起的感觉缺失才计为异常。为精确检查全身感觉缺失,应涉及尽可能多的身体区域。测试者就应该对患者身体的一些区域,如臂(不是手)、腿、躯干、脸等部位进行准确检测,以确定是否有偏身感觉功能的丧失。"严重或完全的感觉缺失"是指那些感觉功能严重缺乏或全部丧失的患者,计2分;昏睡和失语症者也有可能被计1或0分;脑干卒中的患者双侧肢体感觉丧失,计2分;如果患者一点没有反应或者四肢瘫痪,计2分;昏迷患者(1a项中计3分)应计2分。	0——正常;无感觉丧失。 1——轻度到中度的感觉功能丧失,患者患侧对针刺感觉迟钝或者患者毫无疼痛感,仅意识到他或她的身体被触及(有触觉)。 2——严重或者全部感觉丧失;当在患者的脸上、手臂上和腿上针刺时,患者毫无感觉。
9.语言表达能力 在测试进行过程中,通过简短的问候语可以获得有关患者语言表达能力和情况。患者要求去描述贴着的一幅画正在发生什么,并且给这张画命名,读出此画中的文字。从患者执行测试指令的情况就可以判断出他的理解力和语言表达能力。如果视觉问题妨碍了测试,则要求患者通过触摸区分	0——无失语;正常。 1——轻度或中度失语:有流利的语言表达能力和理解能力,没有很大的思想表达和语法表达错误。但由于理解力和(或)语言能力减退,根据提供的物质进行对话很困难或不可能。但是在与患者就某一物体进行谈话中,测试者能够从患者的反应中,判断出患者所指的图片或卡片。

检查项目	评分标准

放在手上的物体,重复多放几次并要求患者说出。如果是对气管插管患者,则要他写出相应的内容。昏迷中(1a项中计3分)的患者应填写答案3。对于昏睡状态或合作有限的患者,测试者应该为患者选择一个合适的评分,但仅仅针对那些不能说话且一个指令都不能执行的患者才计3分。

2——严重失语:所有的表达都是只言片语的,听者要花很大的力气去理解、询问、猜测,和患者能够相互交流的范围很有限,并且交流起来很困难,对听者是一个很重的负担,测试者不能从患者的反应中看出他所指的是哪个物体。

3——失语:不能说话或完全失语,无语言或听、说、理解能力。

10.构音障碍

如果患者能够反复读出指定的句子,则应认为是一个说话表达正常的人,如果患者有严重的失语,则可以通过测定他无意识地说一些音节清晰度来进行评判。患者若有气管插管或其他机体障碍妨碍了患者发音则计UN分或"9",测试者必须明确写出解释为什么没有得分。不要告诉患者为什么要对他或她进行测试。

0——正常。

1——轻度或中度:患者含糊不清,断断续续地可以说出一些句子或单词。虽然有一定困难,但表达的意思基本可以被理解。

2——严重者:患者语言含糊以致无法理解,但无失语或与失语不构成比例,或失音。

UN或"9"——进行了插管或机体障碍引起的。

11.消退和不注意(忽视症)

在上述检查中已经充分获取了关于忽视的信息。如果患者有严重的视觉缺失以致无法进行视觉双侧同时刺激,并且皮肤刺激正常,计为正常。若失语,但确实注意到双侧,记分正常。视空间忽视或疾病失认也可被作为异常的证据。因为只有表现异常时才记录异常,所以此项一定是可测的。

0——正常。

1——视觉、触觉、听觉、空间的几种感官的刺激,当两种同时刺激时能够识别其中的一种。

2——刺激时几乎没有感觉,对自己的手和空间感没有识别。

二、西药治疗脑卒中

1. 如何救治脑卒中患者

　　脑卒中的治疗应根据病因、发病机制、临床类型、发病时间等的不同来确定有针对性的治疗方案,实施个体化的治疗原则。脑卒中治疗前最关键的工作是区分脑卒中的类型,弄清楚是脑出血还是脑缺血,两者的抢救治疗措施是截然不同的。

　　出血性脑卒中包括脑出血和蛛网膜下腔出血,主要由于脑血管硬化,脑血管管壁损伤,厚薄不均,当血压急剧升高时,引起脑血管破裂而出血。在冬季由于寒冷,血管痉挛,血压升高较夏季更为明显,容易发生脑出血。一旦出血,需绝对卧床,尽量减少再出血,使血肿不再扩大,减少脑组织损伤。但要明确是出血还是缺血,需速送医院 CT 检查,明确诊断。

　　缺血性脑卒中包括短暂性脑缺血发作、脑血栓形成及脑栓塞。短暂性脑缺血发作是由于一过性脑缺血,可产生瘫痪、麻木、失语等症状,但只持续几分钟至数小时,迅速恢复,一般不超过24小时,但间隔一定时间可反复发作。短暂性脑缺血发作是脑卒中的危险信号,千万不能被症状的迅速恢复所迷惑,尤其是已有多次发作者,必须尽快到医院治疗。如果不积极治疗,约有1/3的患者将在短期内发展为缺血性脑卒中,肢体完全瘫痪。但如果治疗及时且不再发展,完全不会有后遗症。

脑血栓形成是由于脑动脉硬化,管腔变狭窄,管壁破坏。当血流减慢时,血液中的有形成分沉积在管壁上,形成血栓,使血流减少到完全闭塞,在血管供应范围内缺血而产生缺血性脑卒中、坏死,病情虽较脑出血为轻,但后遗症多、致残率高。一般认为,在缺血性脑卒中发生过程中,缺血5～60分钟内梗死灶中心已产生不可逆的坏死灶,而在它周围所谓"缺血半影区"虽然受到影响,但只要在3～6小时恢复血液供应,可以使其功能完全恢复。因此目前国内外神经科医务工作者都在研究,在3～6小时治疗时间之内,积极进行药物溶栓或抗凝治疗,尽快将血栓溶解,使脑血流恢复,抢救缺血半影区脑细胞,使症状迅速好转,减少后遗症,这方面已取得一定成效。

有些患者发病时症状较轻,因此常未引起足够重视,经过数小时至1～2天,待症状加重,肢体完全不能活动时再送医院,已错过了治疗最佳时间,即使再好的药也不起作用,因此对待脑卒中应该像对心肌梗死一样有抢救意识，争取时间，积极治疗，减少致残率，提高生活质量。

2. 出血性脑卒中的治疗原则是什么

出血性脑卒中的治疗原则是降低颅内压、减轻脑水肿，防止脑疝形成；阻止血肿扩大，改善神经功能；防治继发感染和各种并发症，降低致残率和死亡率。病情稳定后应尽早开始康复训练。

脑出血选择内、外科治疗的依据是血肿部位和血肿量、血肿是否破入脑室及脑受压的严重程度，还要结合每个患者的意识状况和病情变化的观察，以及身体一般状况，来决定所采取的治疗措施。一般的原则为安静卧床、脱水降颅内压、调整血压、防止继续出血、加强护理、防治并发症，以挽救生命，降低死亡率、残疾率和减少复发。

（1）注意休息：一般应卧床休息 2~4 周，保持安静，避免情绪激动和血压升高。严密观察体温、脉搏、呼吸和血压等生命体征，注意瞳孔变化和意识改变。

（2）保持呼吸道通畅：清理呼吸道分泌物或吸入物。必要时及时行气管插管或切开术；有意识障碍、消化道出血者禁食 24~48 小时，必要时应排空胃内容物。

（3）保持水、电解质平衡和营养：每日入液量可按尿量加 500 毫升计算，如出现高热、多汗、呕吐，维持中心静脉压

5～12 毫米汞柱或肺楔压在 10～14 毫米汞柱水平。注意防止低钠血症,以免加重脑水肿。每日补钠、补钾、糖类、补充热量。

(4)调整血糖:血糖过高或过低者,应及时纠正,维持血糖水平在每升 6～9 毫摩。

(5)明显头痛、过度烦躁不安者,可酌情给予镇静止痛药;便秘者可选用缓泻药。

(6)降低颅内压:脑出血后脑水肿约在 48 小时达到高峰,维持 3～5 天后逐渐消退,可持续 2～3 周或更长。脑水肿可使颅内压增高,并致脑疝形成,是影响脑出血死亡率及功能恢复的主要因素。积极控制脑水肿、降低颅内压是脑出血急性期治疗的重要环节。

(7)一般来说,病情危重致颅内压过高,内科非手术治疗效果不佳时,应及时进行外科手术治疗。

(8)康复治疗:脑出血后,只要患者的生命体征平稳、病情不再进展,宜尽早进行康复治疗。早期分阶段综合康复治疗对恢复患者的神经功能、提高生活质量有益。

(9)护理:有偏瘫或昏迷的患者护理很重要,定时翻身、拍背、吸痰,预防呼吸道感染及皮肤压疮。加强营养,保持患者适当的水、电解质平衡及足够的营养支持,以利于患者的早日康复。

3.出血性脑卒中如何治疗

出血性脑卒中的病理机制主要是出血对脑组织的刺激、压迫和继发性脑水肿的影响。因而近几年,除了某些药剂方面的研究有一些进展之外,对因治疗和治疗原则方面的研究尚无较大突破。针对阻止继续出血及稳定出血导致急性脑功能障碍,以下几点要予以重视。

(1)保持安静,减少不必要的搬动和检查,最好就地或就近治疗,防止引起血压、颅内压波动的因素如大便、呛咳、情绪波动,应绝对卧床3~4周。

(2)控制脑水肿、颅内压增高:已成为出血性脑卒中标准化处理,因为众多临床报道和临床观察指出脑水肿颅内压增高是影响急性出血性脑卒中预后的最重要因素。具体有:①20%甘露醇125~250毫升静脉滴注。甘露醇作为一种高聚糖,不参与体内糖代谢,故也适用于糖尿病患者。而对于肾功能障碍和老年患者则应慎用,因为甘露醇主要通过肾代谢,且影响肾功能。对于严重颅内压增高患者,权衡利弊后应小剂量应用,或应用其他药物。②10%甘油250毫升静脉滴注,脱水作用弱于甘露醇,适用于肾功能障碍患者。③20%人体白蛋白静脉滴注,机制为增加血液中胶体渗透压而达到脱水的目的。④40毫升呋塞米静推,可和甘露醇交替使用,特别适用于肝功能不全患者。⑤患者如果出现意识障碍加深、心跳减慢、呼吸减慢而血压升高,是患者脑水肿加重,颅内压升高的表现,如果不及时处理,患者可能发生脑疝而出现不可逆脑损伤,故必须采取积极有效措施降低颅内压如静推甘露醇或加压静脉滴注,或甘露醇中加入10%地塞米松10毫升加压静脉滴注。加压静脉滴注甘露醇不失为抢救急剧颅内压升高、防止不可逆脑疝的好方法。

(3)处理并发症:抗感染,防压疮,维持水、电解质酸碱平衡,防止应激性溃疡。

(4)手术治疗指征:①小脑出血多于10毫升;②皮质下浅表出血;③大脑半球出血量30~50毫升;④内科1~2天治疗血肿仍扩大;⑤有脑疝危及生命者可紧急行去骨板减压术。

(5)止血药物:脑实质出血不用该类药物已为广大学者接受。然对脑室和蛛网膜下腔出血仍争论不一。

(6)蛛网膜下腔出血患者如脑膜刺激症状明显,可腰穿放液每日5毫升以期减轻。但要慎用:有明显颅内压升高患者不用;放液前可静脉注射125毫升甘露醇,放液时速度宜慢,要仔细观察患者生命体征。

(7)蛛网膜下腔出血患者动脉瘤破裂后3天、7天、2周,易再出血,故应避免剧烈活动、情绪波动。由于蛛网膜下腔出血头痛剧烈,患者烦躁,可引发再出血,有人主张使用有效镇痛手段,包括使用布桂嗪100毫克肌内注射,或吗啡。

出血性脑卒中的病因多为高血压,通常与凝血障碍无关。但对于合并消化道出血和凝血障碍者,或蛛网膜下腔出血为防止动脉瘤周围血块再出血,仍宜给予止血药和凝血药。同时在出血性脑卒中出现颅内压升高时,应该用甘露醇脱水、降颅内压,血压过高时应该适当降压,但不应过快,降压幅度不宜过大。

4. 急性缺血性脑卒中患者的一般处理有哪些

(1)吸氧与呼吸支持:合并低氧血症患者(血氧饱和度低于92%或血气分析提示缺氧)应给予吸氧,气道功能严重障碍者应给予气道支持(气管插管或切开)及辅助呼吸。无低氧血症的患者不需常规吸氧。

(2)心脏监测与心脏病变处理:脑梗死后24小时内应常规进行心电图检查,必要时进行心电监护,以便早期发现心脏病变并进行相应处理;避免或慎用增加心脏负担的药物。

(3)体温控制:对体温升高的患者应明确发热原因,如存在感染应给予抗生素治疗。对体温高于38℃的患者应给予退热措施。

(4)血压控制:约70%的缺血性脑卒中患者急性期血压升高,主要包括:疼痛、恶心、呕吐、颅内压升高、意识模糊、焦虑、脑卒中后应激状态、病前存在高血压等。多数患者在脑卒中后24小时内血压自发降低。病情稳定而无颅内压增高或其他严重并发症的患者,24 小时后血压水平基本可反映其病前水平。目前关于脑卒中后早期是否应该立即降压、降压目标值、脑卒中后何时开始恢复原用降压药及降压药物的选择等问题尚缺乏可靠研究证据。国内研究显示,入院后约 14％的患者收缩压≥220 毫米汞柱,56％的患者舒张压≥120 毫米汞柱。脑卒中患者低血压可能的原因有主动脉夹层、血容量减少以及心排血量减少等。应积极查明原因,给予相应处理。准备溶栓者,应使收缩压＜180 毫米汞柱、舒张压＜100 毫米汞柱。缺血性脑卒中后 24 小时内血压升高的患者应谨慎处理。应先处理紧张焦虑、疼痛、恶心、呕吐及颅内压升高等情况。血压持续升高,收缩压≥200 毫米汞柱或舒张压≥110 毫米汞柱,或伴有严重心功能不全、主动脉夹层、高血压脑病,可予谨慎降压治疗,并严密观察血压变化,必要时可静脉使用短效药物(如拉贝洛尔、尼卡地平等),最好应用微量输液泵,避免血压降得过低。有原发性高血压史且正在服用降压药者,如病情平稳,可于脑卒中 24 小时后开始恢复使用降压药物。脑卒中后低血压的患者应积极寻找和处理原因,必要时可采用扩容升压措施。

(5)血糖控制:约 40％的患者存在脑卒中后高血糖,对预后不利。目前公认,应对脑卒中后高血糖进行控制,但对采用何种降血糖措施及目标血糖值仅有少数随机对照试验(RCT),还无最后结论。脑卒中后低血糖发生率较低,尽管缺乏对其处理的临床试验,但因低血糖可直接导致脑缺血损伤和水肿加重,对预后不利,故应尽快纠正低血糖。血糖超过 11.1 毫摩/升时给予胰岛素治疗。血糖低于 2.8 毫摩/升时给予 10％～20％葡萄糖口服或注射治疗。

(6)营养支持:脑卒中后由于呕吐、吞咽困难可引起脱水及营养不良,可导致神经功能恢复减慢。应重视脑卒中后液体及营养状况评估,必要时给予补液和营养支持。正常经口进食者无需额外补充营养。不能正常经口进食者可鼻饲,持续时间长者经本人或家属同意可行经皮内镜下胃造瘘(PEG)管饲补充营养。

5. 急性缺血性脑卒中患者的特异性治疗有哪些

特异性治疗指针对缺血损伤病理生理机制中某一特定环节进行的干预。近年研究热点为改善脑血液循环的多种措施,如溶栓、抗血小板、抗凝、降纤、扩容等方法,以及神经保护的多种药物。

6. 急性缺血性脑卒中患者如何进行静脉溶栓治疗

溶栓治疗是目前最重要的恢复血流措施,重组组织型纤溶酶原激活药(rtPA)和尿激酶(UK)是我国目前使用的主要溶栓药,目前认为有效抢救半暗带组织的时间窗为 4.5

小时内或 6 小时内。

(1)rtPA:已有多个临床试验对急性脑梗死 rtPA 静脉溶栓疗效和安全性进行了评价,其治疗时间窗包括发病后 3 小时内、6 小时内或 3~4.5 小时。NINDS 试验显示,3 小时内 rtPA 静脉溶栓组 3 个月完全或接近完全神经功能恢复者显著高于安慰剂组,两组病死率相似。症状性颅内出血发生率治疗组高于对照组。ECASS Ⅲ 试验显示,在发病后 3~4.5 小时静脉使用 rtPA 仍然有效。Cochrane 系统评价 rtPA 溶栓的亚组分析显示,6 小时内静脉 rtPA 溶栓明显降低远期死亡或残疾,但显著增加致死性颅内出血率,每治疗 1000 例患者可减少 55 例死亡或残疾。用多模式 MRI 或 CT 帮助选择超过 3 小时但存在半暗带可以溶栓的患者仍处于研究阶段。rtPA 除出血风险外,有出现血管源性水肿引起呼吸道部分梗阻的报道。

(2)尿激酶:我国九五攻关课题"急性缺血性脑卒中 6 小时内的尿激酶静脉溶栓治疗"试验分为 2 个阶段。第 1 阶段开放试验初步证实国产尿激酶的安全性,确定了尿激酶使用剂量为 100 万~150 万 IU。第 2 阶段为多中心随机、双盲、安慰剂对照试验,将 465 例发病 6 小时内的急性缺血性脑卒中患者随机分为 3 组,静脉给予尿激酶组(150 万 IU 组 155 例,100 万 IU 组 162 例)和安慰剂组(148 例)。结果显示,6 小时内采用尿激酶溶栓相对安全、有效。

(3)静脉溶栓的适应证:①年龄 18—80 岁;②发病 4.5

小时以内(rtPA)或 6 小时内(尿激酶);③脑功能损害的体征持续存在超过 1 小时,且比较严重;④脑 CT 已排除颅内出血,且无早期大面积脑梗死影像学改变;⑤患者或家属签署知情同意书。

(4)静脉溶栓的禁忌证:①既往有颅内出血,包括可疑蛛网膜下腔出血;近 3 个月有头颅外伤史;近 3 周内有胃肠或泌尿系统出血;近 2 周内进行过大的外科手术;近 1 周内有在不易压迫止血部位的动脉穿刺。②近 3 个月内有脑梗死或心肌梗死史,但不包括陈旧小腔隙梗死而未遗留神经功能体征。③严重心、肝、肾功能不全或严重糖尿病患者。④体检发现有活动性出血或外伤(如骨折)的证据。⑤已口服抗凝药,且 INR 大于 15;48 小时内接受过肝素治疗(APTT 超出正常范围)。⑥血小板计数低于 100×10^9/升,血糖低于 27 毫摩/升。⑦血压:收缩压大于 180 毫米汞柱,或舒张压大于 100 毫米汞柱。⑧妊娠。⑨不合作。

(5)静脉溶栓的监护及处理:①尽可能将患者收入重症监护病房或卒中单元进行监护;②定期进行神经功能评估,第 1 小时内 30 分钟 1 次,以后每小时 1 次,直至 24 小时;③如出现严重头痛、高血压、恶心或呕吐,应立即停用溶栓药物并行脑 CT 检查;④定期监测血压,最初 2 小时内 15 分钟 1 次,随后 6 小时内 30 分钟 1 次,以后每小时 1 次,直至24 小时;⑤如收缩压≥180 毫米汞柱或舒张压≥100 毫米汞柱,应增加血压监测次数,并给予降压药物;⑥鼻饲管、导尿管及动脉内测压管应延迟安置;⑦给予抗凝药、抗血小板聚集药前应复查颅脑 CT。

7. 急性缺血性脑卒中患者如何进行动脉溶栓治疗

动脉溶栓使溶栓药物直接到达血栓局部,理论上血管再通率应高于静脉溶栓,且出血风险降低。然而其益处可能被溶栓启动时间的延迟所抵消。一项随机双盲对照试验显示,对发病后 6 小时内重症大脑中动脉闭塞患者动脉使用重组尿激酶原,治疗组 90 天时改良 Rankin 量表评分和血管再通率均优于对照组,症状性颅内出血和总病死率在两组间差异无统计学意义,有待更多临床试验证实。

目前有关椎-基底动脉脑梗死溶栓治疗的时间窗、安全性与有效性只有少量小样本研究。尚无经颈动脉注射溶栓药物治疗缺血性脑卒中有效性及安全性的可靠研究证据。

对缺血性脑卒中发病 3 小时内和 3～4.5 小时的患者,应根据适应证严格筛选患者,尽快静脉给予 rtPA 溶栓治疗。使用方法:rtPA 0.9 毫克/千克(最大剂量为 90 毫克)静脉滴注,其中 10% 在最初 1 分钟内静脉推注,其余持续滴注 1 小时,用药期间及用药 24 小时内应如前述严密监护患者。①发病 6 小时内的缺血性脑卒中患者,如不能使用 rtPA 可考虑静脉给予尿激酶,应根据适应证严格选择患者。使用方法:尿激酶 100 万～150 万单位,溶于生理盐水

100～200 毫升,持续静脉滴注 30 分钟,用药期间应如前述严密监护患者。②可对其他溶栓药物进行研究,不宜在研究以外使用。③发病 6 小时内由大脑中动脉闭塞导致的严重脑卒中且不适合静脉溶栓的患者,经过严格选择后可在有条件的医院进行动脉溶栓。④发病 24 小时内由后循环动脉闭塞导致的严重脑卒中且不适合静脉溶栓的患者,经过严格选择后可在有条件的单位进行动脉溶栓。⑤溶栓患者的抗血小板或特殊情况下溶栓后还需抗凝治疗者,应推迟到溶栓 24 小时后开始。

大样本试验(中国急性脑卒中试验和国际脑卒中试验)研究了脑卒中后 48 小时内口服阿司匹林的疗效,结果显示,阿司匹林能显著降低随访期末的病死率或残疾率,减少复发,仅轻度增加症状性颅内出血的风险。一个预试验提示轻型脑梗死或 TIA 患者早期联用氯吡格雷与阿司匹林是安全的,可能减少血管事件,但差异无统计学意义。目前尚无评价其他抗血小板聚集药在脑卒中急性期临床疗效的大样本 RCT 报道。①对于不符合溶栓适应证且无禁忌证的缺血性脑卒中患者,应在发病后尽早给予口服阿司匹林,每日 150～300 毫克。急性期后可改为预防剂量(每日 50～150 毫克)。②对于溶栓治疗者,阿司匹林等抗血小板聚集药应在溶栓 24 小时后开始使用。③对不能耐受阿司匹林者,可考虑选用氯吡格雷等抗血小板治疗。

急性期抗凝治疗虽已应用 50 多年,但一直存在争议。

Cochrane 系统评价纳入 24 个 RCT 共 23 748 例患者,药物包括普通肝素、低分子肝素、类肝素、口服抗凝药和抗凝血酶。其 Meta 分析显示:抗凝治疗不能降低随访期末死亡率;随访期末的残疾率亦无明显下降;抗凝治疗能降低缺血性脑卒中的复发率、降低肺栓塞和深静脉血栓形成发生率,但被症状性颅内出血增加所抵消。心脏或动脉内血栓、动脉夹层和椎-基底动脉梗死等特殊亚组尚无证据显示抗凝的净疗效。3 小时内进行肝素抗凝的临床试验显示治疗组 90 天时结果优于对照组,但症状性出血显著增加,认为超早期抗凝不应替代溶栓疗法。抗凝血酶,如阿加曲班,与肝素相比具有直接抑制血块中的凝血酶、起效较快、作用时间短、出血倾向小、无免疫源性等潜在优点。一项随机、双盲、安慰剂对照试验显示症状性颅内出血无显著升高,提示安全。①对大多数急性缺血性脑卒中患者,不宜无选择地早期进行抗凝治疗。②关于少数特殊患者的抗凝治疗,可在谨慎评估风险、效益比后慎重选择。③特殊情况下溶栓后还需抗凝治疗的患者,应在 24 小时后使用抗凝血药。

8. 急性缺血性脑卒中患者如何降纤治疗

很多研究显示脑梗死急性期血浆纤维蛋白原和血液黏稠度升高,蛇毒酶制剂可显著降低血浆纤维蛋白原,并有轻度溶栓和抑制血栓形成的作用。

(1)降纤酶(defibrase):2000 年国内发表的多中心、随机、双盲、安慰剂对照试验($n=2244$)显示,国产降纤酶可改善神经功能,降低脑卒中复发率,发病 6 小时内效果更佳,但纤维蛋白原降至 1.3 克/升以下时增加了出血倾向。2005 年发表的中国多中心降纤酶治疗急性脑梗死随机双盲对照试验纳入 1053 例发病 12 小时内的患者。结果显示,治疗组 3 个月结局优于对照组,3 个月死亡率较对照组轻度升高。治疗组颅外出血显著高于对照组,颅内出血无明显增加。

(2)巴曲酶:国内已应用多年,积累了一定临床经验。一项多中心、随机、双盲、安慰剂平行对照研究提示巴曲酶治疗急性脑梗死有效,不良反应轻,但应注意出血倾向。另一项随机、双盲、安慰剂对照研究比较了 6 小时内使用巴曲酶或尿激酶的疗效,显示两组残疾率差异无统计学意义。

(3)安克洛酶(ancrod):安克洛酶是国外研究最多的降纤制剂,目前已有 6 个随机对照试验纳入 2404 例患者,但结果尚不一致。

(4)其他降纤制剂:如蚓激酶、蕲蛇酶等临床也有应用,有待研究。

对不适合溶栓并经过严格筛选的脑梗死患者,特别是高纤维蛋白血症者可选用降纤治疗。

9. 急性缺血性脑卒中患者如何扩容治疗

对一般缺血性脑卒中患者，目前尚无充分 RCT 支持扩容升压可改善预后。Cochrane 系统评价显示，脑卒中后早期血液稀释疗法有降低肺栓塞和下肢深静脉血栓形成的趋势，但对近期或远期死亡率及功能结局均无显著影响。

（1）对一般缺血性脑卒中患者，不宜扩容。

（2）对于低血压或脑血流低灌注所致的急性脑梗死如分水岭梗死可考虑扩容治疗，但应注意可能加重脑水肿、心力衰竭等并发症。此类患者不宜使用扩血管治疗。

目前缺乏血管扩张药能改善缺血性脑卒中临床预后的大样本高质量 RCT 证据，需要开展更多临床试验。对一般缺血性脑卒中患者，不宜扩血管治疗。

10. 急性缺血性脑卒中患者如何做好神经保护

理论上，针对急性缺血或再灌注后细胞损伤的药物（神经保护药）可保护脑细胞，提高对缺血缺氧的耐受性。主要神经保护药的临床研究情况如下。

钙拮抗药、兴奋性氨基酸拮抗药、神经节苷脂和 NXY-059 等在动物实验中的疗效都未得到临床试验证实。关于镁剂的一项 RCT 研究显示硫酸镁组死亡人数或残疾率较对照组无明显降低。

依达拉奉是一种抗氧化剂和自由基清除剂,国内外多个随机双盲安慰剂对照试验提示,依达拉奉能改善急性脑梗死的功能结局并安全。胞磷胆碱是一种细胞膜稳定剂,几项随机双盲安慰剂对照试验对其在脑卒中急性期的疗效进行了评价,单个试验都显示差异无统计学意义,但 Meta 分析(4 个试验共 1372 例患者)提示:脑卒中后 24 小时内口服胞磷胆碱的患者,3 个月全面功能恢复的可能性显著高于安慰剂组,安全性与安慰剂组相似。脑活素(cerebrolysin)是一种有神经营养和神经保护作用的药物,国外随机双盲安慰剂对照试验提示其安全并改善预后。吡拉西坦的临床试验结果不一致,目前尚无最后结论。

神经保护药的疗效与安全性尚需开展更多高质量临床试验进一步证实。

11. 适合急性缺血性脑卒中患者的其他疗法有哪些

(1)丁基苯酞:丁基苯酞是近年国内开发的Ⅰ类新药。几项评价急性脑梗死患者口服丁基苯酞的多中心随机、双盲、安慰剂对照试验显示:丁基苯酞治疗组神经功能缺损和生活能力评分均较安慰剂对照组显著改善,安全性好。

(2)人尿激肽原酶:人尿激肽原酶(尤瑞克林)是近年国

内开发的另一个Ⅰ类新药。评价急性脑梗死患者静脉使用人尿激肽原酶的多中心随机、双盲、安慰剂对照试验显示：尤瑞克林治疗组的功能结局较安慰剂组明显改善并安全。

（3）高压氧和亚低温的疗效和安全性还需开展高质量的 RCT 证实。

12. 急性缺血性脑卒中患者急性期并发脑水肿与颅内压升高如何处理

严重脑水肿和颅内压增高是急性重症脑梗死的常见并发症，是死亡的主要原因之一。

（1）卧床，避免和处理引起颅内压增高的因素，如头颈部过度扭曲、激动、用力、发热、癫痫、呼吸道不通畅、咳嗽、便秘等。

（2）可使用甘露醇静脉滴注；必要时也可用甘油果糖或呋塞米等。

（3）对于发病 48 小时内、60 岁以下的恶性大脑中动脉梗死伴严重颅内压增高、内科治疗不满意且无禁忌证者，可请脑外科会诊考虑是否行减压术。

（4）对压迫脑干的大面积小脑梗死患者可请脑外科会诊协助处理。

13. 急性缺血性脑卒中患者急性期并发出血转化如何处理

　　脑梗死出血转化发生率为 8.5％～30％,其中有症状的为 1.5％～5％。心源性脑栓塞、大面积脑梗死、占位效应、早期低密度征、年龄大于 70 岁、应用抗栓药物(尤其是抗凝血药)或溶栓药物等会增加出血转化的风险。研究显示,无症状性出血转化的预后与无出血转化相比差异并无统计学意义,目前尚缺乏对其处理的研究证据;也缺乏症状性出血转化后怎样处理和何时重新使用抗栓药物(抗凝血和抗血小板)的高质量研究证据。目前对无症状性出血转化者尚无特殊治疗建议。

　　(1)症状性出血转化:停用抗栓治疗等致出血药物;与抗凝血和溶栓相关的出血处理参见脑出血指南。

　　(2)何时开始抗凝血和抗血小板治疗:对需要抗栓治疗的患者,可于出血转化病情稳定后 7～10 天开始抗栓治疗;对于再发血栓风险相对较低或全身情况较差者,可用抗血小板聚集药代替华法林。

14. 急性缺血性脑卒中患者急性期并发癫痫如何处理

缺血性脑卒中后癫痫的早期发生率为 $2\%\sim33\%$，晚期发生率为 $3\%\sim67\%$。目前缺乏脑卒中后是否需预防性使用抗癫痫药或治疗脑卒中后癫痫的证据。

（1）不宜预防性应用抗癫痫药物。

（2）孤立发作 1 次或急性期痫性发作控制后，不宜长期使用抗癫痫药物。

（3）脑卒中后 $2\sim3$ 个月再发的癫痫，宜按癫痫常规治疗，即进行长期药物治疗。

（4）脑卒中后癫痫持续状态，宜按癫痫持续状态治疗原则处理。

15. 急性缺血性脑卒中患者急性期并发吞咽困难如何处理

约 50% 的脑卒中患者入院时存在吞咽困难，3 个月时降为 15% 左右。为防治脑卒中后肺炎与营养不良，应重视吞咽困难的评估与处理。

（1）宜于患者进食前采用饮水试验进行吞咽功能评估。

（2）吞咽困难短期内不能恢复者早期可插鼻胃管进食，

吞咽困难长期不能恢复者可行经皮内镜下盲肠造口置管术
(PEC)进食。

16. 急性缺血性脑卒中患者急性期并发肺炎如何处理

约56％的脑卒中患者合并肺炎,误吸是主要原因。意识障碍、吞咽困难是导致误吸的主要危险因素,其他因素包括呕吐、不活动等。肺炎是脑卒中患者死亡的主要原因之一,15％～25％的脑卒中患者死于细菌性肺炎。

(1)早期评估、处理吞咽困难和误吸问题,对意识障碍患者应特别注意预防肺炎。

(2)疑有肺炎的发热患者应给予抗生素治疗,但不宜预防性使用抗生素。

17. 急性缺血性脑卒中患者急性期并发排尿障碍与尿路感染如何处理

排尿障碍在脑卒中早期很常见,主要包括尿失禁与尿潴留。住院期间40％～60％中重度脑卒中患者发生尿失禁,29％发生尿潴留。尿路感染主要继发于因尿失禁或尿潴留留置导尿管的患者,约5％出现败血症,与脑卒中预后不良有关。

（1）宜对排尿障碍进行早期评估和康复治疗，记录排尿日记。

（2）尿失禁者应尽量避免留置尿管，可定时使用便盆或便壶，白天每 2 小时 1 次，晚上每 4 小时 1 次。

（3）尿潴留者应测定膀胱残余尿，排尿时可在耻骨上施压加强排尿。必要时可间歇性导尿或留置导尿。

（4）有尿路感染者应给予抗生素治疗，但不宜预防性使用抗生素。

18. 急性缺血性脑卒中患者急性期并发深静脉血栓形成和肺栓塞如何处理

深静脉血栓形成的危险因素包括静脉血流淤滞、静脉系统内皮损伤和血液高凝状态。瘫痪严重、年老及心房颤动者发生深静脉血栓形成的比例更高，症状性深静脉血栓形成发生率为 2%。深静脉血栓形成最重要的并发症为肺栓塞。根据相关研究宜按如下意见处理。

（1）鼓励患者尽早活动、抬高下肢；尽量避免患肢（尤其是瘫痪侧）静脉滴注。

（2）对于发生深静脉血栓形成及肺栓塞高风险且无禁忌者，可给予低分子肝素或普通肝素，有抗凝禁忌者给予阿司匹林治疗。

（3）可联合加压治疗（长筒袜或交替式压迫装置）和药

物预防深静脉血栓形成,不宜常规单独使用加压治疗;但对有抗栓禁忌的缺血性脑卒中患者,宜单独应用加压治疗预防深静脉血栓形成和肺栓塞。

(4)对于无抗凝和溶栓禁忌的深静脉血栓形成或肺栓塞患者,首先建议肝素抗凝治疗,症状无缓解的近端深静脉血栓形成或肺栓塞患者可给予溶栓治疗。

19. 脑出血时如何使用脱水药

脑出血患者,无论其为自发性,还是外伤所致,无论出血量多少,部位如何,都不可避免地要发生程度不一的脑水肿。脑出血后脑水肿约在 48 小时达到高峰,维持 3～5 天后逐渐消退,可持续 2～3 周或更长时间。脑水肿可使颅内压增高,并致脑疝形成,是影响脑出血病死率及功能恢复的主要因素。使用脱水药物积极控制脑水肿、降低颅内压是脑出血急性期治疗的重要环节。

临床症状较轻,神志清楚,无剧烈头痛、呕吐,眼底检查未见视盘水肿者,可暂不用脱水药。蛛网膜下腔出血的患者,由于出血原因常常是动脉瘤破裂造成,通常头痛剧烈,且多由出血刺激所致,宜用止痛或镇静药。颅内压不高时一般主张暂时不用甘露醇,以免引起颅内压剧烈波动,造成再次出血。

脱水药一般应用 5～7 天。如果合并肺部感染或频繁癫痫发作,常因感染、中毒、缺氧等因素,而使脑水肿加重,脱水药的应用时间可适当延长。

应用脱水药的过程中,应注意过度脱水所造成的不良反应,如血容量不足、低血压、电解质紊乱及肾损害等。

20. 常用的脱水药有哪几种

急性脑出血时常用的治疗药主要是脱水药,临床主要的脱水药为高渗脱水药、利尿药和类固醇药三类。

(1)高渗脱水药:高渗脱水药高浓度地进入血流后可提高血浆渗透压,造成血管于脑组织间的渗透压梯度,把组织中的水分吸入血管中,经肾排出引起脱水,因脑组织血液供应丰富,故高渗脱水药以脱脑组织水分为主。这类药物主要包括白蛋白、20%甘露醇、30%山梨醇、呋塞米、高渗葡萄糖等。临床上以20%甘露醇较常用。但由于甘露醇在体内的代谢产物,可转化为葡萄糖,所以,对于糖尿病合并脑血管病的患者,应慎重使用,并严密注意电解质及肾功能。

(2)利尿药:主要是通过影响肾小球滤过、肾小管再吸收和分泌功能,增加肾排尿功能而引起脱水作用。利尿药包括呋塞米、利尿酸钠、氢氯噻嗪、氨苯蝶啶、乙酰唑胺等,以呋塞米和氢氯噻嗪较为常用。

(3)类固醇药:去肾上腺抗皮质激素抗脑水肿的作用机制是通过抗5-羟色胺作用降低脑血管通透性,抗自由基作用稳定细胞膜功能等多个方面。常用药物有地塞米松和氢化可的松。但由于地塞米松可引起血糖升高和消化道出血,所以,对脑卒中合并糖尿病者,也应慎用。

脑出血时究竟选用哪种脱水药要根据具体情况来决定,一是病情,如病灶大小,病情严重程度等;二是患者的全身功能状态及患者对治疗的反应等,应在医生的综合分析下选择。

21. 出血性脑卒中患者如何使用甘露醇

甘露醇在医药上是良好的利尿药,降低颅内压、眼压及治疗肾药、脱水药、食糖代用品,也用作药片的赋形剂及固体、液体的稀释剂。甘露醇注射液作为高渗透降压药,是临床抢救特别是抢救脑部疾病常用的一种药物,具有降低颅内压药物所要求的降压快、疗效准确的特点。

甘露醇注射剂为 20% 的甘露醇溶液,每瓶 250 毫升,含有甘露醇 50 克,每次 1 瓶,静脉滴注,滴速为每分钟 10 毫升,每 8 小时左右可重复给药。当患者衰弱时,剂量应减小至每千克体重用药 0.5 克,注意监测肾功能。

甘露醇注射液的不良反应以水和电解质紊乱最为常见:①快速大量静脉注射甘露醇可引起体内甘露醇积聚,血容量迅速大量增多,导致心力衰竭、稀释性低钠血症,偶可致高钾血症;②不适当地过度利尿导致血容量减少,加重少尿;③大量细胞内液转移至细胞外可致组织脱水,并可引起中枢神经系统症状。其他不良反应有寒战、发热;排尿困难;血栓性静脉炎;甘露醇外渗可致组织水肿、皮肤坏死;过敏引起皮疹、荨麻疹、呼吸困难、过敏性休克;头晕、视物模糊;高渗引起口渴;甘露醇肾病主要见于大剂量快速静脉滴注时,其机制尚未完全阐明,可能与甘露醇引起肾小管液渗透压上升过高,导致肾小管上皮细胞损伤,临床上出现尿量减少,甚至急性肾衰竭。渗透性肾病常见于老年肾血流量减少及低钠、脱水患者。

甘露醇的禁忌证有:①已确诊为急性肾小管坏死的无尿患者,包括对试用甘露醇无反应者,因甘露醇积聚引起血容量增多,加重心脏负担;②严重失水者;③颅内活动性出血者,因扩容加重出血,但颅内手术时除外;④急性肺水肿,或严重肺淤血。

甘露醇除做肠道准备用,均应静脉内给药。甘露醇遇冷易结晶,故应用前应仔细检查,如有结晶,可置热水中或用力振荡待结晶完全溶解后再使用。当甘露醇浓度高于15%时,应使用有过滤器的输液器。根据病情选择合适的浓度,避免不必要地使用高浓度和大剂量。使用低浓度和含氯化钠溶液的甘露醇能降低过度脱水和电解质紊乱的发生机会。给大剂量甘露醇不出现利尿反应,可使血浆渗透浓度显著升高,故应警惕血高渗发生。老年人应用甘露醇较易出现肾损害,且随年龄增长,发生肾损害的机会增多。

应适当控制用量。下列情况应慎用甘露醇:①明显心肺功能损害者,因甘露醇所致的突然血容量增多可引起充血性心力衰竭;②高钾血症或低钠血症;③低血容量,应用后可因利尿而加重病情,或使原来低血容量情况被暂时性扩容所掩盖;④严重肾衰竭而排泄减少使本药在体内积聚,引起血容量明显增加,加重心脏负荷,诱发或加重心力衰竭;⑤对甘露醇不能耐受者。一旦出现药物过量应尽早洗胃,给予支持、对症处理,并密切随访血压、电解质和肾功能。

甘露醇可以增加洋地黄(西地兰、地高辛)的毒性作用,这与甘露醇造成的血钾低有关。甘露醇还可以增加利尿药的利尿作用,增强某些降眼压药的作用,与这些药物合并时应调整剂量。

22. 脑卒中未确诊前如何治疗

脑卒中有出血性和缺血性之分,其治疗方法截然不同。明确的诊断是有针对性进行治疗的前提,但发病后如果没有条件做头颅 CT 扫描,或病情危重不能搬动检查时,无法确定是出血性脑卒中还是缺血性脑卒中时,应给予"中性"治疗,并观察病情变化。

(1)保持安静,发病后尽可能避免搬动和颠簸,就近就医。

(2)注意生命体征变化,定时观察体温、脉搏、血压、呼吸、瞳孔和意识状态变化,及时发现和处理脑疝引起的呼吸循环衰竭。

(3)可给予5%～10%葡萄糖或林格液静脉注射,每日1500毫升左右,可使患者保持低颅内压状态;昏迷或重症患者需注意维持营养和水、电解质平衡,适当补液或鼻饲,补液不可过快,以防发生心功能不全。

(4)若患者有意识障碍或呕吐时,要考虑有颅内压升高的可能,可给予脱水药、利尿药对症治疗,应用脱水药、利尿药应注意防止水、电解质紊乱。

(5)保持血压稳定,收缩压小于180毫米汞柱、舒张压小于100毫米汞柱可不予降压治疗,血压高于180/100毫米汞柱可口服降压药,不能口服或血压过高者可给予静脉降压药降压。

(6)呕吐的患者应侧卧,防止误吸,及时吸出气管分泌物,保持呼吸道通畅,必要时使用呼吸机辅助呼吸;加强护理,定期翻身、拍背,防止压疮和肺感染,防治尿路感染。

(7)生命体征稳定后开始早期康复治疗。

一经确诊为出血性脑卒中或缺血性脑卒中时,应立即进行针对性治疗。

23. 如何治疗短暂性脑缺血发作

新发短暂性脑缺血发作患者短期内发生脑卒中的风险

很高,因此应该按急症处理此病。首先需尽快明确病因及发病机制。针对短暂性脑缺血发作形式及病因采取不同的处理方法。偶尔发作或只发作 1 次在血压不太高的情况下,可长期服用小剂量肠溶阿司匹林或氯吡格雷。阿司匹林的应用时间视患者的具体情况而定,多数情况下需应用 2～5 年,如无明显不良反应出现,可延长使用时间,如有致短暂性脑缺血发作的危险因素存在时,服用阿司匹林的时间应更长。同时应服用防止血管痉挛的药物,如尼莫地平,也可服用烟酸肌醇。

频繁发作即在短时间内反复多次发作者应作为神经科的急症。短暂性脑缺血发作频繁者如果得不到有效控制,近期内发生脑梗死的可能性很大,应积极治疗。其治疗原则是综合治疗和个体化治疗。①积极治疗危险因素:如高血压、高血脂、心脏病、糖尿病、脑动脉硬化等。②抗血小板聚集:可选用肠溶阿司匹林或氯吡格雷等。③改善脑微循环:如尼莫地平、桂利嗪等。④扩血管药物:如曲克芦丁都可选用。⑤脑保护治疗:对频繁发作的患者,影像学检查有梗死病灶应给予脑保护治疗,如钙拮抗药、依达拉奉等。

预防治疗的目的是控制脑卒中的危险因素。①控制血压:有利于减少脑卒中危险,宜维持收缩压低于 140 毫米汞柱,舒张压低于 90 毫米汞柱。②治疗心律失常、心脏瓣膜病及充血性心力衰竭等。③控制高脂血症:宜低脂肪饮食,保持体重不增,可用降脂药。④控制糖尿病:使用降糖药或胰岛素。⑤抗血小板聚集:常用药物有阿司匹林和氯吡格雷等。⑥抗凝药物:如华法林,可用于心源性栓子引起的短暂性脑缺血发作。⑦使用他汀类药物稳定斑块。⑧手术治疗:血管造影证实为中至重度(50%~99%)狭窄病变,药物治疗无效时,颈动脉内膜切除术或血管内支架术可减少短暂性脑缺血发作或脑卒中的风险。⑨戒除烟酒或少量饮酒。⑩坚持活动或体育锻炼,每日30~60分钟,每周3~4次。

24. 蛛网膜下腔出血如何药物治疗

急性期内科治疗原则是控制继续出血、降低颅内压、去除病因和防治并发症。

(1)绝对卧床休息:蛛网膜下腔出血发病后的2~4周,复发率和死亡率很高,4周以后复发者大为减少。凡能引起血压升高的因素,如过早活动、情绪激动、用力大便、剧烈咳嗽等,均可导致再出血。所以应要求患者绝对卧床休息,时间一般不少于1个月,并要注意控制情绪,避免精神激动和用力排便,尽量减少探视和谈话。对神志清醒者,给予足量止痛药以控制头痛。烦躁不安者,可适当选用镇静药。要避免尿潴留和大便秘结。昏迷患者留置导尿管,按时冲洗。大便秘结者,给予缓泻药和润肠药。

(2)止血药的使用:用抗纤维蛋白溶解药抑制纤维蛋白

溶解酶原形成,推迟血块溶解,防止再出血的发生。常用的药物有 6-氨基己酸,开始 8 克,每日 3 次。3 天后改为每日 6～8 克,连用 2～3 周。氨甲苯酸 100～200 毫克,每日 2～3 次,维持 2～3 周。注意止血药有引起静脉血栓形成的危险,因此不能单独使用,必须与钙拮抗药合用。另外,还可用氨甲苯酸、氨甲环酸、巴曲酶、酚磺乙胺、卡巴克洛、氨甲环酸、凝血质、维生素 K_3 等。

(3)控制血压:血压升高是引起蛛网膜下隙再度出血的主要原因。所以,要注意控制血压。一般要保持在平时水平,但不能降得太低,以防脑供血不足。在药物选择上,近年来多主张选用钙拮抗药,如硝苯地平、氟桂利嗪、尼莫地平、尼卡地平等药物。这类药物不仅可控制血压,还可通过血-脑屏障,选择性扩张脑血管,解除脑血管痉挛。

(4)脱水治疗:急性期出血量大可致脑水肿。必须积极脱水、降颅内压治疗,可选用甘露醇、呋塞米、白蛋白或甘油制剂等。

(5)减轻脑水肿:蛛网膜下隙出血后,脑脊液中混有大量血液,甚至有凝血块,影响脑脊液循环,使颅内压增高,患者常表现为剧烈头痛和意识障碍等,应积极治疗。一般选用 20％甘露醇、呋塞米等。

25. 为什么缺血性脑卒中要早期治疗

急性缺血性脑卒中具有发病率高、复发率高、病死率高、致残率高的特点。动脉一旦闭塞，其供血区中心部分缺血严重，梗死将在 60 分钟内形成不可逆的坏死，而梗死灶周边的脑组织经过抢救还有恢复的可能，因此强调超早期的治疗原则。

脑卒中起病后入院时间越早，医生对其提供干预和治疗的机会越多；相反，时间越晚，治疗的价值则越小。无论是缺血性脑卒中还是出血性脑卒中，对于其急性期的治疗，大多数学者主张在发病后 6 小时以内入院，即脑卒中治疗的"时间窗"，并在极早期采取溶栓治疗，越早越好。研究表明，如果能在发病后 3～6 小时的"时间窗"内给予患者溶栓药物，就可以尽可能地促使脑动脉内的血栓溶解或变小，增加对梗死区的供血，使缺血面积减小或不再扩大，进而达到减轻损伤、促进神经功能恢复及减轻日后残疾程度的目的。

脑卒中在恢复脑灌注之前，每 1 分钟将会死亡 190 万个神经元、140 亿个神经突触，所以说必须争分夺秒，树立"时间就是大脑"的观念。目前世界公认的对于急性缺血性卒中，再灌注治疗是降低患者致残率和致死率的唯一有效手段。缺血性脑卒中急性期治疗的时间是有限的，目前多数药物（如脑保护药、钙拮抗药等）只对 6～12 小时内发病应用才能奏效,而溶栓治疗强调在 3～6 小时内应用才安全、有效。脑细胞的死亡是不能逆转的,所以溶栓治疗越早越好,血栓一旦形成,很快发生机化,真正要把血栓溶掉是很困难的。

脑卒中的治疗原则是首先快速恢复脑血流量,如溶栓、抗凝、血液稀释、减轻脑水肿、扩血管等;然后限制脑损伤,保存缺血而非坏死的脑组织,防止继发并发症。

26.缺血性脑卒中急性期如何治疗

缺血性脑卒中的治疗方法可以分为溶栓治疗、抗凝治疗、抗血小板治疗、降纤治疗、神经保护治疗等。缺血性脑卒中首先宜明确并针对病因进行治疗:如激素治疗巨细胞动脉炎,用青霉素针对钩端螺旋体或梅毒螺旋体等。

缺血性脑卒中急性期的治疗窗概念已为广大神经科医师所接受:各种原因动脉闭塞后,相应供血区血供、氧供中断,在 3 小时内,未见肉眼可见变化,仅出现光镜下、电镜下轻度病变,属可逆性病变,这时如能及时再通血管,恢复血供、氧供,则可能完全恢复,不出现后遗症。3～6 小时,梗死核心区病变已不可逆,其周围边缘地带即所谓缺血半暗区及其周围水肿带部分神经元病变尚可逆,这时恢复血管氧供、血供,尚可恢复一部分神经功能,减少梗死区域和减轻神经功能缺失范围。由于实际临床工作中,3 小时以内明确诊断并开始溶栓治疗难以操作,一般将 6 小时以内称为超急治疗窗,其治疗指向为溶栓疗法;而 6～46 小时为亚急治疗窗,其治疗指向为抗凝疗法及降纤疗法;而超过 48 小时由于病变已属不可逆,其治疗指向常规治疗。

(1)溶栓疗法:①重组组织型纤溶酶原激活药(rt-PA),为目前国外最为常用剂型。剂量:每千克体重 48～50 毫克,10%剂量于 1～2 分钟静脉注射,其余剂量于 60 分钟缓慢静脉滴注。其长期疗效观察尚需进一步观察。②尿激酶,以天普洛欣为例,150 万单位加入 100 毫升生理盐水,30 分钟静脉滴注,12 小时后皮内注射低分子肝素 7100 单位,后连用 3 天。③链激酶,有报道显示其对缺血性脑卒中治疗无显著疗效,且增加严重出血不良反应,故不广泛应用。抗凝疗法适用于发病 6 小时以内可考虑,脑 CT、MRI 排除颅内出血,无神经功能相对应低密度影;无明显意识障碍的颈内动脉系统病变或基底动脉系统患者;肌力 0～Ⅲ度;年龄 18—75 岁。

(2)抗凝疗法:标准抗凝疗法历史可谓久矣,然其疗效亦是众说纷纭,莫衷一是。但风湿性心脏病患者使用长期抗凝治疗已为大多数人接受。低分子肝素是近年来提倡的一种新型制剂。很多报道说明其不良反应小于常规肝素治疗,但疗效尚待进一步检验。常用品种有速避凝,新抗凝等。给药方法为皮下注射。由于出血不良反应多,必须加强实验室监测。

(3)降纤疗法:由于纤维蛋白原升高也是缺血性脑卒中

发病机制的重要环节,降纤疗法通过减少纤维蛋白原而减少纤维蛋白含量,从而抑制血栓形成。目前主要品种有东菱克栓酶、兆科降纤酶等。其方法:10 单位降纤酶加入 500 毫升葡萄糖注射液,连用 3 天,改 5 单位连用 10 日。主要不良反应仍为出血。

(4)常规疗法:①稀释和扩容疗法,40 低分子右旋糖苷 500 毫升,每日 1 次,连用 14 天。偶可发生血压下降等过敏现象。一般加入活血化瘀中药丹参 20～30 克。②抗血小板积聚治疗,阿司匹林主要通过抑制环氧化酶,抑制血小板内花生四烯酸转化为血栓素 A_2,而血栓素 A_2 促进血小板积聚引发血栓形成。目前使用小剂量阿司匹林,国内一般使用每日 50～100 毫克;噻氯匹定抑制 ADP 诱导血小板积聚,其抗血小板作用不可逆。剂量为 250 毫克,每日 1～2 次。氯吡格雷为新一代血小板积聚抑制药,其作用机制类似于噻氯匹定,但不良反应低。剂量为每日 75 毫克。目前,氯吡格雷临床试验正在进行中。③血管扩张药:钙拮抗药,常用尼莫地平,30 毫克,每日 3 次,目前对其疗效亦是众说纷纭,争论较多。④改善大脑代谢:中药活血化瘀,如红花、银杏叶制药、吡拉西坦(脑复康)、都可喜等。

(5)对症及处理并发症:与出血性脑卒中相同。

27.脑卒中患者急性期如何降低颅内压

大面积缺血性脑卒中患者合并有脑水肿,治疗目的是:降低颅内压,维持脑血流灌注,防止脑缺血继续恶化,预防脑疝。一旦出现脑疝,患者会很快死亡。

常用20%的甘露醇125～250毫升,快速静脉滴注,依病情每6～8小时重复1次。甘油、呋塞米、高渗盐水、乙酰唑胺均有助于降低颅内压。监测血浆渗透压,维持在每升300～320毫渗量。为避免大剂量甘露醇引起脱水或静脉压下降,可同时使用白蛋白、血浆等保持胶体渗透压。

对将要发生脑疝的患者降低颅内压的最快办法是:气管插管给予辅助通气,降低二氧化碳。快速静脉注入20%甘露醇,每次每千克体重1克,有脑疝表现时可2小时给药1次。有脑干受压体征和症状者,应行颅骨钻孔减压术。也可作脑室内或脑膜下穿刺以降低和监测颅内压。

对症治疗有抗惊厥、控制体温,保持水、电解质酸碱平衡等。

28.什么是血液稀释疗法

血液稀释疗法是指输入各种适当的稀释液和(或)放血,以期使血液浓度变稀,血细胞比容、血液黏稠度降低,血流阻力减小,从而改善、增加脑局部血流量,达到治疗疾病目的的一种治疗方法。理论上一般推测血细胞比容从45%降至30%,血液黏稠度可降低1倍,外周血管阻力也减少近1倍。此时心排血量可增加20%,且使心肌收缩力增强。若有心肌缺血,则侧支循环得到改善,使梗死范围缩小,到达脑、肝、肾、肌肉的血液量增加。通常血红蛋白降至每升100克,血细胞比容降至30%左右是比较安全的。

缺血性脑卒中是由于血液黏稠度升高,血容量不足而导致,通过补充血容量、血液得到稀释即可改善脑循环。缺血性脑卒中患者适用的血液稀释方法有两种。①等容性稀释:在应用血液稀释剂输入患者的同时进行静脉放血。一般放血与输液各500毫升,使血容量保持原来的水平。目前较少应用。②高容性稀释:只输入一定容量的稀释液而不放血,使血容量处于较高容量状态。可静脉滴注低分子右旋糖酐,每日250～500毫升,以降低血液黏稠度,7～10天为1个疗程。使用前应做皮试,心功能不全者慎用,糖尿病患者应加用适量的胰岛素。

血液稀释疗法的禁忌证包括:①严重高血压。②严重肝、肾、心脏功能不全或衰竭。③高热。④颅内新近出血及颅内压增高者。

29. 什么是溶栓治疗

溶栓治疗是指通过应用某些溶栓药物,使脑动脉内的血栓或栓子溶解,堵塞的血管再通,脑血流恢复正常,达到缓解神经细胞损伤、改善脑缺氧、减轻症状的目的。缺血性脑卒中发病 6 小时采用溶栓治疗可显著减少患者的病死率及致残率,改善生存者的生活质量。

目前较公认的溶栓治疗的适应证:①年龄低于 75 岁。②发病 6 小时之内。若为进展性脑卒中可延长至 12 小时。③临床表现为颈动脉系统脑卒中。④头颅 CT 除外脑出血,无大块缺血性脑卒中的低密度改变。⑤无昏睡、昏迷等严重意识障碍。但对基底动脉血栓形成者,由于预后极差,昏迷亦不禁忌。⑥有严重肢体瘫痪(肌力 0~Ⅲ级)。⑦患者或家属签字同意。

不适宜溶栓治疗的情况有:①溶栓治疗之前临床表现已出现明显改善。②轻微神经系统缺损,如轻微感觉障碍,肢体轻瘫,说话不清。③有脑出血或蛛网膜下腔出血病史。④近 6 个月有缺血性脑卒中史,但无明显肢体瘫痪的腔隙性缺血性脑卒中不受影响。⑤未控制的高血压,收缩压高于 200 毫米汞柱,或舒张压高于 100 毫米汞柱。⑥收缩压低于 100 毫米汞柱,疑为血流动力学障碍所致的缺血性脑卒中者。⑦妊娠,严重心、肺、肝、肾功能不全,恶性肿瘤。⑧血

小板计数低于 100×10^9/升。⑨缺乏急救设施(心电、血压、监护等)和处理出血并发症措施。⑩其他一般溶栓治疗禁忌证,如活动性出血,正在使用肝素、双香豆素等抗凝药,近6周外科手术、分娩、器官活检及严重创伤,近3个月内急性心肌梗死、感染性心内膜炎,近半年内有消化道溃疡或胃肠道、泌尿系出血,颅内动脉瘤、动静脉畸形、颅内肿瘤、糖尿病性出血性视网膜炎、已知出血倾向及出血性疾病。

溶栓治疗的药物目前已经经历了两代。第1代溶栓药包括链激酶、尿激酶、单链尿激酶等,由于有较大的出血不良反应,目前已不主张应用。

第2代溶栓药包括组织型纤溶酶原激活物(t-PA)、组织纤溶酶原激活物(rt-PA)。尿激酶是从人胚胎肾组织培养液或新鲜尿液中提取的一种丝氨酸蛋白水解酶,可静脉滴注,也可以局部给药。尿激酶的特点为毒性低,过敏反应相对较少,缺点是容易引起出血并发症。单链尿激酶最初是从尿、血浆和细胞培养液中获得的,现已用基因重组技术生产,其特殊的溶栓专一性可减少全身出血和脑出血,防止溶栓后的血栓形成。与第一代溶栓药相比,组织纤溶酶原激活物(rt-PA)作用更强,不良反应更少,应用更方便。

溶栓治疗的用药途径有静脉用药和动脉用药两种。①静脉溶栓:确定溶栓治疗的适应证后,建立静脉通道,测定凝血时间及血小板计数,可静脉滴注20%甘露醇250毫升,亦可静脉滴注低分子右旋糖酐维持静脉通道。如果检验结果正常,应尽快使用溶栓药物,时间不超过 2 小时,一般 1 小时滴成。溶栓过程中密切观察病情变化。②动脉溶栓:随着介入神经技术的发展,溶栓方法由静脉途径发展到动脉途径,提高了溶栓的准确性和安全性,缩短了溶栓的时间,提高了闭塞血管再通率。

经常使用的溶栓药主要有:①尿激酶:100 万～150 万单位溶入生理盐水 150 毫升中,0.5～1 小时滴完,以后静脉滴注低分子右旋糖酐,以提高脑灌注压。②组织纤溶酶原激活物(rt-PA):总剂量低于 90 毫克静脉滴注。但需注意,rt-PA 治疗的最初 24 小时内,严禁使用任何抗凝血药或抗血小板聚集药。

溶栓治疗的主要并发症就是继发出血,可以是本身的脑梗死病灶继发出血,也可以是血管再通后出现的再灌注损伤,甚至是再梗死。因此,严格选择溶栓治疗的适应证是非常重要的。必须强调要在有条件的医院,由有经验的医生慎重选择合适病例及溶栓药的剂量。溶栓治疗过程中,患者应该受到严密监测,医生定时对患者进行评价。

溶栓治疗的注意事项:①由于基底动脉血栓形成的病死率非常高,而溶栓治疗可能是唯一的抢救方法,因而溶栓的时间窗可适当放宽到 24 小时;②评估患者的其他临床情况(如低血糖或高血糖、心力衰竭、低氧),并给予适当治疗。将患者收入到监护室进行监护和治疗,在静脉滴注溶栓药物过程中严密监测神经功能和血压:首 2 小时内每 15 分钟测量血压 1 次,在随后 6 小时内,每 30 分钟测量 1 次,直至 24 小时。如血压大于 180/100 毫米汞柱,应更频繁地监测血压,并给予降压药物;首 1 小时每 30 分钟评估神经功能,以后每小时检查 1 次,直至 24 小时;③患者出现严重头痛、急性血压升高、恶心或呕吐,应立即停用溶栓药物,紧急行头颅 CT 检查;④溶栓治疗后 24 小时内一般不用抗凝血药、抗血小板聚集药,24 小时无禁忌者可用抗凝血药及阿司匹林,给抗凝血药、抗血小板聚集药之前应复查头颅 CT;⑤不要太早放置鼻胃管、导尿管或动脉内测压导管。

30. 胰激肽原酶是如何治疗脑卒中的

胰激肽原酶又称血管舒缓素或胰激肽释放酶,是从动物胰腺中提取的一种蛋白水解酶。胰激肽原酶能使激肽原降解成激肽,从而起到扩张血管、改善微循环、调整血压等作用;同时还可以作为活化因子,激活纤溶酶原,提高纤溶系统和胶原水解酶活性,起到防血凝、抗血栓形成和防止基底膜增厚等重要生理作用。胰激肽原酶作为血管扩张药,有改善微循环作用,可用于微循环障碍性疾病,如糖尿病引起的肾病、周围神经病、视网膜病、眼底病及缺血性脑血管病,也可用于原发性高血压的辅助治疗。

胰激肽原酶肠溶片每片含胰激肽原酶 60 或 120 单位。成人每次口服 120~240 单位,每日 360~720 单位。空腹服用。

　　胰激肽原酶的不良反应表现为偶可引起皮疹、皮肤瘙痒等过敏现象及胃部不适和倦怠等感觉,停药后消失。

　　胰激肽原酶与蛋白酶抑制药不能同时使用。胰激肽原酶与血管紧张素转化酶抑制药有协同作用。

　　脑出血或其他出血倾向者慎用胰激肽原酶。恶性肿瘤、颅内压升高、急性心肌梗死及心功能不全者禁用胰激肽原酶。

　　胰激肽原酶为一种酶制剂,应放阴凉处保存。

31. 尿激酶是如何治疗脑卒中的

　　尿激酶为从健康人尿中分离的,或从人肾组织培养中获得的一种酶蛋白。尿激酶能直接作用于内源性纤维蛋白溶解系统,能催化裂解纤溶酶原成纤溶酶,后者不仅能降解纤维蛋白凝块,亦能降解血液循环中的纤维蛋白原、凝血因子 V 和凝血因子 Ⅷ 等,从而发挥溶栓作用。尿激酶对新形成的血栓起效快、效果好。尿激酶还能提高血管 ADP 酶活性,抑制 ADP 诱导的血小板聚集,预防血栓形成。尿激酶在静脉滴注后,患者体内纤溶酶活性明显提高;停药几小时后,纤溶酶活性恢复原水平。尿激酶用于血栓栓塞性疾病的溶栓治疗,包括急性广泛性肺栓塞、胸痛 6～12 小时的冠状动脉栓塞和心肌梗死、症状短于 3～6 小时的急性期脑血管栓塞、视网膜动脉栓塞和其他外周动脉栓塞症状严重的髂-股静脉血栓形成者。溶栓的疗效均需后继的肝素抗凝加以维持。

尿激酶应用于急性脑血栓形成的脑卒中症状出现在 6 小时至 6 天内，用 6 万单位，溶于 20～40 毫升生理盐水，1 次或 2～3 次静脉推注；或溶于 5‰葡萄糖生理盐水或低分子右旋糖酐 250 毫升中静脉滴注。一般 7～10 天为 1 个疗程，或酌情增减。

尿激酶禁用慎用下列情况：①14 天内有活动性出血（胃与十二指肠溃疡、咳血、痔、出血等）、做过手术、活体组织检查、心肺复苏（体外心脏按摩、心内注射、气管插管）、不能实施压迫部位的血管穿刺及外伤史；②控制不满意的高血压或不能排除主动脉夹层动脉瘤者；③有出血性脑卒中（包括一时性缺血发作）史者；④对扩容和血管加压药无反应的休克；⑤妊娠、细菌性心内膜炎、二尖瓣病变并有心房纤颤且高度怀疑左心腔内有血栓者；⑥糖尿病合并视网膜病变者；⑦意识障碍患者；⑧严重肝功能障碍，低纤维蛋白原血症及出血性素质者忌用；⑨严重肝功能障碍和严重高血压患者、低纤维蛋白原血症及有出血性疾病者均忌用；⑩高龄老人、严重动脉粥样硬化者应用剂量宜谨慎。

尿激酶只供静脉注射和心内注射，不可作肌内注射或局部注射。使用尿激酶时应按需要做优球蛋白溶解时间试验及凝血酶时间和凝血酶原时间测定，在给药期间应做凝血常规的监护观察。尿激酶溶液必须在临用前新鲜配制，随配随用。溶解好的药液易失活，未用完的药液应丢弃，不宜保存再用。尿激酶可引起注射部位针孔出血，在用药期间一般不宜做穿刺等操作。

尿激酶使用剂量较大时，少数患者可能有出血现象，轻度出血如皮肤、黏膜、肉眼及显微镜下血尿、血痰或小量咳血、呕血等，采取相应措施，症状可缓解。若发生严重出血，如大量咯血或消化道大出血，腹膜后出血及颅内、脊髓、纵隔内或心包出血等，应中止使用，失血可输全血（最好用鲜血，不要用代血浆），能得到有效控制，紧急状态下可考虑用氨基己酸、氨甲苯酸对抗尿激酶作用。少数患者可出现过敏反应，一般表现较轻，如支气管痉挛、皮疹等。偶可见过敏性休克。有 2%～3%患者使用尿激酶后可有不同程度的发热，可用对乙酰氨基酚作退热药，不可用阿司匹林或其他有抗血小板作用的退热药。其他不良反应尚可见恶心、呕吐、食欲缺乏、疲倦，可出现丙氨酸氨基转移酶升高，可引起出血，少数有过敏反应。头痛、恶心、呕吐、食欲缺乏等应立即停药。

应用尿激酶前，应对患者进行红细胞压积、血小板计数、凝血酶时间、凝血酶原时间、激活的部分凝血致活酶时间测定。凝血酶时间和激活的部分凝血致活酶时间应小于 2 倍延长的范围内。用药期间应密切观察患者反应，如脉率、体温、呼吸频率和血压、出血倾向等，至少每 4 小时记录

1次。静脉给药时,要求穿刺一次成功,以避免局部出血或血肿。动脉穿刺给药时,给药毕,应在穿刺局部加压至少30分钟,并用无菌绷带和敷料加压包扎,以免出血。下述情况使用该品会使所冒风险增大,应权衡利弊后慎用尿激酶:①近10天内分娩、进行过组织活检、静脉穿刺、大手术的患者及严重胃肠道出血患者。②极有可能出现左心血栓的患者,如二尖瓣狭窄伴心房纤颤。③亚急性细菌性心内膜炎患者。④继发于肝肾疾病而有出血倾向或凝血障碍的患者。

尿激酶成人总用药量不宜超过300万单位。溶栓药效必然伴有一定出血风险。一旦出现出血症应立即停药,按出血情况和血液丧失情况补充新鲜全血,纤维蛋白原血浆水平低于每升1克伴出血倾向者应补充新鲜冷冻血浆或冷沉淀物,不宜用右旋糖苷羟乙基淀粉。

32. 链激酶是如何治疗脑卒中的

链激酶又名溶栓酶,是从β溶血性链球菌培养液中提纯精制而成的一种高纯度酶,白色或类白色冻干粉,易溶于水及生理盐水,其稀溶液不稳定。链激酶具有促进体内纤维蛋白溶解系统活性的作用。能使纤维蛋白溶酶原激活因子前体物转变为激活因子,后者再使纤维蛋白原转变为有活性的纤维蛋白溶酶,引进血栓内部崩解和血栓表面溶解。临床用于急性心肌梗死、深部静脉血栓、肺栓塞、脑栓塞、急性亚急性周围动脉血栓、中央视网膜动静脉栓塞、血透分流术中形成的凝血、溶血性和创伤性休克及并发弥漫性血管内凝血的败血症休克等。

链激酶给药前 30 分钟,先肌内注射异丙嗪 25 毫克,静脉注射地塞米松 2.5～5 毫克或氢化可的松 25～50 毫克,以预防出血倾向、感冒样寒战、发热等不良反应。链激酶初导剂量 50 万单位,溶于 100 毫升 0.9％氯化钠注射液或 5％葡萄糖溶液中,静脉滴注 30 分钟左右完成。维持剂量是将链激酶 60 万单位溶于 250～500 毫升的 15％葡萄糖溶液中,加入氢化可的松 25 毫克或地塞米松 1.25～2.5 毫克,静脉滴注 6 小时,保持每小时 10 万单位水平。按此疗法每日 4 次,治疗持续 24～72 小时、直到血栓溶解或病情不再发展为止。疗程根据病情而定。治疗结束时,可用低分子右旋糖酐作为过渡,以防血栓再度形成。

人体常受链球菌感染,故体内常有链激酶的抗体存在,使用时必须先给以足够的链激酶初导剂量将其抗体中和。新近患有链球菌感染的患者,体内链激酶抗体含量较高,在使用链激酶前,应先测定抗链激酶值,如大于 100 万单位,即不宜应用链激酶治疗。链球菌感染和亚急性心内膜炎患者禁用链激酶。出血是链激酶治疗的主要并发症,一般为注射部位出现血肿,不需停药,可继续治疗,严重出血可给予氨己酸或氨甲苯酸对抗溶栓酶的作用。更严重者可补充纤维蛋白原或全血。在使用本品过程中,应尽量避免肌内注射及动脉穿刺,因可能引起血肿。新做外科手术者为相对禁忌,原则上3天内不得使用本品,但如产生急性栓塞必须紧急治疗时,亦可考虑应用高剂量的本品(高剂量可减少出血机会),还应严密注意手术部位的出血问题。妊娠6周内、产前2周内和产后3天内,在使用本品以前,必须充分估计到出血危险。有慢性胃溃疡、新近空洞型肺结核、严重肝病伴有出血倾向者,均应慎用。出血性疾病禁用。用过抗凝血药如肝素的患者,在用本品前,可用鱼精蛋白中和。如系双香豆素类抗凝血药,则须测定凝血状况,待正常后,方可使用链激酶。使用链激酶后,少数患者可能有发热、寒战、头痛、不适等症状,可给以解热镇痛药对症处理。注入速度太快时,有可能引起过敏反应,故需给予异丙嗪、地塞米松等以预防其产生。链激酶溶解时不可剧烈振荡,以免使活力降低。溶液在5℃左右可保持12小时,室温下要即时应用,放置稍久即可能减失活力。

链激酶是一种酶制剂,许多化学品如蛋白质沉淀药、生物碱、消毒灭菌剂,都会使其活力降低,故不宜配伍使用。应置于25℃以下避光干燥处,最好在-4~4℃下贮存。

33. 什么是抗凝治疗

血液凝固是通过一个复杂的蛋白质水解活化的连锁反应,最终使可溶性的纤维蛋白原变成稳定、难溶的纤维蛋白,网罗血细胞而成血凝块。参与的凝血因子包括以罗马数字编号的 12 个凝血因子和前激肽释放酶、激肽释放酶、高分子激肽原、血小板磷脂等。

通常大多数脑缺血患者不仅有心、脑血管病变,同时也有凝血系统某些凝血因子的活化,再加上创伤、手术、避孕药的使用、妊娠、分娩、癌症等均易引起高凝血状态。抗凝血药是一类干扰凝血因子,阻止血液凝固的药物。常用的药物有肝素、低分子肝素、华法林等,此类药物可用于进展性脑卒中。抗凝治疗的目的正是干预凝血过程,减少血管腔内血栓和栓塞的形成,防止血管堵塞及由此引起的脑缺血性损害。

抗凝药的作用在于抑制血小板凝集,改善高凝状态,阻止栓子的进一步扩大,改善侧支循环并减少继发的进行性神经功能损害,预防脑卒中的复发。

当出现反复发作的短暂性脑缺血发作、进展性缺血性脑卒中和心源性栓塞,尤其是多发性脑栓塞或脑栓塞合并身体其他部位的栓塞时,通常会考虑抗凝治疗。在溶栓后短期应用抗凝治疗还可以防止血管再次堵塞。

抗凝治疗的适应证:①短暂性脑缺血发作,频繁发作用阿司匹林无效者。②进展性脑卒中,用于椎-基底动脉系或颈内动脉系的进展性脑卒中。③心源性脑栓塞,心房、心室、心瓣膜等疾病均可引起脑栓塞。来源于心房和心室壁的栓子一般较大,易引起大面积缺血性脑卒中,应尽早抗凝治疗,以减少再次脑栓塞的危险。④溶栓治疗后短期应用防止再闭塞。⑤高凝状态。

抗凝治疗的药物有肝素、低分子肝素、华法林、水蛭素等,用于皮下注射的主要是低分子肝素,口服的主要是华法林。

抗凝治疗的主要不良反应是出血,应用该类药物期间应监测凝血时间和凝血酶原时间,还须备有维生素 K、硫酸鱼精蛋白等拮抗药。

多数缺血性脑血管病不宜常规使用抗凝治疗,但在某些缺血性脑血管病,如有心源性栓塞的高风险人群(如心房纤颤等)或下肢静脉血栓的治疗和预防时需要进行抗凝治疗。

34. 抗凝治疗如何使用普通肝素

肝素是一种抗凝药,是由两种多糖交替连接而成的多聚体,在体内外都有抗凝血作用。临床上主要用于血栓栓塞性疾病、心肌梗死、心血管手术、心脏导管检查、体外循环、血液透析等。随着药理学及临床医学的进展,肝素的应用不断扩大。

脑卒中患者抗凝治疗时,用普通肝素 1.25 万单位,加入5%葡萄糖液或生理盐水中,在 2~3 小时内滴入,或每分钟20 滴,一般只用 1~2 天。监测凝血酶原时间、凝血酶原活性。

普通肝素的不良反应主要是出血，多由药物过量所致，出血的部位可以是消化道、泌尿系统、皮肤黏膜甚至颅内。颅内出血可造成严重后果，此时应立即停用肝素并及时就医。急性肝素过敏反应见于应用肝素 5～10 分钟，表现为突发的寒战、发热、心悸、恶心、血压下降，也可出现哮喘、荨麻疹和呼吸困难，此时应立即停用肝素，并给予抗过敏治疗。其他不良反应还包括肝素相关性血小板减少、骨质疏松、血嗜酸性粒细胞增多等。应用过程中要严密观察患者有无出血表现，并且要定期监测凝血指标。

普通肝素过量引起的严重出血，可静脉注射硫酸鱼精蛋白注射液中和肝素，注射速度以每分钟不超过 20 毫克或在 10 分钟内注射 50 毫克为宜。通常 1 毫克硫酸鱼精蛋白在体内能中和 100 单位肝素。

35. 抗凝治疗如何使用低分子肝素

低分子肝素是由普通肝素解聚制备而成的一类分子量较低的肝素的总称。常见的低分子肝素有依诺肝素钠、那曲肝素钙、达肝素钠等。

抗凝治疗使用的低分子肝素剂量为 5000 单位，每日 1～2 次，腹部皮下注射。与普通肝素相比，出血不良反应小，有相同的抗血栓作用，且生物利用度高，给药方便，无需监测凝血酶原时间。

低分子肝素的出血不良反应小，无需每日监测凝血指标，只需遵照医生建议定期监测血小板计数。只有少数患者会出现过敏反应及注射部位的出血，血小板减少十分罕见。过敏反应通常表现为皮疹、恶心、呕吐、腹泻等，一般不需特殊处理，只需将低分子肝素减量即可。如果出现全身大量皮疹，血压低，尿中或大便中带血，甚至神志不清时应立即就医，以避免出现严重并发症。

36. 抗凝治疗如何口服华法林

口服抗凝药有华法林，每次 3～6 毫克，根据血监测情况调整用量。

正常剂量的华法林能抗凝，过量就容易导致各种出血。出血可发生在任何部位，特别是泌尿和消化道，如发生在脑内，结果是灾难性的。最早期、最常见的表现是早晨刷牙时出现牙龈出血。比较少见的不良反应有恶心、呕吐、腹泻、瘙痒性皮疹、过敏反应及皮肤坏死。一次大剂量口服时尤其危险。出血一旦发生，就不得不减量、停用华法林，有时甚至使用止血药。

华法林是一种常用的抗凝药，医生常用它来防治血栓栓塞性疾病或预防某些手术后的血栓并发症。例如，风湿性心脏病患者置换心脏瓣膜后需要终身服用华法林，很多心房纤颤的患者也需服用此药以预防血栓形成。服用华法林的患者必须注意监测凝血功能,特别是应该监测血 INR 水平。INR 在医学上称为国际标准化比值,是从凝血酶原时间(PT)和测定试剂的国际敏感指数(ISI)推算出来的,是衡量血液凝结程度的一项指标。长期口服华法林时,必须定期监测,不断调整。监测的指标主要是 INR 值,治疗时一般要求 INR 保持在 2.0~3.0。INR 值过低,没有充分发挥抗凝的效果,需要加量;反之,INR 值过高,则有出血的风险,需要减量。因为服用华法林需要 3~7 天后疗效才可稳定,因此一般要求 2 周内要每周查 2 次 INR,直到 INR 值调整满意,之后可每个月查 1 次。INR 的检查对设备的要求不高,一般医疗单位都能检测。

华法林服药后一般半天后就可以起效,1~2 天可以达到抗凝高峰,作用可以维持 3~6 天。为了达到理想的抗凝力度,经常会调整至每天口服 1 片半、1 片加 1/3 片,甚至 1 片加 1/4 片,而华法林的剂量和 INR 值不成正比关系。这时,准确的分片就非常重要,如果本来每天只要 1 片加 1/3 片,而这 1/3 片分得较大,实际上接近了半片,长期服用就可能过量,导致出血。因此,在分割华法林剂量时应该尽量精准,以防止药量差异造成的不良反应。主要不良反应是出血,最常见为鼻出血、牙龈出血、皮肤瘀斑、血尿、子宫出血、便血、伤口及溃疡处出血等。用药期间应定时测定凝血酶原时间,应保持在 25~30 秒,凝血酶原活性至少应为正常值的 25％～40％。不能用凝血时间或出血时间代替上述两个指标。无测定凝血酶原时间或凝血酶原活性的条件时,切勿随便使用本品,以防过量引起的凝血酶原血症,导致出血。

很多药物与华法林有相互作用,包括中药在内。可以分为增强华法林作用的药物和减弱华法林作用的药物。应用上述药物时,首先应听取医生的建议,并按时监测血 INR 值,做到心中有数。

37.影响华法林作用的西药有哪些

(1)与华法林合用能增强抗凝作用的药物有:①与血浆蛋白的亲和力比本品强,竞争结果游离的双香豆乙酯增多,如阿司匹林、保泰松、羟基保泰松、甲芬那酸、水合氯醛、氯贝丁酯(安妥明)、磺胺类药、丙磺舒等;②抑制肝微粒体酶,使本品代谢降低而增效,如氯霉素、别嘌醇、单胺氧化酶抑制药、甲硝唑(灭滴灵)、西咪替丁等;③减少维生素 K 的吸收和影响凝血酶原合成的药物,如各种广谱抗生素、长期服用液状石蜡或考来烯胺(消胆胺)等;④能促使本品与受体结合的药物,如奎尼丁、甲状腺素、同化激素、苯乙双胍;⑤干扰血小板功能,促使抗凝作用更明显的药物,如大剂量阿司匹林、水杨酸类、前列腺素合成酶抑制药、氯丙嗪、苯海拉明等;⑥此外,能增强抗凝作用的药物还有丙硫氧嘧啶、二氮嗪、丙吡胺、口服降糖药、磺吡酮(抗痛风药)等,机制尚不明确;⑦肾上腺皮质激素和苯妥英钠既可增加,也可减弱抗凝的作用,有导致胃肠道出血的危险,一般不合用;⑧不能与链激酶、尿激酶合用,否则易导致重危出血。

(2)与华法林合用能减弱抗凝作用的药物:①抑制口服抗凝药的吸收,包括制酸药、轻泻药、灰黄霉素、利福平、格鲁米特(导眠能)、甲丙氨酯(安宁)等;②维生素 K、口服避孕药和雌激素等,竞争有关酶蛋白,促进因子 Ⅱ、Ⅶ、Ⅸ、Ⅹ 的合成,拮抗华法林的作用,使抗凝作用减弱。

38. 哪些中草药会影响华法林的作用

由于中草药成分复杂,更增加了药物之间相互作用的概率。据调查,在使用抗凝药物治疗的患者中,有 17%～26%的人同时使用了一种或数种中草药,一旦发生不良相互作用易增加患者出血或血栓栓塞的危险。因此,应重视华法林与中草药合用时的不良相互作用。

增强华法林抗凝作用的中草药有:①银杏制剂具有提高记忆力,增加循环血流量的作用,可通过抑制血小板激活因子,使血小板聚集减少,与华法林合用能增强出血的危险性。②黄连、黄柏的主要成分为小檗碱,研究表明黄连、黄柏的有效成分能使华法林的抗凝作用增强。小檗碱在临床上应用十分广泛,因此华法林应避免与其合用。③丹参具有活血化瘀、安神宁心的作用。研究表明,丹参可以降低华法林的清除率,使华法林的抗凝作用增强。④大蒜有降血压、抗血栓形成作用。⑤番木瓜中的蛋白酶能消除水肿、炎症,缓解腹泻等。两者与华法林合用都可使 INR 升高,抗凝作用增强。⑥当归与华法林相互作用的机制可能是当归中也含有香豆素类衍生物,因此与华法林合用具有协同作用,能延长凝血酶原时间,增强抗凝作用。

减弱华法林抗凝作用的中草药主要是人参和西洋参。人参具有大补元气、补脾益肺的作用;西洋参则可以补肺阴、养胃生津。两者的主要活性成分都是多种人参皂苷,可以诱导肝的酶系统而增加华法林的代谢,使其血浓度和 INR 值均出现显著下降,抗凝作用减弱。所以使用华法林时如需合用人参或西洋参,则应加大华法林剂量。

39. 哪些食品会影响华法林的作用

一些食物和营养品也会影响华法林的抗凝作用,当患者口服华法林进行抗凝治疗时,应尽量保持饮食结构的平衡,不要盲目添加营养品,并应定期监测凝血 INR。必要时及时咨询医生,避免因药物与食物之间的相互作用造成的不良反应。

增强华法林作用的食品有:①葡萄柚中其含有的某些成分可以抑制肝代谢酶的活性,减少华法林的代谢,与华法林合用可使其抗凝作用增强。②芒果含有丰富的维生素 A、维生素 C、维生素 B_1、维生素 B_6 等,与华法林合用也可增强其抗凝作用,但作用机制尚不明确。③鱼油可以抑制血小板聚集,增强华法林的抗凝作用。

减弱华法林作用的食品有:①富含维生素 K 的食物,如绿叶蔬菜、花菜、甘蓝、胡萝卜、蛋黄、猪肝、绿茶等。进行华法林治疗的患者,应尽量避免或限制食用富含维生素 K 的食物。曾有报道,患者在大量食用绿叶蔬菜时需要口服华法林每日 9 毫克,才能维持 INR 值在正常范围内;而停食蔬菜汁后 INR 不断上升,华法林需减量至每日 6 毫克,才能使 INR 稳定在 2~3。②豆奶、海藻可以通过改变华法林的代谢或影响其吸收,从而减弱华法林的抗凝作用。③鳄梨可以诱导肝酶的活性促进华法林的代谢,同时干扰肠道对华法林的吸收而减弱华法林的抗凝作用。

40. 抗血小板治疗的药物有哪些

常用的抗血小板的药物有阿司匹林、氯吡格雷(波立维)、噻氯匹定(抵克立得)。

阿司匹林能不可逆地抑制血小板的环氧化酶,使前列腺素 G_2 和 H_2 合成受阻,从而间接地抑制血小板合成血栓素 A_2,阻止血小板的功能而发挥抗血栓作用,用于防止血栓栓塞性疾病。

氯吡格雷选择性抑制二磷酸腺苷(ADP)与它的血小板

受体的结合及继发的二磷酸腺苷介导的糖蛋白复合物的活化,因此可抑制血小板聚集,氯吡格雷必须经生物转化才能抑制血小板的聚集,但是还没有分离出产生这种作用的活性代谢产物。氯吡格雷可用于防治心肌梗死、缺血性脑血栓、闭塞性脉管炎和动脉粥样硬化及血栓栓塞引起的并发症。应用于有过近期发生的脑卒中、心肌梗死或确诊外周动脉疾病的患者,治疗后可减少动脉粥样硬化事件的发生。

噻氯匹定为强效血小板抑制药,能抑制凝血酶和血小板活化因子等所引起的血小板聚集,并对血小板聚集的各个阶段都有抑制作用。口服吸收良好,应用 24～48 小时出现作用。用于预防急性心肌再梗死、一过性脑缺血发作及治疗间歇性跛行、不稳定型心绞痛。

双嘧达莫早年曾是治疗冠心病的常用药物,现已少用作抗心肌缺血。其抗血小板聚集作用可用于心脏手术或瓣膜置换术,可减少血栓栓塞的形成;对血小板有较强抑制作用;能抑制磷酸二酯酶,阻止环腺苷酸(cAMP)的降解,使环腺苷酸升高;也能抑制腺苷摄入,使环腺苷酸浓度升高。可抑制血小板的聚集和释放,与阿司匹林合成防治血栓性疾病,与华法林合用防治心脏瓣膜置换术后血栓形成。

41. 脑卒中患者如何使用阿司匹林

阿司匹林可以起到防止血液凝固,进而预防脑卒中的作用。全世界已有 300 个以上的大规模临床试验证实了每天 75～150 毫克阿司匹林可以有效预防所有的血栓性疾病。因此,阿司匹林是目前防治脑卒中的基本药物之一。

研究表明,每天 75～150 毫克阿司匹林效果最好,每天低于 75 毫克是否有效不能确定,而每天剂量高于 325 毫克会使不良反应增加,疗效反而降低。因此,长期服用阿司匹林最佳的剂量是每天 100 毫克。每天 150～325 毫克的剂量主要在缺血性脑卒中的急性期使用。

阿司匹林防止心脑血管疾病的作用在于抑制血液中的一种成分血小板的功能,其作用能够持续血小板的终身,而人体血小板的寿命大约为 10 天,因此每天坚持服用 1 次阿司匹林就足够抑制新生成的血小板,从而对人体产生持续保护作用。

阿司匹林的不良反应主要有以下几种。①胃肠道症状:胃肠道症状是阿司匹林最常见的不良反应,较常见的症状有恶心、呕吐、上腹部不适或疼痛等。口服阿司匹林可直接刺激胃黏膜引起上腹部不适及恶心、呕吐。长期使用易致胃黏膜损伤,引起胃溃疡及胃出血。长期使用应经常监测血常规、大便潜血试验及必要的胃镜检查。应用阿司匹林时最好饭后服用或与抗酸药同服,溃疡病患者应慎用或不用。增强胃黏膜屏障功能的药物,如米索前列醇等,对阿司匹林等非甾体抗炎药引起的消化性溃疡有特效。②过敏反应:特异性体质者服用阿司匹林后可引起皮疹、血管神经性水肿及哮喘等过敏反应,多见于中年人或鼻炎、鼻息肉患者,系阿司匹林抑制前列腺素的生成所致,也与其影响免疫系统有关。哮喘大多严重而持久,一般用平喘药多无效,只有激素效果较好。还可出现典型的阿司匹林三联症(阿司匹林不耐受、哮喘与鼻息肉)。③中枢神经系统:神经症状一般在服用量大时出现,出现所谓水杨酸反应,症状为头痛、眩晕、耳鸣、视觉及听力减退,用药量过大时,可出现精神错乱、惊厥甚至昏迷等,停药后2~3天症状可完全恢复。大剂量时还可引起中枢性恶心和呕吐。④肝损害:阿司匹林引起肝损伤通常发生于大剂量应用时。这种损害不是急性的作用,其特点是发生在治疗后的几个月,通常无症状,有些患者出现右上腹部不适和触痛。血清肝细胞酶水平升高,但明显的黄疸并不常见。这种损害在停用阿司匹林后是可逆的,停药后血清转氨酶多在1个月内恢复正常,全身型类风湿病儿童较其他两型风湿病易出现肝损害。阿司匹林引起肝损害后,临床处理方法是停药,给予氨基酸补液、维生素C及肌苷等药物,口服泼尼松,症状一般在1周后消失。⑤肾损害:长期使用阿司匹林可发生间质性肾炎、肾乳头坏死、肾功能减退。长期大量服用该品可致氧化磷酸化解耦联,钾从肾小管细胞外逸,导致缺钾、尿中尿酸排出过高,较大损害时下段尿中可出现蛋白、细胞、管型等。有人认为,部分肾盂癌是滥用阿司匹林等止痛药的继发性并发症。⑥对血液的影响:阿司匹林通常不改变白细胞和血小板的数量及血细胞比容、血红蛋白的含量。但长期应用阿司匹林可导致缺铁性贫血。⑦心脏毒性：治疗剂量的阿司匹林对心血管没有重要的直接作用。大剂量可直接作用于血管平滑肌，而导致外周血管扩张。中毒剂量可通过直接和中枢性血管运动麻痹作用而抑制循环功能。⑧交叉过敏反应：对该品过敏时也可能对另一种水杨酸类药过敏。但是对该品过敏者不一定对非乙酰化的水杨酸类药过敏。

由于患者的个体差异，不同患者对阿司匹林的敏感性不同，为了选择合适的剂量，避免不良反应，用药过程中应监测血小板功能，避免盲目用药。如果发现阿司匹林相关的不良反应应予以重视，酌情给予处理，严重时应停药。用药时还应注意选择用药时机，禁止与溶栓、抗凝药同时应用。

42. 使用氯吡格雷要注意什么

使用氯吡格雷时要注意的不良反应如下。①血液系统：主要表现有血小板减少、血栓性血小板减少性紫癜和粒细胞缺乏，发生率在1%以下。②胃肠道反应：多数为暂时性、可以耐受的。主要表现为腹泻、腹痛、胃肠不适、消化不良和便秘。其中腹痛、消化不良和便秘等发生率相对较高，可以达到25%左右，胃及十二指肠溃疡的发生率为1%，极少出现严重腹泻。③呼吸系统：主要表现为上呼吸道感染、呼吸困难、支气管炎、咳嗽、肺炎和血胸。除上呼吸道感染发生率在9%左右外,其余发生率均在3%左右。④中枢神经系统:少数患者服用氯吡格雷后会发生头痛、眩晕、抑郁、疲倦,严重者会出现颅内出血,但发生比例较低,不足5%。⑤泌尿生殖系统。主要表现为尿道感染、膀胱炎、月经过多,发生率在2%左右。⑥心血管系统。主要表现为水肿、高血压、心房颤动和心力衰竭,发生率在4%左右。局部缺血性坏死和广泛水肿十分罕见。⑦急性关节炎,皮疹。⑧肝毒性。氯吡格雷引起的肝毒性很低,胆红素血症、脂肪肝和肝炎的发生率低于4%,有3%的患者会出现肝功能指标升高。

患有急性心肌梗死的患者,在急性心肌梗死最初几天不宜进行氯吡格雷治疗。与其他一些抗血小板聚集药同时使用,氯吡格雷对那些由于创伤、手术或其他病理原因而可能引起出血增多的患者,应慎用。患者择期手术,且无需抗血小板治疗,术前1周停止使用氯吡格雷。氯吡格雷延长出血时间,对于有伤口易出血的患者应慎用。患者应知服用氯吡格雷止血时间可能比往常长,同时患者应向医生报告异常出血情况,手术前和服用其他新药前患者应告知医生他们正在服用氯吡格雷。由于患有肾损伤患者使用氯吡格雷的经验极有限,因此这些患者应慎用氯吡格雷。严重肝病的患者可能有出血倾向,这类患者使用本药的经验极有限,应慎用氯吡格雷。由于服用华法林也有出血倾向,所以服用本药时不宜同时使用华法林。由于同时服用阿司匹林、非甾体解热镇痛药、肝素和血栓溶解剂可增加出血的危险,所以不宜同时服用。对于同时服用易出现胃肠道损伤药物的患者应慎用氯吡格雷。

43. 使用噻氯匹定要注意什么

噻氯匹定对二磷酸腺苷诱导的血小板聚集有较强的抑制作用;它对胶原、凝血酶、花生四烯酸、肾上腺素及血小板活化因子等诱导的血小板聚集亦有抑制作用,但强弱不一。患者服药后 24～48 小时开始呈现抗血小板作用;3～5 天后作用达高峰;停药后作用仍可持续 72 小时。与阿司匹林不同,它对二磷酸腺苷诱导的第 I 相和 II 相聚集均有抑制作用;而且还有一定的解聚作用;它也可抑制血小板的释放反应。在缺血性心脏病、脑血管病的患者,它也呈现良好的抗血小板作用。它对各种实验性血栓形成均有不同程度的抑制。它还可与红细胞膜结合,降低红细胞在低渗溶液中产生溶血倾向,可改变红细胞的变形性及可滤性;可降低全血的黏稠度。此外,噻氯匹定尚有降低全血黏稠度、改善微循环的作用。

噻氯匹定常见的不良反应为消化道症状(如恶心、腹部不适及腹泻),发生率约 10%,饭后服用可减少其发生。过敏反应如荨麻疹、皮疹,多发生于治疗的第 1 个月。血液学变化如白细胞减少、粒细胞缺乏、全血细胞减少、红白血病,严重者可有中性粒细胞及血小板减少、骨髓抑制,发生率为2.4%左右,多出现在用药的最初 3 个月,是可逆的,停药后即可恢复,但少数可发生再生障碍性贫血。噻氯匹定造成的出血可以发生在皮肤、黏膜、消化道,严重者可以出现颅内出血。一旦出现,应立即停药,马上就医。偶见胆汁淤积性黄疸等。

噻氯匹定引进的出血时间的延长对外科手术患者不利,应禁用。服用本品应注意检测血常规变化,以便及时采取措施;应避免与抗维生素 K 的药物、肝素、阿司匹林及其他非甾体类抗炎药合用,避免与抗酸药、西咪替丁类、环孢素 A 同服,会影响药效。孕妇不宜使用。

44. 什么是降纤治疗

纤维蛋白原是很重要的凝血因子,降纤治疗是指应用药物降解纤维蛋白原,增加体内纤溶系统的活性和抑制血栓形成。目前,国内外生产的降纤药均为蛇毒类凝血酶,由于其能显著降低血浆纤维蛋白原含量,故有抗凝血和抗血栓形成作用,主要用于预防血栓形成和进一步增大。此类药物与纤溶酶不同,对已形成血栓内的不溶性纤维蛋白无直接溶解作用。由蛇毒提纯的降解纤维蛋白原降纤制剂自20 世纪 60 年代开始应用于临床治疗各种血管病,随着对蛇毒制剂的研究深入以及缺血性脑血管病发病机制和临床治疗的迫切需要,降纤治疗效果日益受到重视。

　　缺血性脑卒中急性期血浆中纤维蛋白原和血液黏稠度升高。降纤治疗可以显著降低血浆纤维蛋白原水平,增加纤溶活性,抑制血栓形成,从而改善脑卒中患者的神经功能,减少脑卒中的复发。降纤制剂是一种丝氨酸蛋白酶,属于胰蛋白酶、激肽释放酶家族。从不同蛇中提取的降纤制剂的纯度、活性和氨基酸序列不尽相同,但作用原理大致类似。降纤制剂是类凝血酶,与凝血酶一样,从纤维蛋白原形成稳定的纤维蛋白凝块的过程中,先要裂解纤维蛋白原,生成纤维蛋白单体;但与凝血酶不同的是,类凝血酶在体内不能激活XⅢ因子,因而所形成的纤维蛋白单体只能成为端对端的结构,其侧链不能交联成为稳定的纤维蛋白凝块。这种结构属可溶性纤维蛋白,易被纤维蛋白溶解酶(纤溶酶)降解成纤维蛋白降解产物,然后很快被网状内皮系统吞噬和循环血液清除,使纤维蛋白原降低。纤维蛋白原的降解使得血液黏稠度降低,使血液流动性增强、血管阻力降低、血流速度加快,增加血流量,改善微循环,增加缺血半暗带的供血,防止梗死范围扩大。降纤制剂也能抑制血小板黏附和聚集作用。

　　常用的降纤药物包括降纤酶、巴曲酶、蚓激酶、安克洛酶等。这类药物亦应早期应用,一般用于3天之内。用量首剂10单位,隔日5单位,静脉注射,3次1个疗程。使用时仍需注意出血并发症。

45. 使用巴曲酶应注意什么

巴曲酶又名凝血酶样酶、去纤维蛋白酶,是由矛头蛇蛇毒提取制得,具有降低血液黏稠度、分解血纤维蛋白原、抑制血栓形成、溶解血栓的作用。适用于急性缺血性脑血管疾病、突发性耳聋等症的治疗。

巴曲酶的不良反应多为轻度,主要为注射部位出血、创面出血,偶有轻度皮下瘀斑、鼻出血。部分患者还可以出现头痛、头晕、耳鸣、恶心、呕吐、上腹部不适、皮疹、发热等,化验血中的肝功能、肾功能指标可以升高,尿潜血可以为阳性。罕见引起休克的情况。一旦出现不良反应,应仔细观察病情,发现异常时终止给药,并采取输血等妥当的措施。

巴曲酶具有降低纤维蛋白原的作用,用药后可能出现出血,或者流血不容易止住的现象。因此,治疗前及治疗期间应定期检查凝血功能,包括血纤维蛋白原和血小板凝集情况的检查,并密切注意有无出血表现。如果给药期间出现出血或可疑出血时,应终止给药,并采取输血或其他措施进行治疗。

如果近期受过较大的外伤,或者有动脉或深部静脉损伤时,有引起血肿的可能。因此,使用巴曲酶后,应该尽量避免进行神经节封闭、动脉或深部静脉等的穿刺检查或治疗。如果出现浅表静脉穿刺部位有不容易止血的现象发生时,应采用按压出血部位的压迫止血法进行止血。应用巴曲酶的过程中,如果需要手术或拔牙,应该提前将用药情况告知医生,以便权衡治疗。用药期间应该避免从事可能造成创伤的工作,以免造成出血不止而引起严重后果。

下列患者禁用巴曲酶:①具有出血史者。②手术后不久者。③有出血可能性者。④正在使用具有抗凝作用及抑制血小板功能药物(如阿司匹林)者。⑤正在使用抗纤溶性药物者。⑥重度肝或肾功能障碍,以及其他如乳头肌断裂、室间隔穿孔、心源性休克、多脏器功能衰竭症者。⑦对本品有过敏史者。

对下列患者慎用巴曲酶:①有药物过敏史者。②有消化道溃疡史者。③患有脑血管病后遗症者。④70岁以上高龄患者。

对妊娠或有妊娠可能性的女性,应在治疗上的有益性大于危险性时才能使用。对哺乳期女性一般应避免使用本品,必须使用时应停止哺乳。

46. 使用降纤酶应注意什么

降纤酶是一种具有溶解血栓,抑制血栓形成,改善微循环作用的蛋白水解酶。降纤酶的不良反应相对较少,个别患者用药后可能出现少量皮下瘀斑、鼻出血或牙龈出血,也可以有暂时性的肝功能指标轻度上升,停药后多数可以自行消失。

降纤酶具有降低纤维蛋白原的作用,用药后可能有出血或止血延缓现象。因此,治疗前及给药期间应对患者进行血纤维蛋白原和其他出血及凝血功能的检查,并密切注意临床症状。给药期间一旦出现出血和可疑出血时,应中止给药,并采取输血或其他措施。

如果患者有动脉或深部静脉损伤时,使用降纤酶有可能引起血肿。因此,用药前后应避免进行如神经节封闭、动脉或深部静脉等的穿刺检查或治疗。对于浅表静脉穿刺部位有止血延缓现象发生时,应采用压迫止血法。

降纤酶必须用足够量的液体稀释后方可使用,一旦稀释后应立即使用。滴注过程中应该注意速度,一旦出现胸痛、心悸等不适症状时应减慢滴注速度。个别患者用药后可能出现少量瘀斑、鼻出血或牙龈出血,或有一过性门冬氨酸氨基转移酶或丙氨酸氨基转移酶轻度上升,停药后自行消失。

下列患者禁用降纤酶:①有内源性出血倾向、过敏体质患者慎用。严重肝、肾功能不全患者禁用。②手术后不久者。③正在使用具有抗凝作用及抑制血小板功能药物者。④正在使用具有抗纤溶作用制剂者。⑤重度肝或肾功能障碍及其他如乳头肌断裂、室中隔穿孔、心源性休克,多脏器功能衰竭者。⑥对本制剂有过敏史者。

下列患者慎用降纤酶:①有药物过敏史者。②有消化道溃疡病史者。③患有脑血栓后遗症者。④70岁以上高龄患者。

降纤酶需按专业医生处方购买和使用。如有外观异常或瓶子破裂、过期失效等情况不可使用。降纤酶必须用足够量的输液稀释，并立即使用。注意静脉点滴速度，点滴速度过快时，患者易有胸痛、心悸等不适症状。降纤酶具有降低纤维蛋白原的作用，用药后可能有出血或止血延缓现象。因此，治疗前及给药期间应对患者进行血纤维蛋白原和其他出血及凝血功能的检查，并密切注意临床症状。给药期间一旦出现出血和可疑出血时，应中止给药，并采取输血或其他措施。如果患者动脉或深部静脉损伤时，该药有可能引起血肿。因此，使用降纤酶制剂后，临床应避免进行如星状神经节封闭、动脉或深部静脉等的穿刺检查或治疗。对于浅表静脉穿刺部位有止血延缓现象发生时，应采用压迫止血法。

降纤酶应避免与水杨酸类药物（如阿司匹林）合用。抗凝血药可加强降纤酶作用，引起意外出血；抗纤溶药可抵消降纤酶作用，不宜联用。

47. 使用蚓激酶应注意什么

蚓激酶又称博洛克肠溶胶囊，每粒200毫克，是由人工养殖的赤子爱胜蚓中提取分离而得的酶复合物。临床用于缺血性脑血管病中人纤维蛋白原升高及血小板聚集率升高的患者。每次口服 2 粒,每日 3 次,饭前 30 分钟服用,3～4 周为 1 个疗程,也可连续服用。

临床研究证实,蚓激酶与纤维蛋白有特殊的亲和力,不影响机体正常的凝血系统功能,可明显减少缺血半暗带的范围。采用蚓激酶治疗缺血性脑卒中,对患者瘫痪肢体恢复有明显效果,能有效改善缺血性脑卒中患者的临床症状和体征,降低患者病残率,且后遗症状轻微,显效率和有效率明显优于蝮蛇抗栓酶和血栓心脉宁,复发率明显低于常见的阿司匹林疗法和盐酸噻氯匹定等药物,不良反应轻微,是预防和治疗缺血性脑卒中较理想的口服抗栓溶栓药物。

蚓激酶的不良反应较少,极少数患者可能出现轻度头痛、头晕、便秘、恶心等,一般不需特殊处理可自行缓解,若症状持续不退应咨询医生,必要时减量或停药。

蚓激酶不适合用于急性出血的患者,有出血倾向的患者也应慎用。老年患者一般对蚓激酶耐受较好,可以按常规剂量用药。

抑制血小板功能的药物(如阿司匹林)可以和蚓激酶互相影响,作用互相叠加,使抗凝作用增强,并避免同时使用。

48. 使用安克洛酶应注意什么

安克洛酶是一种蛇毒来源的蛋白酶类溶栓药物,又称蛇毒抗凝酶,是从马来西亚蝮蛇蛇毒中分离出来的蛋白水解酶,能切断纤维蛋白原的 α 键,形成可溶性易被纤溶酶溶解或被吞噬的纤维蛋白微粒而起抗凝作用。安克洛酶对凝血因子和血小板功能无明显影响。停药后 12 小时,纤维蛋白原可恢复到能止血的水平,10～20 天恢复正常。安克洛酶可用于治疗静脉血栓及防止除去血凝块后血栓的再形成。研究表明,在缺血性卒中 3 小时内应用此药可改善预后。

安克洛酶一般皮下注射,也可静脉滴注。剂量:开始 4 天内每次每千克体重 1 单位,第 5 天后,每次每千克体重 1～2 单位,10 天后每次每千克体重 4 单位,每周 2～3 次。以血浆纤维蛋白原为监测指标,使其下降至每升 0.7～1.0 克,疗程一般为 3～4 周。

安克洛酶具有抗原性,能使机体产生抗体,若使用超过 4～6 周,常产生耐药性,也可能出现过敏反应。静脉滴注安克洛酶时,需用生理盐水稀释,缓慢滴入,在 4～8 小时内滴完。滴注过快,有时反而有发生血栓栓塞的危险。再次使用前应测抗体,待抗体从血中消失后方可再次使用。

安克洛酶注射处可有红肿、荨麻疹等过敏反应,以及伤口愈合延缓等不良反应。用量过大时,可引起纤维蛋白原过低而导致出血,此时应静脉输注纤维蛋白原、全血或血浆。有出血及过敏患者禁用。

49. 脑卒中患者如何使用神经保护药

神经保护药是能够减少大脑病理状况下的应激反应，降低炎症损伤，促进神经细胞再生和修复、预防、治疗脑卒中和改善脑卒中预后的一类药物总称。

神经保护药可减少过度的谷氨酸递质释放和对受体的高频刺激，抑制细胞外钙离子的大量内流，清除因自然再通和溶栓后血流再灌注产生的过量自由基，抑制缺血脑区的炎症反应等。有效地抑制这些生化过程，则可减轻脑梗死引起的脑损伤。对于急性缺血性脑卒中患者来说，及时采取神经保护措施，打断脑卒中对脑神经的损害，有利于脑卒中患者病情的恢复，是不可或缺的治疗手段。

具有明确疗效的神经保护药有以下几种：①钙拮抗药：由于钙离子在细胞生理、病理中的特殊作用，钙通道阻滞药在其中起到防止神经元内钙超载、减轻细胞水肿的作用。临床常用的药物有氟桂利嗪、尼莫地平、尼卡地平等，治疗作用明显。②谷氨酸拮抗药：细胞外过量的谷氨酸通过刺激特异性受体兴奋突触后神经元，使钙离子内流，后者又可激活酶类，最终损害细胞。阻断 NMDA 受体，同时降低钙离子内流，从而保护神经元。这些拮抗药包括阿替加奈、塞福太、依利罗地等。③谷氨酸释放抑制药：BW-619C89 能阻断钠离子通道，抑制突触前兴奋性氨基酸的释放。动物实

验证实,缺血前后给药均可有效缩小梗死体积。④GABA
受体激动药:GABA 是脑内主要的抑制性神经递质,它的作
用在于对兴奋性氨基酸递质起平衡调节作用。GABA 受体
激活后能抑制兴奋性神经毒作用。如蝇蕈素、MK-801 等。
⑤自由基清除剂:缺血缺氧导致脑组织发生一系列还原反
应,其中脂质产生的氧自由基是再灌注脑损害的重要因素。
自由基清除剂通过减少自由基的生成而起到脑保护作用。
目前临床上常用的自由基清除剂有银杏叶制剂(金纳多、舒
血宁)、丁苯酞软胶囊(恩必普)、依达拉奉(必存)、胞二磷胆
碱(胞磷胆碱)以及某些中药制剂等。另外,超氧化物歧化
酶、维生素 E、维生素 C、谷胱甘肽甘露醇等都有抗自由基作
用。⑥细胞膜稳定剂:动物实验和临床证实,胞二磷胆碱可
恢复促进缺血时神经细胞磷脂的合成,抑制磷脂酶 A_1、磷脂
酶 A_2 的活性,减少花生四烯酸聚集和乳酸合成,从而稳定和
保护神经细胞膜。

神经保护药的使用应贯穿于缺血性脑卒中预防、急性
期治疗、康复的全过程。神经保护药可以减轻脑卒中的氧
化应激和炎症反应,促进神经再生与修复。临床医生会根
据脑卒中的不同时期选择神经保护药或联合用药。

50. 脑卒中患者如何使用氟桂利嗪

氟桂利嗪是一种钙通道阻断药。能防止因缺血等原因

导致的细胞内病理性钙超载而造成的细胞损害。氟桂利嗪具有下列作用。①缓解血管痉挛：对血管收缩物质引起的持续性血管痉挛有持久的抑制作用，尤其对基底动脉和颈内动脉明显，其作用比桂利嗪（脑益嗪）强 15 倍。②前庭抑制作用：能增加耳蜗小动脉血流量，改善前庭器官循环。③抗癫痫作用：氟桂利嗪可阻断神经细胞的病理性钙超载而防止阵发性去极化，细胞放电，从而避免癫痫发作。④保护心肌：明显减轻缺血性心肌损害。⑤改善肾功能：可用于慢性肾衰竭；另外本品还有抗组胺作用。

　　氟桂利嗪可用于治疗以下疾病：①脑动脉缺血性疾病，如脑动脉硬化、脑血栓形成、脑栓塞。②大脑与外周循环障碍的维持治疗，如头晕、耳鸣和眩晕。③注意力涣散、记忆力减退、睡眠节律紊乱。④行走与卧位时小腿痉挛、感觉异常、四肢发冷和肢体营养不良。⑤治疗脑缺血性偏头痛，尤其对年轻患者疗效较好。⑥下肢静脉和微循环障碍症状，如静脉曲张、腿部肿胀疼痛、夜间痉挛、感觉异常、踝水肿。

　　服用氟桂利嗪可能出现的不良反应：①中枢神经系统反应，常见的是嗜睡、乏力等，少数人可以出现头痛、抑郁等。如果出现意识模糊、谵语、躁动、颈偏向一侧、静坐不能、双手震颤、面部肌肉活动障碍、闭口困难及流涎等情况时，说明症状加重，可以口服苯海索或肌内注射东莨菪碱，一般在停药 3～16 天症状可以消失。该种情况更多见于老年人，尤其女性患者要慎重使用。②皮疹以四肢和躯干部多见,可以伴有红斑和瘙痒,甚至出现大面积皮肤剥脱,出现水疱。停药后多数不经治疗可以自行好转。③哮喘可以表现为恶心、呕吐、胸闷、憋气、呼吸困难、面色青紫、张口呼吸。应立即吸氧,及时就医予抗过敏治疗。④其他少见的反应如月经紊乱,可以表现为月经提前、量多、有血块等,停药后即可好转。

氟桂利嗪应用过程中注意不能用含乙醇饮料冲服。与口服避孕药合用可引起溢乳,应避免同时应用。不良反应加重时应停药,如果需要应降低剂量重新开始治疗。

51. 脑卒中患者如何使用尼莫地平

尼莫地平是一种钙通道拮抗药。正常情况下,平滑肌的收缩依赖于钙离子进入细胞内,引起跨膜电流的去极化。尼莫地平通过有效阻止钙离子进入细胞内、抑制平滑肌收缩,达到解除血管痉挛之目的。尼莫地平对脑动脉的作用远较全身其他部位动脉的作用强,并且由于它具有很高的嗜脂性特点,易透过血、脑屏障。可用于预防蛛网膜下腔出血后的血管痉挛,尚具有保护和促进记忆、促进智力恢复的作用。所以可选择性地作用于脑血管平滑肌,扩张脑血管,增加脑血流量,显著减少血管痉挛引起的缺血性脑损伤。临床上主要用于缺血性脑血管病,偏头痛,轻度蛛网膜下腔出血所致脑血管痉挛,突发性聋,轻、中度高血压,对突发性聋也有一定疗效,并且具有一定的脑保护和促进记忆的作用。因为具有脑保护作用,已成为临床治疗脑卒中的首选药物之一。

一般认为,尼莫地平的不良反应较少,发生率为10%左右。常见的为头晕、头痛、耳鸣、胃肠道不适、低血压、皮疹等。症状较轻者无需停药,且多数停药后症状即可消失。还有一些少见的不良反应。①心律失常:患者可以表现为倦怠、乏力、胸闷、心悸等,甚至出现阿-斯综合征。轻者停药即可恢复正常,严重者则需使用异丙肾上腺素等抗心律失常药物。②呼吸困难、口唇发绀等:经吸氧、平卧和对症治疗后多数症状可以消失,若不减轻应立即就医。③其他:可以表现为肝功能异常、男性性功能障碍、眼结膜出血、尿潴留、味觉缺失、肌肉震颤、顽固性呃逆、视力下降等。一般不需停药。若症状明显应及时咨询医生。

尼莫地平的用药禁忌有:①严重肝功能损伤者禁用。②年老体弱,严重肾损害以及严重心血管功能损害的患者。③长期服用抗癫痫药苯巴比妥、苯妥英钠或卡马西平能显著降低口服本品的生物利用度,应避免合用。④避免与其他钙拮抗药或β受体阻断药合用。⑤合用 H_2 受体阻滞药西咪替丁和抗癫痫药丙戊酸钠可提高本品的血浆浓度,应慎用。⑥避免与其他降压药合用。因其可加强其他抗高血压药的降压作用。

52. 脑卒中患者如何使用金纳多注射液

金纳多注射液为银杏叶提取物,黄色澄明液体。每支 5 毫升,含有银杏叶提取物 17.5 毫克,其中银杏黄酮苷 4.2 毫克。金纳多的适应证为脑部、周围血流循环障碍,注射用法为每天或每隔一天深部肌内注射或缓慢静脉推注 1 支。输液治疗可根据病情,通常每日 1～2 次,一次 2～4 支。若必要时可调整剂量至一次 5 支,每日 2 次。给药时可将本品溶于生理盐水、葡萄糖输液或低分子右旋糖酐或羟乙基淀粉中,混合比例为 1:10。若输液为 500 毫升,则静脉滴注速度应控制在 2～3 小时。后续治疗可以口服银杏叶提取物片剂或滴剂。或遵医嘱。

金纳多可清除机体内过多的自由基,抑制细胞膜的脂质发生过氧化反应,从而保护细胞膜,防止自由基对机体造成的一系列伤害。通过刺激儿茶酚胺的释放和抑制降解,以及通过刺激前列环素和内皮舒张因子的生成而产生动脉舒张作用,共同保持动脉和静脉血管的张力。金纳多具有降低全血黏稠度,增进红细胞和白细胞的可塑性,改善血液循环的作用。金纳多可增加缺血组织对氧气及葡萄糖的供应量,增加某些神经递质受体的数量,如毒蕈碱样、去甲肾上腺素及 5-羟色胺受体。

金纳多耐受性良好,与多种药物发生相互反应的可能性较低,尚未发现金纳多与其他药物具有相互作用的报道。主要的不良反应有过敏性紫癜,罕见轻度的胃肠不适,头痛、血压降低及过敏反应发生,一般可自行缓解。如症状严重应及时就医。长期静脉注射时,应改变注射部位以减少静脉炎的发生。对本品中任一成分过敏者禁用。

银杏叶提取物注射液不影响糖分代谢,因此适用于糖尿病患者。高乳酸血症、甲醇中毒者、果糖山梨醇耐受性不佳者及1,6-二磷酸果糖酶缺乏者,给药剂量每次不可超过25毫升。金纳多不能与其他药物混合使用。金纳多过期不能使用。银杏叶提取物注射液应避免与小牛血提取物制剂混合使用。

53. 脑卒中患者如何使用丁苯酞软胶囊

丁苯酞软胶囊的主要成分为丁苯酞,软胶囊内容物为淡黄色或黄色油状液体。适应证为用于治疗轻、中度急性缺血性脑卒中。临床上可与复方丹参注射液联合使用。空腹口服,一次2粒,每日4次,10~12天为1个疗程,或遵医嘱。

丁苯酞与芹菜籽中提取的左旋芹菜甲素的结构相同,为其人工合成的消旋体。临床研究结果表明,丁苯酞软胶囊对急性缺血性脑卒中患者的中枢神经功能的损伤有显著改善作用,可促进患者功能恢复。国内外研究表明,缺血性脑损伤的病理机制非常复杂,有多个病理环节参与,是一个多基因和多靶点参与的过程。动物药效学研究提示,本品可阻断缺血性脑卒中所致脑损伤的多个病理环节,具有较强的抗脑缺血作用,明显改善缺血脑区的微循环和血流量,增加缺血区毛细血管数量;减轻脑水肿,缩小大鼠局部脑缺血的梗死面积;改善脑能量代谢和缺血脑区的微循环和血流量,抑制神经细胞凋亡,并具有抗脑血栓形成和抗血小板聚集作用。本品可能通过降低花生四烯酸含量,抑制谷氨酸释放,降低细胞内钙浓度,抑制氧自由基和提高抗氧化酶活性等机制而产生药效作用。

丁苯酞软胶囊的不良反应较少,少数患者可以出现转氨酶轻度升高,通常是暂时的,在停药后可恢复正常,对肝功能的影响比较轻微。偶尔可以见到恶心、腹部不适、皮疹及精神症状等。丁苯酞软胶囊与低分子肝素、阿司匹林、降纤酶分别合用时,未发现新的不良反应。下列患者禁用丁苯酞软胶囊:①对丁苯酞软胶囊或芹菜过敏者禁用。②有严重出血倾向者禁用。

餐后服用丁苯酞软胶囊影响药物吸收,宜餐前服用丁苯酞软胶囊。肝、肾功能严重受损者慎用丁苯酞软胶囊,用药过程中需注意肝功能变化。缺乏出血性脑卒中临床研究数据,不宜出血性脑卒中患者使用。有精神症状者慎用丁苯酞软胶囊。

54. 脑卒中患者如何使用依达拉奉

依达拉奉是一种脑保护药,可清除自由基,抑制脂质过氧化,从而抑制脑细胞、血管内皮细胞、神经细胞的氧化损伤。临床研究提示,缺血性脑卒中发病初期 N-乙酰门冬氨酸含量急剧减少。缺血性脑卒中急性期患者给予依达拉奉,可抑制梗死周围局部脑血流量的减少,使发病后第 28 天脑中 N-乙酰门冬氨酸含量明显升高。依达拉奉可阻止脑水肿和缺血性脑卒中的进展,并缓解所伴随的神经症状,抑制迟发性神经元死亡。

依达拉奉注射液的用法为一次 30 毫克,每日 2 次,加入适量生理盐水中稀释后静脉滴注,30 分钟内滴完,1 个疗程为 14 天。尽可能在发病后 24 小时内开始给药。

依达拉奉与先锋唑啉钠、盐酸哌拉西林钠、头孢替安钠等抗生素合用时,有致肾衰竭加重的可能,因此合并用药时需进行多次肾功能检测等观察。依达拉奉注射液原则上必须用生理盐水稀释(与各种含有糖分的输液混合时,可使依达拉奉的浓度降低)。依达拉奉注射液不可和高能量输液、氨基酸制剂混合或由同一通道静脉滴注,以免混合后导致依达拉奉的浓度降低。依达拉奉注射液勿与抗癫痫药地西泮、苯妥英钠等混合,以免产生浑浊。依达拉奉注射液勿与坎利酸钾混合,以免产生浑浊。

依达拉奉的严重不良反应如下。①急性肾衰竭：用药过程中进行多次肾功能检测并密切观察，出现肾功能低下表现或少尿等症状时，停止用药并正确处理。②肝功能异常、黄疸：伴有多项酶的指标上升和黄疸，用药过程中需检测肝功能并密切观察，出现异常情况，停止用药并正确处理。③血小板减少：有血小板减少表现，用药过程中需密切观察，出现异常情况，停止给药并正确处理。④弥漫性血管内凝血：可出现弥漫性血管内凝血的表现，用药过程中定期检测。出现疑为弥漫性血管内凝血的实验室表现和临床症状时，停止给药并进行正确处理。

其他不良反应如下。①过敏症状表现为皮疹、潮红、肿胀、疱疹、瘙痒感。②红细胞减少，白细胞增多，白细胞减少，红细胞压积减少，血红蛋白减少，血小板增多，血小板减少。③注射部位皮疹、红肿等。④尿素氮升高，血清尿酸升高，血清尿酸下降，蛋白尿、血尿、肌酐升高。⑤嗳气。⑥发热，热感，血压升高，血清胆固醇升高，血清胆固醇降低，三酰甘油升高，血清总蛋白减少，肌酸激酶升高或降低，血清钾下降，血清钙下降等。

重度肾衰竭患者和对依达拉奉有过敏史的患者禁用。轻、中度肾功能损害的患者慎用；肝功能损害患者慎用；心脏疾病患者慎用。在本品给药过程中应进行多次肾功能检测，同时在给药结束后继续密切观察，出现肾功能下降的表现或少尿等症状的情况下，立即停止给药，进行适当处理。

尤其是高龄患者,已有多例死亡病例的报道,应特别注意。

55. 脑卒中患者如何使用胞磷胆碱

胞磷胆碱又名胞嘧定核苷二磷酸胆碱、尼可林、胞二磷胆碱、胞胆碱等,为核苷衍生物,是合成卵磷酯的主要辅酶,作用比较广泛。能够促进脑细胞呼吸,改善脑功能,增强上行网状结构激活系统的功能,促进苏醒,降低脑血管阻力,从而改善脑血液循环、脑缺氧和脑物质代谢,是构建人体生物膜的重要组成成分。可促进脑卒中偏瘫患者的上肢运动功能的恢复。

胞磷胆碱主要用于治疗颅脑损伤和脑血管意外所导致的神经系统的后遗症。静脉滴注的用法为每日 200～600 毫克,5～10 天为 1 个疗程。肌内注射一日量为 200 毫克。

胞磷胆碱主要的不良反应有失眠、皮疹、头痛、恶心、食欲缺乏、一过性复视等。用于脑卒中偏瘫患者时,有时瘫痪肢体可能出现麻木感。比较少见的症状有恶心、肝功能异常、热感。罕见食欲缺乏、一过性复视、一过性血压波动及倦怠。最严重的不良反应就是患者偶尔会出现休克,表现为血压下降、胸闷、呼吸困难等症状,此时应立即停药并采取适当的处理。

脑内出血急性期,不宜应用大剂量胞磷胆碱。当用于脑卒中急性期意识障碍的患者时,最好在卒中发作后的 2 周内开始给药。最好是静脉滴注,尽量不要肌内注射。对于意识障碍逐渐加重的患者还需要同时给予其他治疗,如降压药等。对严重脑水肿、颅内压高患者,应合用降颅内压药。颅内出血未吸收者,应避免大剂量使用(每次 500 毫克以上),因胞磷胆碱可加速大脑血流。

56. 如何用药物治疗短暂性脑缺血发作

针对短暂性脑缺血发作的发作形式及病因采取不同的处理方法。偶尔发作或只发作 1 次在血压不太高的情况下可长期服用小剂量肠溶阿司匹林或氯吡格雷。阿司匹林的应用时间视患者的具体情况而定,多数情况下需应用 2~5 年,如无明显不良反应出现,可延长使用时间,如有致短暂性脑缺血发作的危险因素存在时,服用阿司匹林的时间应更长。同时应服用防止血管痉挛的药物,如尼莫地平,也可服用烟酸肌醇酯。频繁发作即在短时间内反复多次发作的应作为神经科的急症。短暂性脑缺血发作频繁者如果得不到有效控制,近期内发生脑梗死的可能性很大,应积极治疗,其治疗原则是综合治疗和个体化治疗。

(1)积极治疗危险因素:如高血压、高血脂、心脏病、糖尿病、脑动脉硬化等。眩晕严重的椎-基底动脉系统短暂性脑缺血发作可加用一些抗眩晕药,如倍他司汀、盐酸倍他司汀、地芬尼多等。

（2）抗血小板聚集：首选阿司匹林，开始每日300毫克，2周后改为50～75毫克。在服用阿司匹林过程中仍有发作，以及因消化道不良反应或患者不能耐受治疗时，可改用噻氯匹定每日250毫克或氯吡格雷每日50毫克。

（3）改善脑微循环：如尼莫地平、桂利嗪等。静脉滴注尼莫地平每日10毫克，或口服尼莫地平20～40毫克，每日2～3次。若为椎-基底动脉系统短暂性脑缺血发作可选用氟桂利嗪5～10毫克，每晚1次。

（4）扩血管药物：如曲克芦丁都可选用。

（5）抗凝药：抗凝药适用于心源性栓塞导致短暂性脑缺血发作的可能；短暂性脑缺血发作频繁，或持续时间较长；使用抗血小板聚集药过程中仍有发作。使用的药物为低分子肝素、普通肝素和口服抗凝药，如华法林。

57. 脑卒中患者如何使用罂粟碱

罂粟碱属于阿片类生物碱，但无明显麻醉药性质，属于一种扩张血管的药物，主要用于缓解伴有动脉痉挛的大脑及外周血管疾病，治疗脑血栓、肺栓塞、肢端动脉痉挛及动脉栓塞性疼痛等；亦可用于治疗肠道、输尿管及胆道痉挛疼痛和痛经，以及作为复方支气管扩张喷雾剂的组分之一；还可用于高血压、心绞痛、并发心律失常的心脏局部缺血症等。

罂粟碱口服常用量为每次30～60毫克，每日3次。极量,1次200毫克,每日600毫克。肌内注射或静脉滴注:每次30毫克,每日90~120毫克,一日量不宜超过300毫克。

罂粟碱静脉注射过量或速度过快可导致房室传导阻滞、心室纤颤,甚至死亡。应充分稀释后缓缓推入。应用罂粟碱可能出现恶心、呕吐、食欲缺乏、嗜睡、头痛、便秘、黄疸、嗜酸性粒细胞增多、肝功能异常等不良反应。如果用药后出现眼及皮肤明显黄染,提示肝功能受损。用药过程中还可引起注射部位发红、肿胀或疼痛。药物过量时还可有视物模糊、复视等。此外,该药属麻醉药品,久服可成瘾。应严格遵医嘱应用。震颤麻痹、完全房室传导阻滞者禁用罂粟碱。心绞痛、新近心肌梗死、卒中者慎用罂粟碱。使用罂粟碱期间应检查肝功能。罂粟碱与左旋多巴合用可使左旋多巴降效,吸烟也可使罂粟碱降低疗效。

58. 慢性脑供血不足如何药物治疗

脑血管病的发病率随着年龄的增长而逐渐增大,其主要发病基础是脑动脉硬化。脑循环停止几秒钟就会导致丧失知觉,几分钟即可造成不可逆的神经元损伤。因此,保持连续不断充足稳定的血液供应对维持大脑正常功能非常重要。有些中老年朋友经常头晕、头痛、记忆力减退、失眠、凡事都打不起精神来,引起上述症状的最主要原因是大脑长期、慢性的脑供血不足。在40岁以上的中老年人中,慢性脑供血不足的现象很常见,如果对慢性脑供血不足不加以重视的话,其逐渐发展极易导致老年痴呆症和脑卒中的发生。

脑供血不足是指大脑某一局部的血液供应不足而引起脑功能障碍。脑供血不足的病因与脑动脉硬化有关。临床上将脑供血不足分为急性和慢性,急性脑供血不足是老年人的常见病,临床已较重视,而慢性脑供血不足却很少引起人们的注意。慢性脑供血不足的发病机制尚未完全阐明,目前常用的药物是丁苯酞软胶囊、银杏叶制剂和长春西汀等,均能较有效改善慢性脑供血不足的症状并抑制其进一步的发展。

慢性脑供血不足的症状主要表现在以下方面:头晕,特别是突然感到眩晕;肢体麻木,突然感到一侧脸部或手脚麻木,有的为舌麻、唇麻;暂时的吐字不清或说话不灵;肢无力或活动不灵;与平日不同的头痛;突然原因不明的跌跤或晕倒;短暂的意识丧失或个性和智力的突然变化;全身明显乏力,肢体软弱无力;恶心、呕吐或血压波动;整天昏昏沉沉的嗜睡状态;脑供血不足患者一侧或某一肢体不自主地抽动;患者突然但暂时出现的视物不清。

对于许多脑卒中患者来说,脑供血不足是亟需解决的问题。脑缺血是由于脑动脉硬化等原因,使脑动脉管腔狭窄,血流减少或完全阻塞,脑部血液循环障碍,脑组织受损而发生的一系列症状。症状多见头晕、头痛、健忘、失眠、嗜睡、打哈欠、视物模糊等。治疗方法可分为直接改善脑心供血和能量代谢的对症治疗，以及阻止动脉硬化进程和消除狭窄闭塞血管的病因治疗。

慢性脑供血不足常用的治疗方法有：①首先去除危险因素，如治疗高血压、戒烟、禁止过度饮酒。②抗血小板聚集药——首选阿司匹林，抗血小板聚集药可以有效阻止血小板凝聚成块，对血液循环有好处，有利于脑部的血液供应。③抗凝血药物，抗凝血药物和抗血小板聚集药的作用相同，都可以使血液畅通，增加脑部血液供应，降低脑缺血的发作。④改善脑血液循环，可以在医生的指导下使用扩血管药物和银杏叶制剂等。⑤手术治疗：如颈动脉有严重狭窄（超过 70％），可采用颈动脉内膜剥脱术或颈动脉支架成形术。

59. 脑卒中患者如何使用长春西汀

脑卒中后头晕和慢性脑供血不足都可以使用长春西汀。注射用长春西汀为脑血管扩张药，能抑制磷酸二酯酶活性，增加血管平滑肌松弛的信使环磷酸鸟苷的作用，选择性地增加脑血流量，此外还能抑制血小板聚集，降低人体血液黏度，增强红细胞变形力，改善血液流动性和微循环，促进脑组织摄取葡萄糖，增加脑耗氧量，改善脑代谢。临床用于改善缺血性脑卒中后遗症、脑出血后遗症、脑动脉硬化症等诱发的各种症状。

　　注射用长春西汀的用法为静脉滴注。开始剂量每天 20 毫克,加入到适量的 5％葡萄糖或 0.9％氯化钠注射液中缓慢滴注,以后可根据病情增加至每天 30 毫克,或遵医嘱。

　　注射用长春西汀的不良反应如下。①过敏症:有时可出现皮疹、偶有荨麻疹、瘙痒等过敏症状,若出现此症状应停药。②精神神经系统:有时头痛、头重、眩晕,偶尔出现困倦感,侧肢的麻木感。③消化道:有时恶心、呕吐,也偶然出现食欲缺乏、腹痛、腹泻等症状。④循环器官:有时可出现颜面潮红、头晕等症状,偶可见低血压、心动过速等症状。⑤血液:有时可出现白细胞减少。⑥肝:有时可出现转氨酶升高,偶尔也可见碱性磷酸酶升高和黄疸出现等。⑦肾:偶尔可出现血尿素氮升高。

　　对于出血性脑卒中还没有完全止血的患者,以及严重心脏病、严重心律失常的患者应该禁用长春西汀。因为长春西汀含有山梨醇,所以糖尿病患者应该慎用。长期使用时,应定期监测血常规。颅内出血后尚未完全止血者禁用长春西汀。严重缺血性心脏病、严重心律失常者禁用长春西汀。对长春西汀过敏者禁用。

　　注射用长春西汀应在医生指导下使用。出现过敏症状时,应立即停药就医。长期使用长春西汀应注意血常规变化。长春西汀不可静脉或肌内推注。长春西汀不可与肝素同用。

60. 脑卒中后顽固性呃逆如何药物治疗

呃逆又叫膈肌痉挛,是由于膈肌、膈神经、迷走神经或中枢神经等受到刺激后引起一侧或双侧膈肌的阵发性痉挛,伴有吸气期声门突然关闭,发出短促响亮的特别声音。如果持续痉挛超过 48 小时未停止者,称为顽固性呃逆。

脑卒中后顽固性呃逆的药物治疗有:①抗精神失常类药,如氯丙嗪、氟哌定醇等。②抗癫痫药如苯妥英钠、丙戊酸钠等。③中枢神经刺激药,如哌甲酯、亚硝酸异戊酯等。④副交感神经阻滞药,如东莨菪碱、阿托品、奎尼丁等。⑤镇静、镇痛、麻醉类药物,如喷他佐辛,戊巴比妥,氯胺酮等。⑥促进消化功能改善的药物,如甲氧氯普胺、多潘立酮等。

61. 脑卒中后顽固性呃逆如何使用氯丙嗪

氯丙嗪也叫冬眠灵,属二甲胺族吩噻嗪类药物,镇静作用明显,可产生较强的抗胆碱作用及中度的锥体外系症状;止吐作用较强,可制止多种原因引起的呕吐;为抗精神病药的代表药物,小剂量可作为镇吐药使用。

氯丙嗪常见的不良反应有口干、上腹部不适、食欲缺乏、乏力及嗜睡。可以出现一些神经系统的表现,如震颤、僵直、流涎、运动迟缓、静坐不能等。长期大量服药可引起迟发性运动障碍。氯丙嗪可引起溢乳、男子女性化乳房、月经失调、闭经等，主要是因为血浆中泌乳素浓度增加造成的。氯丙嗪可引起中毒性肝损害或黄疸。氯丙嗪可引起直立性低血压、心悸，心电图检查时可以有改变。氯丙嗪比较少见的不良反应有骨髓抑制、癫痫、过敏性皮疹或剥脱性皮炎。

如果出现迟发性运动障碍，应停用所有的抗精神病药。出现过敏性皮疹时应立即停药并就诊。如果出现直立性低血压应卧床，必要时可静脉滴注去甲肾上腺素，但禁用肾上腺素。总之，出现其他不良反应时，应马上就诊咨询医生，必要时减药或停用。服用过程中应该定期检查肝功能与白细胞数目，用药期间不宜驾驶车辆、操作机械或高空作业。

氯丙嗪过量时会出现一系列中毒症状，表现为：①表情淡漠、烦躁不安、吵闹不停、昏睡，严重时可出现昏迷。②心悸，四肢发冷，血压下降，直立性低血压，持续性低血压休克，并可导致房室传导阻滞及室性期前收缩甚至心搏骤停。③肢体活动障碍。④一旦出现药物过量的表现时，可以立即刺激咽部进行催吐。但是因为氯丙嗪本身就具有较强的止吐作用，所以用催吐药效果不好。应该马上到医院进行抢救，由医生采用洗胃、输液等方法促进利尿和毒物的排泄。

62. 脑卒中后顽固性呃逆如何使用氟哌定醇

氟哌定醇是一种典型丁酰苯类抗精神分裂药,抗精神病作用与其阻断脑内多巴胺受体,并可促进脑内多巴胺的转化有关,有很好的抗幻觉妄想和抗兴奋躁动作用,阻断锥体外系多巴胺的作用较强,镇吐作用亦较强。

口服氟哌定醇,每日 4～60 毫克,开始时每次 1～2 毫克,无效时可逐渐增加剂量。用于呕吐和焦虑,每日 0.5～1.5 毫克。肌内注射,一次 5～10 毫克,每日 2～3 次。静脉注射 5 毫克,以 25％葡萄糖液稀释后在 1～2 分钟内缓慢注入,每 8 小时 1 次,如无效可将剂量加倍。如好转可改口服。

氟哌定醇的不良反应主要有:①锥体外系反应,较重且常见,急性肌张力障碍在儿童和青少年更易发生,出现明显的扭转痉挛,吞咽困难,静坐不能及类帕金森病。②长期大量使用可出现迟发性运动障碍。③可出现口干、视物模糊、乏力、便秘、出汗等。④可引起血浆中催乳素浓度增加,可能有关的症状为:溢乳、男子女性化乳房、月经失调、闭经。⑤少数患者可能引起抑郁反应。⑥偶见过敏性皮疹、粒细胞减少及恶性综合征。⑦可引起注射部位局部红肿、疼痛、硬结。

如果脑卒中后顽固性呃逆的患者同时合并有帕金森

病、骨髓抑制、青光眼、重症肌无力等情况,应禁用氟哌定醇。如果患者有心脏病特别是心绞痛,以及癫痫、肝损害、青光眼、甲状腺功能亢进或毒性甲状腺肿、肺功能不全、肾功能不全、尿潴留,也应谨慎使用氟哌定醇。用药过程中应该定期检查肝功能与白细胞数目。用药期间不宜驾驶车辆、操作机械或高空作业。

氟哌定醇如果与乙醇或其他中枢神经抑制药合用,中枢抑制作用增强。氟哌定醇如果与苯丙胺合用,可降低后者的作用。氟哌定醇如果与巴比妥或其他抗惊厥药合用时,可改变癫痫的发作形式;不能使抗惊厥药增效。氟哌定醇如果与抗高血压药物合用时,可产生严重低血压。氟哌定醇如果与抗胆碱药物合用时,有可能使眼压升高。氟哌定醇如果与肾上腺素合用,由于阻断了 α 受体,使 β 受体的活动占优势,可导致血压下降。氟哌定醇如果与锂盐合用时,需注意观察神经毒性与脑损伤。氟哌定醇如果与甲基多巴合用,可产生意识障碍、思维迟缓、定向障碍。氟哌定醇如果与卡马西平合用可使本品的血药浓度降低,效应减弱。饮茶或咖啡可减低氟哌定醇的吸收,降低疗效。

氟哌定醇过量中毒的症状有高热、心电图异常、白细胞减少及粒细胞缺乏。目前还没有氟哌定醇的特效拮抗药,发现超剂量症状时应采取对症及支持疗法。

63. 脑卒中后顽固性呃逆如何使用苯妥英钠

苯妥英钠为抗癫痫药、抗心律失常药。苯妥英钠具有稳定细胞膜作用及降低突触传递作用,因而具有抗神经痛及骨骼肌松弛作用。

成人口服苯妥英钠每次 100 毫克,每日 2～3 次,饭后服用。

苯妥英钠的不良反应如下。①神经系统,可见眩晕、头痛、震颤、构音障碍、复视、共济失调等。②造血系统,可引起叶酸缺乏等,少数有巨幼红细胞贫血、再生障碍性贫血、白细胞减少和粒细胞缺乏等。③胃肠道反应,恶心、呕吐、胃痛、食欲缺乏、便秘等。④骨骼系统,维生素 D 缺乏症、佝偻病、骨软化等。⑤过敏性反应:皮疹、红斑狼疮、紫癜等。⑥齿龈增生、毛发增生、肝损害、致畸反应等。

氯霉素、双香豆素、异烟肼、硫噻嗪、保泰松、磺胺噻嗪、苯丁酰脲、西咪替丁等可升高苯妥英钠血药浓度。地西泮、氯硝西泮、卡马西平、苯巴比妥、乙醇等可降低苯妥英钠血药浓度。苯妥英钠能诱导药物代谢,使华法林、双香豆素等抗凝药,可的松、地塞米松等皮质激素、性激素、安替比林、洋地黄、多西环素(强力霉素)、奎尼丁、氟哌定醇、去甲替林等药物消除加快。卡马西平(酰胺咪嗪)与苯妥英钠合用可相互加速代谢。含钙、镁、铝的抗酸药能与本品形成难溶复合物,减少苯妥英钠的吸收。

对乙内酰脲类药有过敏史或阿-斯综合征、Ⅱ～Ⅲ度房室阻滞,窦房结阻滞、窦性心动过缓等心功能损害者禁用苯妥英钠。

对乙内酰脲类中一种药过敏者,对苯妥英钠也过敏。苯妥英钠有酶诱导作用,可对某些诊断产生干扰,如地塞米松试验、甲状腺功能试验,使血清碱性磷酸酶、谷丙转氨酶、血糖浓度升高。用药期间需检查血常规,肝功能、血钙、口腔、脑电图、甲状腺功能,并经常随访血药浓度,防止不良反应。嗜酒会使苯妥英钠的血药浓度降低;贫血会增加严重感染的危险性。老年人慢性低蛋白血症的发生率高,治疗上合并用药又较多,药物彼此相互作用复杂,应用苯妥英钠时须慎重,用量应偏低,并经常监测血药浓度。

苯妥英钠过量后可出现视物模糊或复视,笨拙或行走不稳和步态蹒跚、精神紊乱,严重的会有眩晕或嗜睡,幻觉、恶心、语言不清。目前尚无特效解毒药治疗,应马上到医院治疗。

64. 脑卒中后顽固性呃逆如何使用丙戊酸钠

丙戊酸钠为一种不含氮的广谱抗癫痫药。丙戊酸钠能增加 γ-氨基丁酸的合成和减少 γ-氨基丁酸的降解,从而升高抑制性神经递质 γ-氨基丁酸的浓度,降低神经元的兴奋性而抑制发作。丙戊酸钠主要用于单纯或复杂失神发作、肌阵挛发作,大发作的单药或合并用药治疗,有时对复杂部分性发作也有一定疗效。

丙戊酸钠的成人常用量为每日按每千克体重用药15毫克,分2～3次服。

丙戊酸钠常见的不良反应表现为腹泻、消化不良、恶心、呕吐、胃肠道痉挛、可引起月经周期改变。较少见为短暂的脱发、便秘、倦睡、眩晕、疲乏、头痛、共济失调、轻微震颤、异常兴奋、不安和烦躁。长期服用偶见胰腺炎及急性重型肝炎(急性肝坏死)。丙戊酸钠可使血小板减少引起紫癜、出血和出血时间延长,应定期检查血常规。丙戊酸钠对肝功能有损害,引起血清碱性磷酸酶和氨基转移酶升高,服用2个月要检查肝功能。丙戊酸钠偶可引起过敏,偶有听力下降和可逆性听力损坏。

有药源性黄疸个人史或家族史者、有肝病或明显肝功能损害者禁用丙戊酸钠。有血液病、肝病史、肾功能损害,器质性脑病时慎用丙戊酸钠。

用药期间避免饮酒,饮酒可加重镇静作用;全麻药或中枢神经抑制药与丙戊酸合用,前者的临床效应可更明显。丙戊酸钠与抗凝药如华法林或肝素等,以及溶血栓药合用,出血的危险性增加。丙戊酸钠与阿司匹林或双嘧达莫合用,可由于减少血小板凝聚而延长出血时间。丙戊酸钠与苯巴比妥类合用,后者的代谢减慢,血药浓度上升,因而增加镇静作用而导致嗜睡。丙戊酸钠与扑米酮合用,也可引起血药浓度升高,导致中毒,必要时需减少扑米酮的用量。丙戊酸钠与氯硝西泮合用防止失神发作时,曾有报道少数病例反而诱发失神状态。丙戊酸钠与苯妥英钠合用时,因与蛋白结合的竞争可使两者的血药浓度发生改变,由于苯妥英钠浓度变化较大,需经常测定。但是否需要调整剂量应视临床情况与血药浓度而定。丙戊酸钠与卡马西平合用,由于肝酶的诱导而致药物代谢加速,可使两者的血药浓度和半衰期降低,故需监测血药浓度以决定是否需要调整用量。丙戊酸钠与对肝有毒性的药物合用时,有潜在肝中毒的危险。有肝病史者长期应用须经常检查肝功能。丙戊酸钠与氟哌定醇、洛沙平、马普替林、单胺氧化酶抑制药、吩噻嗪类、噻吨类和三环类抗抑郁药合用,可以增加中枢神经系统的抑制,降低惊厥阈和丙戊酸的效应,需及时调整用量以控制发作。

65. 脑卒中后顽固性呃逆如何使用阿托品

阿托品是从颠茄和其他茄科植物提取出的一种有毒的白色结晶状生物碱,为阻断 M 胆碱受体的抗胆碱药。阿托品能松弛许多内脏平滑肌,对过度活动或痉挛的内脏平滑肌,松弛作用较显著。它可抑制胃肠道平滑肌的强烈痉挛,降低蠕动的幅度和频率,缓解胃肠绞痛;对膀胱逼尿肌也有解痉作用;但对胆管、输尿管和支气管的解痉作用较弱。胃肠道括约肌的反应主要取决于括约肌的功能状态。可用于胃、肠、胆、肾绞痛、早期感染性休克、麻醉前给药、阿-斯综合征、有机磷中毒、散瞳以治疗虹膜睫状体炎等。

一般情况下,口服阿托品剂量为一次 1 毫克,每日 3 毫克;皮下或静脉注射剂量,一次 2 毫克。

阿托品的不良反应有口干、眩晕,严重时瞳孔散大、皮肤潮红、心率加快、兴奋、烦躁、谵语、惊厥。青光眼及前列腺肥大患者禁用阿托品。

阿托品用量超过 5 毫克时,即产生中毒,但死亡者不多,因中毒量 5~10 毫克与致死量 80~130 毫克相距甚远。急救口服阿托品中毒者可洗胃、导泻,以清除未吸收的阿托品。兴奋过于强烈时可用短效巴比妥类或水合氯醛。呼吸抑制时用尼可刹米。另外可皮下注射新斯的明 0.5~1 毫克,每 15 分钟 1 次,直至瞳孔缩小、症状缓解为止。

对其他颠茄生物碱不耐受者,对阿托品也不耐受。老年人容易发生抗 M-胆碱样不良反应,如排尿困难、便秘、口干,也易诱发未经诊断的青光眼,一经发现,应即停药。该品对老年人尤易致汗液分泌减少,影响散热,故夏天慎用。下列情况应慎用:①脑损害,尤其是儿童;②心脏病,特别是心律失常、充血性心力衰竭、冠心病、二尖瓣狭窄等;③反流性食管炎、食管与胃的运动减弱、下食管括约肌松弛,可使胃排空延迟,从而促成胃潴留,并增加胃-食管的反流;④青光眼患者禁用,20岁以上患者存在潜隐性青光眼时,有诱发的危险;⑤溃疡性结肠炎,用量大时肠能动度降低,可导致麻痹性肠梗阻,并可诱发加重中毒性巨结肠症;⑥前列腺肥大引起的尿路感染(膀胱张力减低)及尿路阻塞性疾病,可导致完全性尿潴留。青光眼及前列腺肥大者禁用。

阿托品与尿碱化药包括含镁或钙的制酸药、碳酸酐酶抑制药、碳酸氢钠、枸橼酸盐等伍用时,阿托品排泄延迟,作用时间和(或)毒性增加。阿托品与金刚烷胺、吩噻嗪类药、其他抗胆碱药、扑米酮、普鲁卡因胺、三环类抗抑郁药伍用,阿托品的不良反应可加剧。阿托品与单胺氧化酶抑制药(包括呋喃唑酮、丙卡巴肼等)伍用时,可加强抗M胆碱作用的不良反应。阿托品与甲氧氯普胺伍用时,后者的促进肠胃运动作用可被拮抗。

66. 脑卒中后顽固性呃逆如何使用奎尼丁

奎尼丁为金鸡纳皮含有的生物碱,是奎宁的异构体,为膜抑制性抗心律失常药。

奎尼丁每次0.2克,每2小时1次,连续5次。在服用本品期间,如果感到不适要尽快告诉医师或药师。情况紧急可先停止服药。本品约1/3的患者发生不良反应。以下是可能产生的不良反应,但不是每位患者都肯定发生,也有可能不会遇到任何一个,不必紧张。

奎尼丁有促心律失常作用,产生心脏停搏及传导阻滞,较多见于原有心脏病患者,也可发生室性期前收缩、室性心动过速及室颤。诱发室性心动过速(扭转性室性心动过速)或室颤,可反复自发自停,发作时伴晕厥现象,此作用与剂量无关,可发生于血药浓度尚在治疗范围内或以下时。本品可使血管扩张产生低血压,个别可发生脉管炎。

奎尼丁的胃肠道不良反应很常见,包括恶心、呕吐、痛性痉挛、腹泻、食欲缺乏、小叶性肝炎及食管炎。此外,有耳鸣、耳聋、视物模糊、神经错乱、谵妄;皮疹、发热、血小板减少、溶血性贫血、白细胞减少及肉芽肿性肝炎;频发室性期前收缩,室性心动过速和室颤,扭转型室性心动过速,严重窦性心动过缓,窦房阻滞,甚至窦性停搏,传导阻滞加重;心律转为正常时,可诱发血栓脱落,产生体循环栓塞;心肌收缩力减弱和低血压。

对于可能发生完全性房室传导阻滞而无起搏器保护的患者,要慎用。饭后 2 小时或饭前 1 小时服药并多次饮水可加快吸收,血药浓度峰值的出现提早、升高。与食物或牛奶同服可减少对胃肠道的刺激,不影响生物利用度。当每日口服量超过 1.5 克时,或给有不良反应的高危患者用药,应住院,监测心电图及血药浓度。每天超过 2 克时应特别注意心脏毒性。长期用药需监测肝、肾功能,若出现严重电解质紊乱或肝、肾功能异常时需立即停药。对奎尼丁过敏者或曾应用该药引起血小板减少性紫癜者禁用。奎尼丁禁用于没有起搏器保护的Ⅱ度或Ⅲ度房室传导阻滞、病态窦房结综合征。

67. 脑卒中后顽固性呃逆如何使用哌甲酯

哌甲酯俗称利他林,是一种神经刺激药物,被广泛应用于注意力不足多动症和嗜睡症的治疗。哌甲酯主要充当去甲肾上腺素再摄取抑制药,一般可调整多巴胺水平,在较小程度上也影响去甲肾上腺素的作用。此外,哌甲酯被认为是一种释放剂,通过提升多巴胺和去甲肾上腺素的释放。

哌甲酯每次口服 5 毫克,每日 2 次,于早饭及午饭前服。以后根据疗效调整剂量,每周递增 5～10 毫克,一日总量不宜超过 60 毫克。

长期使用哌甲酯可能导致急促的不良反应,故应留意用药期间出现的不良反应。有些兴奋药制剂的不良反应会在长期疗程中显现。使用哌甲酯的常见不良反应有紧张、昏沉和失眠。其他的不良反应包括腹痛、脱发、心绞痛、厌食症、焦虑、血压和脉搏上升和下降皆有可能、心律失常、抑郁、出汗、眩晕、运动障碍、欣快或烦躁不安、头痛、过敏、倦怠、性欲变化、反胃、心悸、瞳孔放大、精神失常、暂时性体重减少、嗜睡、生长萎缩、自杀倾向、心跳加速、口腔干燥。

傍晚以后宜避免服用哌甲酯,以免引起失眠。癫痫、高血压患者慎用哌甲酯。青光眼、激动性抑郁或过度兴奋者忌用哌甲酯。

68. 脑卒中后顽固性呃逆如何使用亚硝酸异戊酯

亚硝酸异戊酯是一种作用迅速的血管扩张药。吸入亚硝酸异戊酯可产生心动过速和局部血管扩张。使用时将安瓿包在一层手帕或纱布内,折断,经鼻腔吸入本品,每次15秒。

亚硝酸异戊酯常见不良反应为头痛、低血压,也可发生晕厥,心电图有 S-T 段压低及其他心血管效应。接触亚硝酸异戊酯可导致接触性皮炎,停药后可减轻。如果出现过量可因血管扩张和高铁血红蛋白血症而引起发绀、晕厥、呼吸困难和肌软弱。如本品发生严重不良反应,可将中毒者腿部抬高,保暖,活动四肢末端可有助于静脉回流,吸氧或人工通气,给予血浆扩容药及适当的电解质溶液以维持循环功能,如发生高铁血红蛋白血症,应静脉注射亚甲蓝。如有较多的喷雾剂被吞咽下去,可采用洗胃方式治疗。

亚硝酸异戊酯可增加眼压和颅内压,因此青光眼、近期脑外伤或脑出血患者禁用。亚硝酸异戊酯可以降低血压,故老年人和有心血管疾病的患者应慎用。

69. 脑卒中后顽固性呃逆如何使用喷他佐辛

喷他佐辛是第一个临床应用的阿片受体激动（拮抗）型镇痛药，能提供包括吗啡、哌替啶等阿片样药物相接近的镇痛作用；胃肠外给药产生快速强烈的镇痛作用，起作用时间比吗啡、哌替啶短；中枢抑制作用轻，特别是在呼吸抑制和恶心、呕吐方面都比其他阿片样药物轻；没有低血压反应；药物依赖性比其他阿片样药物小；不影响情绪；半衰期适中，其适宜的半衰期适用于各种手术，手术后遗作用迅速消除；可肌内注射、皮下、静脉、泵入等多种途径给药。

喷他佐辛一日最大用量不能多于 180 毫克。

喷他佐辛的不良反应多种多样：①瞳孔缩到针尖大小时，可出现视觉模糊或复视。②便秘，有局部胃肠道因素，也有中枢性因素。③抗利尿作用以吗啡为明显，兼有输尿管痉挛时，可出现少尿、尿频、尿急、排尿困难。④体位改变血压下降时，常有晕眩感、步态不稳及疲乏感。⑤中枢神经活动处于抑制状态时，临床表现可有嗜睡、梦幻、头痛眩晕等，继而自觉口干、食欲缺乏、饮食乏味及恶心、呕吐等不适，后者更多见于急症和第一次给药时。⑥组胺的释放可引起面颊潮红，汗多。⑦胃肠道刺激和胆管痉挛可致腹痛。⑧可引起情绪紧张不安或难以入眠等反应。

喷他佐辛少见但有危险的不良反应如下。①呼吸频繁减慢又很不规则、潮气量小、提示呼吸抑制严重,尤其是量大、快速静脉注射时容易出现。②中枢神经毒性表现,以惊厥、幻觉、耳鸣、震颤、动作不能自制等最为突出。③中枢性抑制过度,以神志模糊、抑郁、消沉、迟钝等为多见,小儿且可出现阵发性兴奋激动,大剂量可引起呼吸抑制、血压上升及心动加速。④组胺释放过多,可诱发急性荨麻疹、皮肤瘙痒、颜面红润微肿、支气管痉挛、喉痉挛、喉水肿等。

下列情况应慎用喷他佐辛:①哮喘急性发作、慢性尤其是病理性呼吸功能不全;②心律失常、心动过缓;③惊厥或有惊厥史的患者;④精神失常有自杀意图时;⑤脑外伤颅内压高或颅内病变,可使呼吸抑制或颅内压升高更严重,给药后瞳孔缩小,对光反射不明,可因而延误确诊;⑥肝、肾功能不全,颅内压升高慎用;⑦甲状腺功能低下;⑧小儿、老年和恶病质等患者;⑨对吗啡有耐受性的人,使用本品能减弱吗啡的镇痛作用,并可促使成瘾者产生戒断症状。

以下情况应禁用喷他佐辛:中毒性腹泻,毒物聚集于肠腔尚未排尽;急性呼吸抑制,通气不足;遇有血液病或血管损伤出现凝血异常时,以及需做穿刺的局部有炎症时,不得做硬膜外或蛛网膜下隙给药,戒断时由此给药也并不能使症状改善或减轻。

70. 脑卒中后顽固性呃逆如何使用氯胺酮

氯胺酮是一种具有镇痛作用的静脉全麻药。可选择性抑制丘脑内侧核,阻滞脊髓网状结构束的上行传导,兴奋边缘系统。此外,对中枢神经系统中的阿片受体也有一定的亲和力。氯胺酮可以产生一种分离麻醉状态,其特征是僵直状、浅镇静、遗忘与显著镇痛,并能进入梦境,出现幻觉。

氯胺酮起效快,静脉注射后 1 分钟、肌内注射后 5 分钟,血浆内药物浓度达峰值。苏醒迅速,对心血管有兴奋交感神经作用,对呼吸的影响较轻。氯胺酮进入血液循环后大部分进入脑组织,然后再分布于全身组织中,主要在肝内进行生物转化成为去甲氯胺酮,其作用强度为氯胺酮的 $1/5 \sim 1/3$,使得神志恢复后仍有较长时间的嗜睡状态,再逐步代谢成无活性的化合物经肾排出,仅有 2.5% 的氯胺酮原形经尿排出。重复给药时,自我诱发的酶性诱导能使此药产生耐药性。

氯胺酮的剂量临床上变异较大,单次静脉注射一般按每千克体重用药 $1 \sim 2$ 毫克计算,肌内注射按每千克体重用药 $4 \sim 5$ 毫克。

氯胺酮的主要不良反应是在麻醉恢复期有幻觉、躁动不安、噩梦及谵语等精神症状,其次是在术中常有泪液、唾液分泌增多,血压、颅内压及眼压升高;偶有一过性呼吸抑制或暂停,喉痉挛及气管痉挛,多半是在用量较大、分泌物增多时发生。

严重高血压、动脉硬化、冠心病、心功能不全、肺源性心脏病、肺动脉高压、颅内压或眼压过高者禁用。有癫痫、精神病史、甲状腺功能亢进及肾上腺嗜铬细胞瘤患者慎用。

氯胺酮与苯二氮䓬类及阿片类药物并用时,可延长作用时间并减少不良反应的发生。剂量应酌情减少。氯胺酮与氟烷等含卤全麻药同用时,氯胺酮的作用延长。氯胺酮与抗高血压药或中枢神经抑制药合用时,尤其是氯胺酮用量偏大,静脉注射过快,可导致血压剧降和(或)呼吸抑制。服用甲状腺素的患者,氯胺酮有可能引起血压过高和心动过速。

71. 脑卒中后顽固性呃逆如何使用甲氧氯普胺

甲氧氯普胺是止吐药,可用于因脑部肿瘤手术、肿瘤的放疗及化疗、脑外伤后遗症、急性颅脑损伤及药物所引起的呕吐。对于胃胀气性消化不良、食欲缺乏、嗳气、恶心、呕吐也有较好的疗效。

成人口服甲氧氯普胺每次 5～10 毫克,每日 3 次,餐前 30 分钟服用。每日剂量不宜超过每千克体重 0.5 毫克。

甲氧氯普胺的不良反应为镇静作用,可有倦怠、嗜睡、头晕等。其他有便秘、腹泻、皮疹及溢乳、男子乳房发育过度等,但较为少见。大剂量甲氧氯普胺或长期应用,可能因阻断多巴胺受体,使胆碱能受体相对亢进而导致锥体外系反应,主要表现为帕金森综合征,可出现肌震颤、头向后倾、斜颈、阵发性双眼向上注视、发音困难、共济失调等。可用苯海索等抗胆碱药治疗。甲氧氯普胺禁用于嗜铬细胞瘤、癫痫、进行放疗或化疗的乳腺癌患者,对胃肠道活动增强可导致危险的患者,如机械性肠梗阻、胃肠出血等也禁用。遇光变成黄色或黄棕色后,毒性升高。

甲氧氯普胺与对乙酰氨基酚、左旋多巴、锂化物、四环素、氨苄西琳、乙醇和地西泮等同用时,胃内排空增快,使后者在小肠内吸收增加。甲氧氯普胺与乙醇或中枢抑制药等同时并用,镇静作用均增强。甲氧氯普胺与抗胆碱能药物和麻醉止痛药物合用有拮抗作用。甲氧氯普胺与抗毒蕈碱麻醉性镇静药并用,甲氧氯普胺对胃肠道的能动性效能可被抵消。由于甲氧氯普胺可释放儿茶酚胺,正在使用单胺氧化酶抑制药的高血压患者,使用时应注意监控。甲氧氯普胺与阿扑吗啡并用,后者的中枢性与周围性效应均可被抑制。甲氧氯普胺与西咪替丁、慢溶型剂型地高辛同用,后者的胃肠道吸收减少,如间隔 2 小时服用可以减少这种影响;本品还可增加地高辛的胆汁排出,从而改变其血浓度。甲氧氯普胺与能导致锥体外系反应的药物,如与吩噻嗪类药等合用,锥体外系反应发生率与严重性均可有所增加。

72.脑卒中后顽固性呃逆如何使用多潘立酮

多潘立酮为胃肠促动力药类非处方药,每片含主要成分多潘立酮 10 毫克,适用于消化不良,腹胀、嗳气、恶心、呕吐、腹部胀痛。成人一次口服 1 片,每日 2～3 次,饭前15～30 分钟服用。

多潘立酮偶可引起轻度腹部痉挛、口干、皮疹、头痛、腹泻、神经过敏、倦怠、嗜睡、头晕等。有时血清泌乳素水平会升高、溢乳、男子乳房女性化等,但停药后即可恢复正常。罕见情况下出现闭经。非常罕见的不良反应包括血管神经性水肿、过敏反应、瘙痒、肝功能检验异常、惊厥、荨麻疹、锥体外系等。

嗜铬细胞瘤、乳腺癌、机械性肠梗阻、胃肠出血等患者禁用多潘立酮。已知对多潘立酮或本品任一成分过敏者禁用。增加胃动力有可能产生危险,应禁用多潘立酮。分泌催乳素的垂体肿瘤患者禁用多潘立酮。多潘立酮禁止与酮康唑口服制药、红霉素、氟康唑、伏立康唑、克拉霉素、胺碘酮、泰利霉素合用。

心律失常患者及接受化疗的肿瘤患者应用时需慎重,有可能加重心律失常症状。过量服用多潘立酮或出现严重不良反应,应立即就医。对多潘立酮过敏者禁用,过敏体质者慎用。多潘立酮性状发生改变时禁止使用。多潘立酮含有乳糖,可能不适用于乳糖不耐受、半乳糖血症或葡萄糖、半乳糖吸收障碍的患者。当抗酸药或抑制胃酸分泌药物与多潘立酮合用时,前两类药不能在饭前服用,应于饭后服用。由于多潘立酮主要在肝代谢,故肝功能损害的患者慎用。严重肾功能不全患者多潘立酮的消除半衰期延长,但其血药浓度低。由于经肾排泄的原形药物极少,因此肾功能不全的患者单次服药可能不需调整剂量。但需重复给药时,应根据肾功能损害的严重程度,将服药频率减为每日1~2次,剂量应咨询医生。

多潘立酮不宜与唑类抗真菌药(如酮康唑、伊曲康唑)、大环内酯类抗生素(如红霉素)、HIV 蛋白酶抑制药类抗艾滋病药物及奈法唑酮等合用。抗胆碱能药品如卡马西平、溴丙胺太林、山莨菪碱、颠茄片等会减弱本品的作用,不宜与多潘立酮同服。抗酸药和抑制胃酸分泌的药物可降低多潘立酮的生物利用度,不宜与多潘立酮同服。

73. 脑卒中后顽固性呃逆如何使用甲磺酸二氢麦角碱

甲磺酸二氢麦角碱适用于由年龄引起的精神退化症状,老年痴呆症,脑血管意外,周围血管疾病,动脉性高血压引起的自觉性血管症状。

甲磺酸二氢麦角碱口服一次 1~2 毫克,每日 3~6 毫克;饭前服,疗程遵医嘱。

甲磺酸二氢麦角碱的不良反应主要有鼻塞。循环系统可能出现心动过缓、低血压、脑缺血、面红和心悸。精神神经系统可能出现头痛、头重感、眩晕、失眠、嗜睡,肢端麻痒和攻击反应。消化系统可能出现恶心、呕吐、便秘、腹痛、厌食、口干、胃灼热、腹泻和口腔炎。肝可能有转氨酶值升高。其他有时会出现感觉异常,如舌刺痛感、舌僵直感、舌扭曲感,胸部不适,乏力,罕见心前区疼痛,出汗障碍,鼻道狭窄,耳鸣。

严重心动过缓患者慎用甲磺酸二氢麦角碱。过量服用甲磺酸二氢麦角碱会出现脑血管和冠状血管供血不足的低血压,呕吐,腹泻等症状,严重时有血管痉挛、惊厥和意识障碍等,应给予对症和支持治疗。

对甲磺酸二氢麦角碱过敏者禁用。严重心脏病患者,特别是伴有心动徐缓者应禁用甲磺酸二氢麦角碱。

甲磺酸二氢麦角碱与环孢霉素合用时,可改变环孢霉素的药代动力学。多巴胺与双氢麦角毒碱联合应用时,可诱导周围血管痉挛,特别是肢体远端血管收缩。

过量服用甲磺酸二氢麦角碱会出现脑血管和冠状血管供血不足的低血压、呕吐、腹泻等症状,严重时有血管痉挛、惊厥和意识障碍等,应给予对症和支持治疗。

74. 脑卒中后顽固性呃逆如何使用尼麦角林

尼麦角林为半合成麦角碱衍生物,具有 α 受体阻滞作用和扩血管作用。可加强脑细胞能量的新陈代谢,增加氧和葡萄糖的利用,促进神经递质多巴胺的转换而增加神经的传导,加强脑部蛋白质的合成,改善脑功能。适用于急性或慢性脑血管障碍或脑代谢功能不全。慢性脑部功能不全引起的行动不便、语言障碍、耳鸣、头晕目眩、视力障碍、感觉迟钝、头痛、失眠、记忆力减退、注意力不集中、精神抑郁、不安、激动及阿尔茨海默病。

尼麦角林片剂为粉红色片。针剂为白色冻干块状物。尼麦角林片每次 1～2 片,每日 3 次,口服。肌内注射一次 2～4 毫克,每日 1～2 次。静脉滴注一次 2～4 毫克,溶于 100 毫升氯化钠注射液中缓慢滴注,每日 1～2 次。

尼麦角林的不良反应可见潮红、耳鸣、头晕、倦怠、低热及轻微胃肠不适、血压降低等。偶见尿频、口裂、肝肾功能和总胆固醇轻度改变。药物可加强抗高血压药的作用,摄入高剂量的尼麦角林可能引起血压的暂时下降。一般不需治疗,平卧休息几分钟即可。罕见的病例有大脑与心脏供血不足,宜在持续的血压监测下,给予拟交感神经药。一般情况下老年患者身体功能减退,所以一旦发现水、电解质异常,应在监护下给用尼麦角林。

75. 脑卒中后失语如何药物治疗

失语症是由于大脑功能受损所引起的语言功能丧失或受损。脑卒中是其最常见的病因。失语可以分为运动性失语、感觉性失语、混合性失语和命名性失语。失语症恢复缓慢,需要 2 年以上的时间,而且比较困难,仅约有 20% 的患者可以完全恢复,严重地影响了患者与外界的交流能力,同时也阻碍其回归家庭、恢复社会功能,给社会和家庭造成巨大的负担。

目前对失语症患者尚无一种特效的药物可以治疗,现在临床常用的治疗药物有溴隐亭、吡拉西坦、多奈哌齐等。其中溴隐亭具有多巴胺能的活性,不但可以改善脑卒中患者的失语,还可以用于治疗脑卒中后出现的抑郁,以及帕金森病等。

76. 脑卒中后失语如何使用溴隐亭

溴隐亭为多巴胺能激动药。主要用于治疗帕金森病,治疗与催乳素有关的生殖系统功能异常,如闭经、溢乳症、经前综合征、产褥期乳腺炎、纤维囊性乳腺瘤、男性阳痿或性欲减退,还可用于垂体腺瘤等。

溴隐亭每日口服 15～30 毫克,分 3 次口服。

溴隐亭治疗的最初几天,有些患者可能出现恶心,极少数患者可能出现眩晕、疲乏、呕吐或腹泻,但不至于严重到需要停药。溴隐亭可引起直立性低血压,个别患者会出现虚脱,因此,患者特别是在治疗最初几天应监测血压。如发生此类症状可对症治疗。鼻塞、便秘、嗜睡、头痛等不良反应亦有报道,少数患者偶有精神紊乱、精神运动性兴奋、幻觉、运动障碍、口干、下肢痉挛、肌肉疼痛、皮肤过敏反应及脱发。这些不良反应大多与剂量有关,通常降低剂量即可控制。

对麦角生物碱过敏者、心脏病、周围血管病及妊娠女性禁用溴隐亭。忌与降压药物、吩噻嗪类或 H_2 受体阻滞药合用。肢端肥大伴有溃疡病或出血史者忌用溴隐亭。溴隐亭如与左旋多巴合用,每加本品 10 毫克,需减少左旋多巴剂量 12.5%。

溴隐亭经细胞色素 P_{450} 酶系统代谢,与大环内酯类抗生素、唑类抗真菌药或细胞色素 P_{450} 酶抑制药合用,可因提高溴隐亭的血药浓度,而导致增加不良反应发生的危险性。溴隐亭与奥曲肽合用可提高溴隐亭的血药浓度,应避免合用。溴隐亭与甲基麦角新碱或其他麦角碱合用可能会增加不良反应发生的危险性,应避免合用。乙醇可降低溴隐亭的耐受性。

77. 脑卒中后失语如何使用吡拉西坦

吡拉西坦为脑代谢改善药,属于 γ-氨基丁酸的环形衍生物。吡拉西坦有抗物理因素、化学因素所致的脑功能损伤的作用。能促进脑内 ATP,可促进乙酰胆碱合成并能增强神经兴奋的传导,具有促进脑内代谢作用。可以对抗由物理因素、化学因素所致的脑功能损伤,对缺氧所致的逆行性遗忘有改进作用。可以增强记忆,提高学习能力。适用于急、慢性脑血管病,脑外伤,各种中毒性脑病等多种原因所致的记忆减退及轻、中度脑功能障碍。也可用于儿童智能发育迟缓。

吡拉西坦的用法为:肌内注射每次 1 克,每日 2～3 次。静脉注射每次 4～6 克,每日 2 次;静脉滴注每次 4～8 克,每日 1 次,用 5% 葡萄糖注射液或氯化钠注射液稀释至 250 毫升后使用。

吡拉西坦不良反应以消化道反应为常见,可有恶心、腹部不适、纳差、腹胀、腹痛等,症状的轻重与服药剂量直接相关。中枢神经系统不良反应包括兴奋、易激动、头晕、头痛和失眠等,但症状轻微,且与服用剂量大小无关。停药后以上症状消失。偶见轻度肝功能损害,表现为轻度转氨酶升高,但与药物剂量无关。

锥体外系疾病患者禁用吡拉西坦,以免加重症状。肝肾功能障碍者慎用吡拉西坦并应适当减少剂量。吡拉西坦与华法林联合应用时,可延长凝血酶原时间,可诱导血小板聚集的抑制。在接受抗凝治疗的患者中,同时应用吡拉西坦时应特别注意凝血时间,防止出血危险,并调整抗凝治疗的药物剂量和用法。

78. 脑卒中后失语如何使用多奈哌齐

多奈哌齐是第二代胆碱酯酶抑制药,是一种长效的阿尔茨海默病的对症治疗药。多奈哌齐的治疗作用是可逆性地抑制乙酰胆碱酯酶引起的乙酰胆酰水解而增加受体部位的乙酰胆碱含量。多奈哌齐可能还有其他机制,包括对肽的处置、神经递质受体或钙离子通道的直接作用。多奈哌齐适用于轻、中度阿尔茨海默型痴呆症。

多奈哌齐的用量为一次 2.5～5 毫克,每日 1 次,睡前服用,至少维持 1 个月,做出临床评估后,可以将剂量增加到一次 10 毫克,每日 1 次,睡前服用。宜最大剂量为每日 10 毫克,3～6 个月为 1 个疗程。服药后出现严重失眠的患者可改为晨服。

多奈哌齐的不良反应有腹泻、恶心和失眠,通常是轻微和短暂的,无需停药,在 1～2 天内可缓解。

对盐酸多奈哌齐或哌定衍生物高度敏感的患者禁用;对心脏疾病、哮喘或阻塞性肺部疾病者有影响,也能增加患消化道溃疡的危险性；拟胆碱作用可能引起尿潴留及惊厥，用药时应注意观察；与琥珀胆碱类肌松药、抗胆碱能药有拮抗作用，故不能并用。

利福平、苯妥英钠、卡马西平和乙醇可能会降低多奈哌齐的浓度。琥珀酰胆碱、美托洛尔可能会增强多奈哌齐的作用，应减少合用。

79. 脑卒中后抑郁如何药物治疗

至少有 40%～50% 的脑卒中患者在卒中后有抑郁的体验，多发生在脑卒中后 2 个月～1 年。由于抑郁反应的发生非常隐蔽，不易被察觉，有些患者由于存在语言障碍，使抑郁症状不能被检出，往往直到意外事件发生后才知道。如果对抑郁状态的表现早有所认识，多注意患者的情绪和精神状态，这种悲剧完全可以避免。

临床上对脑卒中后出现的抑郁首先选择药物治疗。主要药物包括三环类抗抑郁药去甲替林、阿米替林、丙米嗪等，以及选择性 5-羟色胺再摄取抑制药氟西汀、舍曲林、西酞普兰等。药物治疗一般要服用 3～6 个月或更长时间，如能正规治疗，绝大多数患者的抑郁症状可以完全消除，有利于肢体功能的恢复，使患者生活和社会交往能力尽快得到恢复。

80. 脑卒中后抑郁如何使用阿米替林

阿米替林为临床最常用的三环类抗抑郁药,其药理作用是阻断去甲肾上腺素、5-羟色胺在神经末梢的再摄取,从而使突触间隙的递质浓度升高,促使突触传递功能而发挥抗抑郁作用。其抗抑郁作用相似于丙米嗪,可使抑郁症患者情绪提高,对思考缓慢、行为迟缓及食欲缺乏等症状能有所改善。适用于治疗焦虑性或激动性抑郁症。

如果是轻度抑郁患者,可服用阿米替林片进行控制,阿米替林片是三环类抗抑郁药,治疗初期可能出现抗胆碱能反应,如多汗、口干、视物模糊、排尿困难、便秘等。中枢神经系统不良反应可出现嗜睡、震颤、眩晕。可发生直立性低血压。偶见癫痫发作、骨髓抑制及中毒性肝损害等。抑郁症较长或较为严重的患者,可结合中药制剂进行治疗会有较为持久的疗效,在服药期间,应忌食寒凉油腻和辛辣刺激性食物。

口服成人常用量:开始一次 25 毫克,每日 2~4 次,然后根据病情和耐受情况逐渐增至每日 150~300 毫克。

对三环类某一药物过敏者,对另一药物也有可能过敏。这类患者慎用阿米替林。老年患者因为代谢与排泄功能均下降,对本类药物的敏感性增强,用量一定要减小。使用中应格外注意防止直立性低血压以致摔倒。下列情况应慎用

或禁用;①高血压、急性心肌梗死恢复期患者禁用;②支气
管哮喘;③心血管疾病;④青光眼;⑤肝功能损伤;⑥甲状腺
功能亢进;⑦前列腺肥大;⑧精神分裂症;⑨尿潴留。⑩癫
痫病史者慎用。

使用三环类药物时,用量必须注意个体化。宜在饭后
服药,以减少胃部刺激。开始服药时常先出现镇静,抗抑郁
的疗效需在1～4周才明显。维持治疗时,可每晚一次顿服。
但老年、少年与心脏病患者仍宜分服。对易发生头晕、萎靡
等不良反应者,可在晚间一次顿服,以免影响白天工作。突
然停药时可产生头痛、恶心与不适,宜采取在1～2个月期间
逐渐减少用量的办法。治疗期应定期随访检查以下项目:
①血细胞计数;②血压;③心脏功能监测;④肝功能测定。

阿米替林的不良反应:①偶有视力减退、眼痛(青光眼
发作)、低血压昏倒、出现幻觉或谵妄状态、心律失常、心动
过缓、肌肉震颤、尿潴留、癫痫发作、皮疹、咽痛、高热(粒细
胞减少症)、黄疸等,须引起注意,采取相应的医疗措施;
②遇有便秘、头晕、萎靡、口干、头痛、恶心、心率加快、多汗、
皮肤对光敏感、失眠等,应及时停药或减量。个别病例直立
性低血压,可引起肝损害,迟发性运动障碍,排尿困难。

阿米替林与乙醇并用,可以促使中枢神经的抑制作用。
阿米替林与抗惊厥药并用,三环类可降低癫痫阈值,从而降
低抗惊厥药的作用,需调整抗癫痫药的用量。阿米替林与
抗组胺药或抗胆碱药并用,药效相互加强,需及时调整用

量。阿米替林与胍乙定并用,后者的抗高血压作用可被减低。阿米替林与雌激素或含雌激素的避孕药并用,可增加三环类药的不良反应,同时减少抗抑郁效能。阿米替林与单胺氧化酶抑制药合用,可产生高血压危象,一般应在前者停用两周后,再使用三环类药物。阿米替林与肾上腺素受体激动药并用,可引起严重高血压与高热。阿米替林与甲状腺制剂合用,可互相增效,导致心律失常,两者均须减量。

81. 脑卒中后抑郁如何使用丙米嗪

丙米嗪主要作用是能阻滞去甲肾上腺素和 5-羟色胺的再摄取,增加突触间隙中去甲肾上腺素和 5-羟色胺含量。具有较强的抗抑郁、抗胆碱能作用,镇静作用较弱。主要用于治疗各种抑郁症,尤以情感障碍抑郁症疗效显著。亦可用于反应性抑郁、抑郁性神经症、小儿遗尿症。

成人每次口服丙米嗪 12.5～25 毫克,每日 3 次。

丙米嗪常见的不良反应有口干、心动过速、出汗、视物模糊、眩晕、有时出现便秘、失眠、精神紊乱、胃肠道反应、荨麻疹、震颤、心肌损害、直立性低血压,偶见白细胞减少。药物过量引起的中毒症状有谵妄、幻觉、昏迷、痉挛、血压下降、呼吸抑制、瞳孔散大;循环系统可见窦性心动过速、心肌缺血、多灶性期外收缩及房室或室内传导阻滞、室性纤颤。处理:洗胃、催吐,以排出毒物,并依病情进行相应对症治疗及支持疗法。

服丙米嗪期间忌用升压药。高血压、动脉硬化、青光眼患者慎用丙米嗪。癫痫患者忌用丙米嗪。丙米嗪不得与单胺氧化酶抑制药合用,应在停用单胺氧化酶抑制药后 14 天,才能使用本品。用药期间应定期检查血常规、肝功能、肾功能。患者有转向躁狂倾向时应立即停药。严重心脏病、青光眼、排尿困难、支气管哮喘、癫痫、甲状腺功能亢进、谵妄、粒细胞减少、肝功能损害者禁用。对三环类药过敏者禁用。

82. 脑卒中后抑郁如何使用氟西汀

氟西汀是一种选择性 5-羟色胺再摄取抑制药(SSRI)抗抑郁药,商品名为"百忧解"。氟西汀通过抑制神经突触细胞对神经递质血清素的再吸收以增加细胞外可以和突触后受体结合的血清素水平。而对其他受体,如 α-肾上腺素能、β肾上腺素能、5-羟色胺能、多巴胺能等,氟西汀则几乎没有结合力。氟西汀口服后从胃肠道吸收良好,进食不影响其生物利用度。吸收后与血浆蛋白大量结合,分布广泛。服药数周后达到稳态血浆浓度。在临床上,氟西汀用于成人抑郁症、强迫症和神经性贪食症的治疗。

氟西汀的不良反应有全身或局部过敏、胃肠道功能紊乱(如恶心、呕吐、消化不良、腹泻、吞咽困难等)、厌食、头晕、头痛、睡眠异常、疲乏、精神状态异常、性功能障碍、视觉异常、呼吸困难等。对于正在使用单胺氧化酶抑制药者,应禁用氟西汀。对于肝功能不全者,氟西汀和去甲氟西汀的半衰期分别增至 7 天和 14 天,因此应考虑减少用药剂量或降低用药频率。

　　氟西汀是和血浆蛋白结合性非常强的药物,因此用药期间要注意其他与血浆蛋白结合的药物,如华法林。氟西汀非常容易把其他与血浆蛋白结合的药物从血浆蛋白上释放出来,从而造成其他药物在血液中浓度升高而中毒。例如把过多华法林从血浆蛋白上释放出来,造成华法林浓度升高而出血不止,甚至危及生命。氟西汀是肝细胞色素 P_{450} 抑制药,因此要注意如华法林这种依靠肝代谢的药物,它会增加这种药物在血液中的浓度,易造成药物中毒。氟西汀不能和苯二氮䓬类药物一起使用,会降低身体对苯二氮䓬类药物的清除。氟西汀要 2～6 周才能完全发生效应,并非仅仅是半衰期比较长的原因,还与此药物促进大脑中的海马部位的细胞增长有关。从理论上讲,慢性抑郁与海马部位细胞减少有关。氟西汀药物剂量过大,会造成血清素综合征,出现发热、发抖、反射亢进、思维紊乱、焦虑,甚至产生幻觉。因此患者在服用这个药的时候,最好注意患者是否还服用别的抗抑郁药。

　　患者可能会由于氟西汀的不良反应而突然停药,这会使得血清素一下子变得太少而产生类似流感样的症状,即头痛、疲劳、头晕眼花、不安、焦虑、发抖、失眠、浑身酸痛等。

患者会认为自己是得了流感,而不会想到是突然停药的问题。这种流感样的不适,会持续 14 天左右。因此如果想要停药的话,要逐渐、慢慢停药。

氟西汀与去甲替林、阿米替林、丙米嗪等合用时,治疗作用会明显增强。其还可以使苯妥英血药浓度增大,并出现苯妥英中毒症状。而与锂合用时,可增加或降低锂的血中浓度。同时合用地西泮可能会使地西泮的作用加强。用药前应咨询医生。

83. 脑卒中后抑郁如何使用舍曲林

舍曲林用于治疗抑郁症的相关症状,包括伴随焦虑、有或无躁狂史的抑郁症。疗效满意后,继续服用舍曲林可有效防止抑郁症的复发和再发。舍曲林也用于治疗强迫症。疗效满意后,继续服用舍曲林可有效防止强迫症初始症状的复发。

舍曲林每日 1 次口服给药,早、晚服用均可。可与食物同时服用,也可单独服用。成人每日服用舍曲林 1 片(50 毫克)。服药 7 天内可见疗效。

舍曲林的不良反应有以下几种:①胃肠道,腹泻/稀便、口干、消化不良和恶心。②代谢及营养,厌食。③神经系统,昏迷、抽搐、头痛、感觉减退、偏头痛、运动障碍(包括锥体外系副反应症状,如多动、肌张力升高、磨牙及步态异常)、肌肉不自主收缩、感觉异常和昏厥。还有5-羟色胺综合征相关的症状和体征,如一些因同时使用5-羟色胺能药物而引起的焦虑不安、意识模糊、大汗、腹泻、发热、高血压、肌强直及心动过速。④精神,攻击性反应、激越、焦虑、抑郁症状、欣快、幻觉、性欲减退、噩梦及精神病。⑤生殖系统及乳腺,溢乳、男子乳腺过度发育、月经不调及阴茎异常勃起。⑥皮肤及皮下组织,脱发症、血管性水肿、面部水肿、眼周水肿、皮肤光敏反应、瘙痒、紫癜、皮疹及荨麻疹。⑦肾及泌尿系统,尿失禁及尿潴留。⑧呼吸、胸及纵隔,支气管痉挛及打哈欠。⑨血管,异常出血(如鼻出血、胃肠出血或血尿)、潮热及高血压。⑩外伤,中毒及术后或手术等操作性并发症,骨折。有报道说,舍曲林停药后的症状包括焦虑不安、忧虑、眩晕、头痛、恶心及感觉异常。

舍曲林禁用于对本品过敏者。舍曲林与单胺氧化酶抑制药合用,可出现严重反应,在停用单胺氧化酶抑制药14天内,不能服用本药;停用本品后也需14天以上才能开始单胺氧化酶抑制药的治疗。舍曲林与色氨酸或芬氟拉明合用时,可使中枢神经系统对5-羟色胺的再摄取增加,出现药效学相互作用。用舍曲林治疗期间不宜饮酒。舍曲林与西咪替丁合用,可降低舍曲林的清除。舍曲林与华法林合用,可延长凝血酶原时间。舍曲林与锂盐合用时,可能存在药效学相互作用,应慎用。舍曲林禁止与匹莫齐特合用。

84. 脑卒中后抑郁如何使用西酞普兰

西酞普兰是一种新型选择性 5-羟色胺再摄取抑制药，其相对选择性在同类药物中最高。西酞普兰能有效抑制 5-羟色胺的再摄取，对多巴胺和去甲肾上腺素的再摄取作用很小，对乙酰胆碱、组织胺、γ氨基丁酸、毒蕈碱、阿片类和苯二氮䓬类受体的影响很小甚至无影响。西酞普兰对内源性和非内源性抑郁患者同样有效，且不影响患者的心脏传导系统和血压，不损害认知功能及精神运动，也不增强乙醇导致的抑郁作用，对血液、肝及肾等也不产生影响，特别适用于长期治疗。常用于抑郁症的治疗，对其他多种精神障碍的症状同样有效。

西酞普兰成人起始剂量 20 毫克，分 3 次服用，可增至 40～60 毫克。

西酞普兰常见的不良反应有恶心、口干、嗜睡、出汗增多、头痛和睡眠时间偏短，通常在治疗开始的第 1～2 周时比较明显，随着抑郁症状的改善，不良反应会逐渐消失。亦有报道出现癫痫发作、激素分泌紊乱、躁狂及引起性功能障碍等不良反应。

西酞普兰与单胺氧化酶抑制药合用会产生危险的相互作用，出现致命性的 5-羟色胺综合征，因此，严格禁止两者联合应用。而且，在应用西酞普兰治疗之前，应停止服用单胺氧化酶抑制药至少 2 周。美托洛尔、丙米嗪、红霉素、酮康唑、奥美拉唑等可增加西酞普兰的血清浓度,合用时应调整用药剂量。西酞普兰通过其他机制如干扰蛋白结合和肾排泄产生药物间相互作用的危险性相对较低。

85. 脑卒中后出现睡眠障碍如何药物治疗

睡眠障碍是睡眠量不正常及睡眠中出现异常行为的表现,也是睡眠和觉醒正常节律性交替紊乱的表现。睡眠障碍可由多种因素引起,常与躯体疾病有关,包括睡眠失调和异态睡眠。睡眠与人的健康息息相关,成年人出现睡眠障碍的比例高达 30%,睡眠障碍必须引起足够的重视。长期失眠会导致大脑功能紊乱,对身体造成多种危害,严重影响身心健康。

脑卒中患者出现睡眠障碍的发病机制目前尚不完全清楚,可能与脑卒中损害的位置有关,年龄大的患者更常见,脑出血较脑梗死发生睡眠障碍的比例高。脑卒中合并睡眠障碍的主要表现为白天嗜睡,夜间清醒,有时会伴有精神症状。治疗上可以在睡前服用苯二氮䓬类药物如地西泮或艾司唑仑,如果无效可以加用氟西汀。

脑卒中后睡眠障碍患者经药物治疗后,如果夜间睡眠超过 6 小时,白天睡眠不足 2 小时可以认为治疗有较明显的效果;如果夜间睡眠 4～6 小时,白天睡眠不足 2 小时可以称为治疗比较有效果；如果夜间睡眠不足 4 小时，白天睡眠超过 6 小时则认为治疗无效。

86. 脑卒中后睡眠障碍如何使用地西泮

地西泮为苯二氮䓬类抗焦虑药，具有抗焦虑、镇静、催眠、抗惊厥、抗癫痫及中枢性肌肉松弛作用。其抗焦虑作用选择性很强，是氯氮䓬的 5 倍，这可能与其选择性作用于大脑边缘系统，与中枢苯二氮䓬受体结合而促进 γ 氨基丁酸的释放或突触传递功能有关。较大剂量时可诱导入睡，与巴比妥类催眠药比较，它具有治疗指数高、对呼吸影响小、对快波睡眠几无影响，对肝药酶无影响、大剂量时亦不引起麻醉等特点，是目前临床上最常用的催眠药。此外还具有较好的抗癫痫作用。

成人每次口服 5～10 毫克，睡前服用。

地西泮常见的不良反应有嗜睡、头晕、乏力等，大剂量可有共济失调、震颤。罕见的有皮疹，白细胞减少。个别患者发生兴奋、多语、睡眠障碍，甚至幻觉。停药后，上述症状很快消失。长期连续用药可产生依赖性和成瘾性，停药可能发生撤药症状，表现为激动或抑郁。老年患者更容易出现不良反应。宜从小剂量用起。青光眼、重症肌无力等患者慎用地西泮。粒细胞减少、肝、肾功能不全者慎用地西泮。老年人剂量减半。

地西泮能增强其他中枢抑制药的作用,若同时应用应注意调整剂量。乙醇能增强本品作用,治疗期间应避免饮酒或含乙醇的饮料。西咪替丁可抑制地西泮和氯氮䓬的排泄,合用时,应注意调整剂量。地西泮可增加筒箭毒、三碘季胺酚的作用,但可减弱琥珀胆碱的肌肉松弛作用。苯妥英钠与地西泮合用,可减慢苯妥英钠的代谢,而利福平又可增加本品的排泄。

药物过量会出现持续的精神错乱、严重嗜睡、抖动、语言不清、蹒跚、心跳异常减慢、呼吸短促或困难、严重乏力。超量或中毒宜及早对症处理,包括催吐或洗胃以及呼吸循环方面的支持疗法,苯二氮䓬受体拮抗药氟马西尼可用于该类药物过量中毒的解救和诊断。中毒出现兴奋异常时,不能用巴比妥类药。

87. 脑卒中后睡眠障碍如何使用艾司唑仑

艾司唑仑又称舒乐安定,是快速吸收和半衰期中等的苯二氮䓬安定类催眠药物,其镇静催眠作用比硝西泮强2.4～4倍。临床研究报道,晚上服用后其作用可持续6小时,可有效治疗入睡困难和睡眠维持困难。由于半衰期比较长,出现反跳性失眠比较少。

成人睡前口服艾司唑仑,一次1～2毫克。

艾司唑仑常见的不良反应:口干、嗜睡、头晕、乏力等,

1～2小时后可自行消失,大剂量可有共济失调、震颤。罕见的有皮疹、白细胞减少。个别患者发生兴奋,多语,睡眠障碍,甚至幻觉。停药后,上述症状很快消失。艾司唑仑有依赖性,但较轻,长期应用后,停药可能发生撤药症状,表现为激动或抑郁。个别患者偶有疲乏、无力、嗜睡等不良反应,1～2小时后可自行消失。

服用艾司唑仑期间不宜饮酒。对其他苯二氮䓬药物过敏者,可能对本药过敏。青光眼、重症肌无力患者应禁用艾司唑仑。中枢神经系统处于抑制状态的急性乙醇中毒、急性或易于发生的闭角型青光眼、老年高血压、心脏病、肝病、肾病、严重慢性阻塞性肺部病变的患者应慎用艾司唑仑。

艾司唑仑与中枢抑制药合用可增加呼吸抑制作用。艾司唑仑与易成瘾和其他可能成瘾药合用时,成瘾的危险性增加。艾司唑仑与酒及全麻药、可乐定、镇痛药、吩噻嗪类、单胺氧化酶A型抑制药和三环类抗抑郁药合用时,可彼此增效,应调整用量。艾司唑仑与抗高血压药和利尿降压药合用,可使降压作用增强。艾司唑仑与西咪替丁、普萘洛尔合用,使本药清除减慢,血浆半衰期延长。艾司唑仑与扑米酮合用时,由于减慢后者代谢,需调整扑米酮的用量。艾司唑仑与左旋多巴合用时,可降低后者的疗效。艾司唑仑与利福平合用时,可增加艾司唑仑的消除,血药浓度降低。艾司唑仑与地高辛合用,可增加地高辛血药浓度而致中毒。异烟肼抑制艾司唑仑的消除,致血药浓度升高。

88. 脑卒中后流涎如何用药物治疗

流涎是脑卒中后吞咽功能障碍患者的临床表现之一，在临床吞咽功能障碍的患者中有 80%～90% 患者均伴有流涎的症状，轻者在患者张嘴说话或吃饭时不自觉从患侧口角流出；重者则成线不断从患侧口角流出，给患者带来了极大困扰，严重影响了脑卒中患者的生活质量。

脑卒中患者流涎主要是由于口腔肌肉协调功能障碍、吞咽障碍、口唇不能同步闭合所致。可以试用胰酶肠溶胶囊和莫沙必利治疗。

89. 脑卒中后流涎如何使用胰酶肠溶胶囊

胰酶肠溶胶囊为助消化药，主要成分胰酶是从猪、羊或牛胰中提取的多种酶的混合物。主要为胰蛋白酶、胰淀粉酶与胰脂肪酶。胰酶在中性或弱碱性条件下活性较强，其消化能力取决于到达小肠中的量，在十二指肠中起效。胰脂肪酶将脂肪水解成为甘油和脂肪酸；胰蛋白酶将蛋白质水解成为氨基酸类及其衍生物；胰淀粉酶将淀粉水解成为糊精和糖类。按胰酶的标示量计算，以干燥品计，每 1 克中含胰蛋白酶不得少于 540 活力单位，胰淀粉酶不得少于6300 活力单位，胰脂肪酶不得少于 3400 活力单位。胰酶肠溶胶囊用于消化不良、胰腺疾病引起的消化障碍和各种原因引起的胰腺外分泌功能不足的替代治疗。

胰酶肠溶胶囊成人口服，一次 0.3～1 克，每日 3 次，餐前服用。

胰酶肠溶胶囊的不良反应偶可见于对制剂中动物蛋白的变应反应。在长期或大剂量接触后，可能会有以下不利或不良反应：吸入粉末后，偶有鼻腔刺激和变应性鼻炎的发生；接触粉末后，有哮喘、支气管过敏和肺部过敏的病例报道；对胃肠道的作用方面，偶有腹泻、便秘、胃部不适、恶心的报道；对泌尿生殖系统作用方面，长期大量服用的儿童患者中有高尿酸血症、高尿酸尿和尿石病的报道；对皮肤的作用方面，有过敏引起的皮疹发生。

胰酶可能与以下药物有相互作用。①阿卡波糖、米格列醇：由于胰酶为糖类裂解剂，因此与阿卡波糖、米格列醇等合用时。可能加速这些降糖药的降解，从而降低其疗效，因此应避免与之同时使用。②西咪替丁、雷尼替丁、法莫替丁、尼扎替丁等：胰酶与上述药物合用时，由于这些 H_2 受体拮抗药均可升高胃内 pH。抑制胃液对胰酶的破坏作用，可能增加口服胰酶的疗效。因此。胰酶在上述 H_2 受体拮抗药合用时。可能需要降低其剂量。③叶酸：胰酶可能妨碍叶酸的吸收。因此服用胰酶的患者可能需要补充叶酸。④酸性药物：胰酶在酸性条件下易破坏。服用时不可咀嚼，不宜与酸性药物同服。⑤铁：同时服用胰酶和补铁药可能会引起铁吸收的降低。⑥锌：胰酶可能会促进锌的吸收。

服用胰酶肠溶胶囊必须整片吞服，不得碾碎或溶解后服用。对胰酶肠溶胶囊过敏者禁用，过敏体质者慎用。胰酶肠溶胶囊不宜与酸性药物同服。胰酶肠溶胶囊禁用于急性胰腺炎早期，禁用于已知对猪蛋白制品过敏者。胰酶肠溶胶囊在酸性条件下易破坏，服时不可咀嚼，不宜与酸性药物同服。胰酶肠溶胶囊与等量碳酸氢钠同服，可增加疗效。大剂量胰酶可致腹泻、恶心、腹部痉挛或疼痛。还可使血和尿中尿酸含量增多。如服用过量或出现严重的不良反应，请立刻就医。

90. 脑卒中后流涎如何使用莫沙必利

莫沙必利为选择性 5-羟色胺受体激动药，能促进乙酰胆碱的释放，刺激胃肠道而发挥促动力作用，从而改善功能性消化不良患者的胃肠道症状，但不影响胃酸的分泌，不会引起锥体外系综合征及心血管不良反应。莫沙必利用于功能性消化不良伴有胃灼热、嗳气、恶心、呕吐、早饱、上腹胀、上腹痛等消化道症状，也可用于胃-食管反流性疾病、糖尿病性胃轻瘫及胃部分切除患者的胃功能障碍。

莫沙必利成人口服用药一次 5 毫克，每日 3 次，饭前服用。

莫沙必利的不良反应主要为腹泻、腹痛、口干、皮疹、倦怠、头晕、不适、心悸等。此外,尚可出现心电图的异常改变。偶见嗜酸性粒细胞增多和淋巴细胞增多,但尚不清楚与本药的关系。

对莫沙必利过敏者禁用。胃肠道出血、穿孔者禁用莫沙必利。肠梗阻患者禁用莫沙必利。肝、肾功能不全者慎用莫沙必利。有心力衰竭、传导阻滞、室性心律失常、心肌缺血等心脏病史者慎用莫沙必利。电解质紊乱者尤其是低钾血症者,慎用莫沙必利。服用莫沙必利后可致嗜酸性粒细胞增多以及血清三酰甘油、丙氨酸氨基转移酶、天冬氨酸氨基转移酶、碱性磷酸酶和 γ-谷氨酰转移酶等检验值升高。治疗过程中应常规作血生化检查,有心血管病史者或联用抗心律失常药的患者应定期做心电图检查。

服用莫沙必利一段时间(通常为 2 周)后,如功能性消化道症状无改善,应停药。莫沙必利与抗胆碱药合用时,应有一定的间隔时间。莫沙必利与可延长 Q-T 间期的药物(如普鲁卡因、奎尼丁、氟卡尼、索他洛尔、三环类抗抑郁药等)合用时应谨慎,以避免增加心律失常的危险。莫沙必利与可引起低钾血症的药物合用时应谨慎,以避免增加心律失常的危险。

91. 脑卒中后智力明显减退如何药物治疗

对于较大范围的脑卒中或脑卒中多次复发后,很多患者会出现智力障碍。主要表现为记忆力和计算力下降、反应迟钝、不能看书写字,最后发展为痴呆,连吃饭、大小便均不能自理。患者还可以出现胡言乱语、抑郁狂躁、哭笑无常等病态人格。

对于智力减退的脑卒中患者,目前尚无特效治疗药物。可试用胆碱酯酶抑制药如多奈哌齐,脑代谢激活药如吡拉西坦(脑复康)、钙拮抗药如尼莫地平、抗自由基药物如银杏制剂及增加血氧的药物如阿米三嗪萝巴新片等。

92. 脑卒中后智力明显减退如何使用阿米三嗪萝巴新片

阿米三嗪萝巴新片的商品名为都可喜,是由血管扩张药萝巴新和呼吸兴奋药阿米三嗪这两种活性物质组成。用于治疗老年认知和慢性感觉神经损害的有关症状(不包括阿尔茨海默病),以及血管源性视觉损害和视野障碍的辅助治疗,血管源性听觉损害、眩晕和(或)耳鸣的辅助治疗。

阿米三嗪萝巴新片每片含二甲磺酸阿米三嗪 30 毫克,萝巴新 10 毫克。成人口服每次 1 片,每日 2 次(分 2 次、定时服用),每日不可以超过 2 片,用半杯水整片吞服且不要嚼碎。如果有一次或数次漏服,在下一次服药时,不能服用双倍剂量。

阿米三嗪萝巴新片的不良反应为体重减轻、周围神经病变、恶心、上腹部沉闷或烧灼感、消化不良、排空障碍、失眠、瞌睡、激动、焦虑、头晕、心悸。由于片剂中含有甘油，可能出现头痛、肠胃不适、腹泻。由于片剂中含有胭脂红A，可能出现过敏反应。药物过量时可能的症状有心跳过速伴有低血压；呼吸急促伴有呼吸性碱中毒。应采取的措施包括排空胃内容物、对症治疗、监测生命体征。

对阿米三嗪萝巴新片中任何一种成分过敏者禁用。严重肝功能损害者禁用。周围神经病变及具有周围神经病变史者禁用。阿米三嗪萝巴新片含有乳糖，禁用于先天性半乳糖血症、葡萄糖和半乳糖吸收障碍综合征或缺乏乳糖酶的患者。

93. 脑卒中患者如何选用降压药

脑卒中患者中血压升高者甚为多见，其脑血流量的自动调节能力明显减弱，而且急性期和恢复期的降压药物治疗选择有一定差别，在急性期选择具有扩张脑血管作用的药物较合适，使脑血流自动调节能力移向较低的血压水平。研究表明，虽然脑卒中患者约有80%伴有高血压，但在卒中后由于脑血管自动调节作用，仅有1/3的患者还会继续存在高血压的情况。而脑卒中急性期如果血压降低过快、降压幅度过大，是脑卒中后发生痴呆的重要诱因之一。因此，脑卒中的患者应该平稳降压。所有患者均应在改善生活方式的基础上,合理选用降压药物治疗。

某些钙拮抗药具有良好的扩张脑血管平滑肌的作用,可增加容量依赖性脑血流量,如尼莫地平等。而某些疗效时间短且降压作用强的钙拮抗药易引起降压过度和血压波动性大而加重靶器官损害等不利作用,如硝苯地平等,故对脑卒中恢复期的高血压患者应尽量避免使用。合并冠心病的卒中患者则可选择长效的钙拮抗药,如硝苯地平控释片、氨氯地平等。

α受体阻滞药具有扩张脑血管作用,以及使脑血管自动调节能力下限下移的良好作用。但有些药物,例如哌唑嗪易使夜间血压明显降低,老年患者易发生直立性低血压及晕厥等。新型选择性突触后α-阻滞药多沙唑嗪降压效果与哌唑嗪、依那普利相仿,降压作用发生较慢。极少发生首剂现象,对脂肪代谢有较好的影响。该药口服吸收良好,首次用药半衰期为 10～18 小时,多次用药后可延长 22～24 小时,常用剂量为每天 1 毫克。用于脑卒中患者较安全。

β受体阻滞药不能改善脑血流量的减少,对脑卒中恢复期高血压的脑血流自动调节能力无明显保护作用,故一般不选择这类药物。但并发快速心律失常的患者可选择 β 受体阻滞药如美托洛尔、比索洛尔等。

小剂量利尿药虽具有良好降压效果及不良反应较少等优点,但因其易引起老年患者血液黏度升高,有导致微循环障碍及发生新梗死的危险,故对脑卒中恢复期的高血压患者应避免使用这类药物。

有左心室肥大的患者可选择血管紧张素转换酶抑制药如福辛普利、卡托普利、西拉普利等，或血管紧张素Ⅱ受体拮抗药如缬沙坦、厄贝沙坦等。

如果单用一种药物无法有效控制血压，可选用多种药物联合降压治疗。

94. 脑卒中合并高血压如何使用硝苯地平控释片

硝苯地平控释片（拜新同）适用于高血压和冠心病慢性稳定型心绞痛（劳力性心绞痛）。治疗时应尽可能按个体情况用药。依据患者的临床情况，给予不同的基础用药剂量。肝损伤患者应仔细监控，严重病例应减少用药剂量。

硝苯地平控释片成年人剂量宜为一次1片（30毫克或60毫克），每日1次。

硝苯地平控释片的不良反应有水肿、头痛。对于伴有恶性高血压和低血容量的透析患者，可由于血管扩张而引起血压明显下降。硝苯地平控释片禁用于已知对硝苯地平或本品中任何成分过敏者；禁用于心源性休克。硝苯地平控释片与利福平合用时，硝苯地平达不到有效的血药浓度。因而不得与利福平合用。

对于心力衰竭及严重主动脉瓣狭窄的患者，当血压很低时,服用硝苯地平控释片应十分慎重。硝苯地平控释片有不可变形的物质,因此胃肠道严重狭窄的患者使用硝苯地平控释片时应慎重,因为有可能发生梗阻的症状。胃结石的发生非常罕见,如果发生则可能需要手术治疗。曾有个案报道,无胃肠道疾病的患者,出现梗阻症状。做 X 线钡餐造影时,硝苯地平控释片可引起假阳性结果(因充盈缺损,而被误认为息肉)。肝损害患者用药须严格监测,病情严重时应减少剂量。硝苯地平控释片含有光敏性的活性成分,因此本品应避光保存。药片应防潮,从铝塑板中取出后应立即服用。

发生严重的硝苯地平中毒时可见下述症状:意识障碍甚至昏迷,血压下降,心动过速或心动过缓性心律失常,高血糖,代谢性酸中毒,低氧血症,心源性休克伴肺水肿。在针对硝苯地平过量的救治中,应首先考虑到活性成分的排除及恢复心血管状态的稳定。给予洗胃后,如必要可给予小肠灌肠,尤其在处理本品和类似产品(如其他缓释片)引起中毒情况下应尽可能全面,包括灌肠,以防止活性成分的吸收。血液透析意义不大,因为透析不能排出硝苯地平,但可进行血浆置换(高血浆蛋白结合,相对低的分布容积)。心动过缓性心律失常可给予 β 拟交感神经药物治疗,对于危及生命的心动过缓可安置临时心脏起搏器。由心源性休克和动脉扩张导致的低血压可给予钙剂治疗。血钙可达到正常上限或轻度升高,如果应用钙剂后,血压升高不明显,应考虑给予拟交感神经性血管收缩药,如多巴胺、去甲肾上腺素,剂量依据疗效而定。因为有心脏超负荷的危险,所以补液或补充血容量时应慎重。

硝苯地平与硝酸酯类合用,有较好的耐受性,可以控制心绞痛的发作。硝苯地平与β受体阻滞药合用,绝大多数患者对本品有较好的耐受性和疗效,但个别患者可能诱发和加重低血压、心力衰竭和心绞痛。硝苯地平与洋地黄合用,可能增加地高辛血药浓度,提示在初次使用、调整剂量或停用硝苯地平时应监测地高辛的血药浓度。硝苯地平与蛋白结合率高的药物合用,如双香豆素类、苯妥英钠、奎尼丁、奎宁、华法林等,可以使这些药的游离浓度发生改变,增强或减弱药物作用效果均有可能。硝苯地平与西咪替丁合用,会使硝苯地平的药峰浓度增加,作用增强,应注意调整剂量。葡萄柚汁与硝苯地平同时服用时,会使药物的作用改变,增强或减弱药物作用效果均有可能。

95. 脑卒中合并高血压如何使用氨氯地平

氨氯地平为硝苯地平类钙拮抗药。抑制钙诱导的主动脉收缩作用是硝苯地平的 2 倍。其特点为与受体结合和解离速度较慢,因此药物作用出现迟而维持时间长。对血管平滑肌的选择性作用大于硝苯地平。在心肌缺血者本品可增加心排血量及冠状动脉血流量,增加心肌供氧及减低耗氧,改善运动能力。可用于治疗各种类型高血压和心绞痛,对肾有一定的保护作用。其制剂有苯磺酸氨氯地平片、甲磺酸氨氯地平片、马来酸左旋氨氯地平片等。

氨氯地平成人口服起始剂量每次 5 毫克,每日 1 次,以后根据需要可逐渐增至每日 10 毫克。老年人及肾功能减退者或合并应用其他降压药、抗心绞痛药时不必调整剂量。但初始剂量应在 2.5 毫克,每日 1 次。此剂量也可作为原使用其他降压药物治疗时需加用氨氯地平的治疗剂量。应根据个体反应调整剂量,一般的剂量调整应在 7~14 天进行。如临床需要,在对患者进行严密检测的情况下,可于短时间内开始剂量调整。

对二氢吡定类钙拮抗药过敏的患者禁用氨氯地平;肝损害者应慎用氨氯地平;对氨氯地平有过敏者禁用;严重阻塞性冠状动脉疾病患者慎用氨氯地平。氨氯地平口服后有扩张血管作用,偶有发生急性低血压,因此严重主动脉狭窄患者合用本品和其他扩张外周血管药物时应小心。

氨氯地平较常见的不良反应有头痛、水肿、疲劳、失眠、恶心、腹痛、面红、心悸和头晕;少见瘙痒、皮疹、呼吸困难、无力、肌肉痉挛和消化不良。极少有心肌梗死和胸痛的报道。一般症状较轻,能为患者耐受。

氨氯地平可加强盐酸贝那普利、阿替洛尔、氢氯噻嗪的降压作用。吲哚美辛等非甾体类抗炎药可减弱氨氯地平的降压作用。β 受体阻滞药与氨氯地平合用耐受性良好,但可引起过度低血压,很少见的情况下会出现心力衰竭加重。雌激素与氨氯地平合用可引起体液潴留而升高血压。磺吡酮与氨氯地平合用可增加氨氯地平的蛋白结合率,从而使氨氯地平的血药浓度发生变化,药效改变。锂剂与氨氯地平合用可引起神经中毒,出现恶心、呕吐、腹泻、共济失调、震颤、麻木,需慎重应用。舌下给药硝酸甘油和长效硝酸酯制剂与氨氯地平合用可加强抗心绞痛的作用,但停药时应在医生指导下逐渐减量,以防止出现反跳作用影响安全。拟交感胺可以减弱氨氯地平的降压作用;吸入烃类麻醉药与氨氯地平合用可引起低血压。西咪替丁、葡萄柚汁、制酸药、阿伐他汀、乙醇、华法林、地高辛、苯妥英、噻嗪类利尿药、血管紧张素转换酶抑制药、抗生素、口服降糖药等和氨氯地平合用时不会改变氨氯地平的药效,可以放心应用。

96. 脑卒中合并高血压如何使用福辛普利

福辛普利为前体药,对血管紧张素转换酶直接抑制作用较弱,但口服后缓慢且不完全吸收,并迅速转变为活性更强的二酸代谢产物福辛普利拉。福辛普利拉通过其次磷酸基团和血管紧张素转换酶活性部位中锌离子的结合,抑制血管紧张素转换酶活性。本药对血管紧张素转换酶的抑制作用产生下列效应:①血管紧张素Ⅱ含量明显减少。②使醛固酮分泌减少,并使水钠潴留减少。③减少儿茶酚胺类物质释放,降低交感神经张力。此外,福辛普利通过对激肽酶Ⅱ的抑制作用,使缓激肽失活减慢,缓激肽的舒血管作用得到加强。目前已知局部释放的肾素-血管紧张素系统在局部血管的舒缩中发挥重要调节作用,福辛普利可使脑血管局部的血管紧张素Ⅱ产生减少。口服福辛普利4～12周后虽然动脉压明显降低,但脑血流量仍保持不变。福辛普利适用于轻、中、重度高血压及心力衰竭。

在所有血管紧张素转换酶抑制药中,福辛普利的特点为:①对血管紧张素转换酶的抑制作用强。②作用持续时间长,一次口服福辛普利后可使血管紧张素转换酶活性被抑制24小时以上。③可同时从肾、肝和肠排泄,不易蓄积。在福辛普利应用后,血浆肾素和血管紧张素Ⅰ浓度增加,血管紧张素Ⅱ和醛固酮浓度下降。

福辛普利起始剂量为每日10毫克,一般可顿服。如未达到预期降压疗效,可加大到每日20～40毫克。

福辛普利不良反应较小,常见的不良反应有头痛、咳嗽、眩晕、乏力、腹泻等。最常见的停药原因为头痛和咳嗽。少见的不良反应有症状性低血压、直立性低血压、晕厥、心悸、周围性水肿、皮疹、皮炎、便秘、胃炎、焦虑、失眠、感觉异常、关节痛、肌痛、哮喘等。血管神经性水肿罕见,如出现应立即停药。

对福辛普利或其他血管紧张素转换酶抑制药过敏者忌

用。移植肾、双侧肾动脉狭窄而肾功能减退者忌用。

福辛普利能减少由噻嗪类利尿药诱发的血钾减少,保钾利尿药或补钾药可增加高钾血症的危险。因此如果同时应用这类药物应该谨慎,需要经常监测患者的血清钾。抗酸药可能影响福辛普利的吸收,因此福辛普利和抗酸药必须分开服用,至少相隔 2 小时。非甾体抗炎药可能影响福辛普利的抗高血压作用,但同时应用福辛普利和非甾体抗炎药(包括阿司匹林)不增加明显的临床不良反应。福辛普利与锂剂同时治疗可能增加血清锂的浓度。福辛普利与其他抗高血压药如 β 受体阻滞药、甲基多巴、钙拮抗药和利尿药合用可以增加福辛普利抗高血压的效果。与所有的血管紧张素转换酶抑制药相同,福辛普利可能会出现低血压反应,一般在首次服药时发生。对大多数病例来说,如果发生低血压,患者躺下后症状即可减轻。暂时的低血压偶发事件不应该作为继续治疗的禁忌证。

97. 脑卒中合并高血压如何使用卡托普利

卡托普利(开博通)适用于治疗各种类型高血压,但不宜用于肾性高血压。卡托普利为人工合成的非肽类血管紧张素转化酶抑制药,主要作用于肾素-血管紧张素-醛固酮系统。抑制肾素-血管紧张素-醛固酮系统的血管紧张素转换酶,阻止血管紧张素Ⅰ转换或血管紧张素Ⅱ,并能抑制醛固酮分泌,减少水钠潴留。对多种类型高血压均有明显降压作用,并能改善充血性心力衰竭患者的心功能。对不同肾素分型高血压患者的降压作用以高肾素和正常肾素两型为明显;对低肾素型在加用利尿药后降压作用亦明显。其降压机制为抑制血管紧张素转化酶活性、降低血管紧张素Ⅱ水平、舒张小动脉等。本品具有轻至中等强度的降压作用,可降低外周血管阻力,增加肾血流量,不伴反射性心率加快。本品可通过以下机制降低血压:抑制血管紧张素转换酶,使血管紧张素Ⅰ转变为血管紧张素Ⅱ减少,从而产生血管舒张;同时减少醛固酮分泌,以利于排钠;特异性肾血管扩张亦加强排钠作用;由于抑制缓激肽的水解,减少缓激肽的灭活;此外,尚可抑制局部血管紧张素Ⅰ在血管组织及心肌内的形成。可改善心力衰竭患者的心功能。

卡托普利用于治疗各种类型的高血压,尤对其他降压药治疗无效的顽固性高血压,与利尿药合用可增强疗效,对血浆肾素活性高者疗效较好。也用于急、慢性充血性心力衰竭,与强心药或利尿药合用效果更佳。

卡托普利每日2~3次,如仍未能满意地控制血压,可加服噻嗪类利尿药,如氢氯噻嗪25毫克,每日1次。以后可每隔1~2周逐渐增加利尿药的剂量,以达到满意的降压效果。

对卡托普利过敏者禁用,全身性红斑狼疮及自身免疫性胶原病患者慎用。肾动脉狭窄者用药后可致肾衰竭,须禁用卡托普利。

卡托普利的不良反应如下。①中枢神经系统:昏厥、头痛、眩晕、感觉异常、失眠及疲乏,由低血压引起,尤其在缺钠或血容量不足时发生。②心血管系统:心悸、轻度心率增快、首剂时低血压、头晕等。③胃肠道:味觉障碍、恶心、呕吐、腹泻、腹痛、便秘、口干、味觉迟钝、食欲缺乏、口腔有咸味或金属味、体重下降等。④血液系统:中性粒细胞减少、酸性粒细胞增多及各类细胞减少。治疗开始后 3~12 周出现,以 10~30 天最显著,停药后持续 2 周。⑤过敏反应:血清病样反应、关节痛及皮肤损害。⑥肾:尿酮、肾损害、肾病综合征、肾小球肾炎等。蛋白尿常发生于治疗开始 8 个月内,在 6 个月内渐减少,疗程不受影响。⑦皮肤:皮疹(常发生于治疗 4 周内)、荨麻疹、斑丘疹、血管神经性水肿及光过敏。减量、停药或给抗组胺药后消失,7%~10%伴嗜酸性粒细胞增多或抗核抗体阳性。⑧其他:抗核抗体测定阳性、咳嗽等。

卡托普利可升高血钾浓度,可能引起血钾过高。与螺内酯、氨苯蝶定等保钾利尿药合用时应慎重。卡托普利与含钾药物合用,可引起血钾过高。卡托普利与前列腺素合成抑制药如吲哚美辛合用,可减弱本品作用。卡托普利禁与其他可能改变免疫功能的药物联合应用,如普鲁卡因酰、室胺卡因、肼屈嗪、丙磺舒及醋丁洛尔。卡托普利可减轻硝酸盐类药物的耐药性。卡托普利与抗精神病药如三环类抗抑郁药合用,增强其抗高血压作用,同时引起直立性低血压的危险。卡托普利与类皮质激素合用,降低抗高血压作用。卡托普利与其他扩血管药合用可能致低血压。卡托普利与利尿药同用使降压作用增强,但应避免引起严重低血压,故原用利尿药者宜停药或减量。卡托普利与其他降压药合用,降压作用加强;与引起肾素释出或影响交感活性的药物呈相加作用,与β受体阻滞药呈小于相加的作用。

98. 脑卒中合并高血压如何使用缬沙坦

缬沙坦是一种口服有效的特异性的血管紧张素 II 受体拮抗药,可用于各种类型高血压,并对心脑肾有较好的保护作用。缬沙坦不作用于血管紧张素转换酶、肾素和其他受体,不抑制与血压和钠平衡有关的离子通道;缬沙坦对血管紧张素转换酶没有抑制作用,不影响体内缓激肽水平,因而导致咳嗽的不良反应少于血管紧张素转换酶抑制药。缬沙坦降低升高的血压,同时不影响心律。对大多数患者,单剂口服 2 小时内产生降压效果,4~6 小时达作用高峰,降压效果维持至服药后 24 小时以上,治疗 2~4 周后达最大降压疗效,并在长期治疗期间保持疗效。与噻嗪类利尿药合用可进一步增强降压效果。突然终止缬沙坦治疗,不引起高血压"反跳"或其他不良反应。缬沙坦不影响高血压患者的总胆固醇、三酰甘油、血糖和尿酸水平。

缬沙坦的不良反应主要有头痛、头晕、病毒感染、上呼吸道感染、咳嗽、腹泻、疲劳、鼻炎、背痛、恶心、咽炎及关节痛。不良反应的发生率与剂量和治疗时间长短无关，与性别、年龄或种族无关。缬沙坦偶尔可引起血红蛋白和红细胞压积减少，偶尔会出现肝功能指标升高。这些不良反应多不需要停药。如果症状明显，需要及时就医。

药物过量后可能出现的主要症状是明显的低血压。如果是在服药后不久发生，可采用催吐治疗，否则可按常规方法静脉滴注生理盐水。

在使用缬沙坦开始治疗时，可能发生症状性低血压。因此，在使用本药前需纠正低钠或低血容量状况。如果发生低血压，需令患者仰卧，必要时用生理盐水静脉注射。缬沙坦的全身性影响与肝功能低下无关，所以非胆道性或非胆汁淤积性肝功能不全患者无需调整剂量；而胆汁型肝硬化或胆道梗阻患者的缬沙坦清除率降低，这些患者服用缬沙坦时应特别慎重。由于缬沙坦肾清除率只占总血浆清除率的30%，故其全身性影响与肾功能之间没有关系，肾功能不全患者服用本品无需调整剂量。但是对于肾功能依赖肾素-血管紧张素-醛固酮系统活性的患者，用血管紧张素转化酶抑制药或血管紧张素受体拮抗药治疗，可能导致尿少症、进行性氮血症、急性肾衰竭和死亡。

临床试验未发现缬沙坦与西咪替丁、华法林、呋塞米、地高辛、阿替洛尔、吲哚美辛、氢氯噻嗪、氨氯地平、格列本脲有临床意义的相互作用。与保钾利尿药（如螺内酯、氨苯蝶定、阿米洛利）、钾剂或含钾的盐代用品合用时，可使血钾升高。若必须同用，应注意监测相关指标。

99. 脑卒中合并高血压如何使用美托洛尔

美托洛尔属于无部分激动活性的 β_1 受体阻断药，阻断 β 受体的作用约与普萘洛尔相等，对 β_1 受体的选择性稍逊于阿替洛尔。美托洛尔对心脏的作用如减慢心率、抑制心收缩力、降低自律性和延缓房室传导时间等与普萘洛尔、阿替洛尔相似，其降低运动试验时升高的血压和心率的作用也与普萘洛尔、阿替洛尔相似。其对血管和支气管平滑肌的收缩作用较普萘洛尔为弱，因此对呼吸道的影响也较小，但仍强于阿替洛尔。美托洛尔也能降低血浆肾素活性。用于治疗高血压（对伴有哮喘发作患者疗效更好）、心绞痛、心肌梗死、肥厚型心肌病、主动脉夹层、心律失常、甲状腺功能亢进、心脏神经官能症等。

美托洛尔治疗高血压时一般每次口服 25～50 毫克，每日 2～3 次，或每次 100 毫克，每日 2 次。

美托洛尔的不良反应如下。①心血管系统：心率减慢、传导阻滞、血压降低、心力衰竭加重、外周血管痉挛导致的四肢冰冷或脉搏不能触及、雷诺现象。②因脂溶性及较易透入中枢神经系统，故该系统的不良反应较多。疲乏和眩晕占 10％,抑郁占 5％,其他有头痛、多梦、失眠等。偶见幻觉。③消化系统:恶心、胃痛、便秘、腹泻,但不严重,很少影响用药。④其他:气促、关节痛、瘙痒、腹膜后腔纤维变性、耳聋、眼痛等。

普萘洛尔能延缓使用胰岛素后血糖水平的恢复,但选择性 β_1 受体阻断药的这一不良反应较小。需注意用胰岛素的糖尿病患者在加用 β 受体阻滞药时,其 β 受体阻滞作用往往会掩盖低血糖的症状如心悸等,从而延误低血糖的及时发现。但在治疗过程中选择性 β_1 受体阻断药干扰糖代谢或掩盖低血糖的危险性要小于非选择性 β 受体阻断药。长期使用美托洛尔时如欲中断治疗,需逐渐减少剂量,一般于7~10 天内撤除,至少也要经过 3 天。尤其是冠心病患者骤然停药可致病情恶化,出现心绞痛、心肌梗死或室性心动过速。大手术之前是否停用 β 受体阻滞药意见尚不一致。使用 β 受体阻滞后,心脏对反射性交感兴奋的反应降低,使全麻和手术的危险性增加,但可用多巴酚丁胺或异丙基肾上腺素逆转。尽管如此,对于要进行全身麻醉的患者最好停止使用本药,如有可能应在麻醉前 48 小时停用。美托洛尔用于嗜铬细胞瘤时应先行使用 α 受体阻断药。低血压、心功能或肝功能不全时慎用美托洛尔。慢性阻塞性肺部疾病与支气管哮喘患者如需使用美托洛尔亦应谨慎,以小剂量为宜,且剂量一般应小于同等效力的阿替洛尔。对支气管哮喘患者应同时加用 β_2 受体激动药,剂量可按美托洛尔的使用剂量调整。美托洛尔不宜与维拉帕米同时使用，以免引起心动过缓、低血压和心脏停搏。在治疗 1 型糖尿病患者时须小心观察。

美托洛尔过量可导致严重低血压、窦性心动过缓、房室传导阻滞、心力衰竭、心源性休克、心脏停搏、支气管痉挛、意识损害或昏迷、恶心、呕吐和发绀。同时摄入乙醇、抗高血压药、奎尼丁或巴比妥类药物会加重病情。药物过量最初的临床表现会在药物摄入后 20 分钟至 2 小时出现。过量的治疗：给予活性炭，必要时洗胃。若发生严重的低血压、心动过缓或即将发生心力衰竭，隔 2～5 分钟静脉注射 β_1 受体激动药（如普瑞特罗）或静脉滴注，直至获得预期的效果。若无选择性的 β_1 受体激动药，也可用多巴胺，或用硫酸阿托品以阻滞迷走神经。若未获得满意的疗效，可用其他拟交感胺类药如多巴酚丁胺或去甲肾上腺素。也可给予 1～10 毫克的胰高血糖素。

美托洛尔与西咪替丁合用或预先使用奎尼丁均可增加美托洛尔的血浆浓度；与利舍平合用可增强美托洛尔作用，需注意低血压与心动过速。

100. 脑卒中合并高血压如何使用比索洛尔

比索洛尔是一种高选择性的 β_1 肾上腺受体拮抗药，无内在拟交感活性和膜稳定活性。比索洛尔对支气管和血管

平滑肌的 β_1 受体有高亲和力,对支气管和血管平滑肌和调节代谢的 β_2 受体仅有很低的亲和力。因此,比索洛尔通常不会影响呼吸道阻力和 β_2 受体调节的代谢效应。比索洛尔在超出治疗剂量时仍具有 β_1 受体选择性作用。比索洛尔选择性高,疗效确切,不良反应更少;半衰期长,每日只服 1 次;肝肾双通道排泄。适用于高血压、冠心病,在使用前,需要遵医嘱接受血管紧张素 I 转换酶抑制药、利尿药和选择性使用强心苷类药物治疗。

比索洛尔片通常每日 1 次,每次 5 毫克。最大剂量宜为 10 毫克,每日 1 次。

比索洛尔的不良反应如下:服药初期可能出现有轻度乏力、胸闷、头晕、心动过缓、嗜睡、心悸、头痛和下肢水肿等,继续服药后均自动减轻或消失。在极少数情况下会出现胃肠紊乱(腹泻、便秘、恶心、腹痛)及皮肤反应(如红斑、瘙痒)。偶见血压明显下降,脉搏缓慢或房室传导失常。有时产生麻刺感或四肢冰凉,在极少情况下,会导致肌肉无力,肌肉痛性痉挛及泪少。对间歇性跛行或雷诺现象的患者,服药初期,病情可能加重,原有心肌功能不全者亦可能病情加剧。偶尔会出现气道阻力增加。对伴有糖尿病的年老患者,其糖耐量可能降低,并掩盖低血糖表现(如心跳加快)。

比索洛尔禁用于以下患者:① II、III 度房室传导阻滞,心源性休克,严重心动过缓,低血压,病态窦房结综合征患者。②严重支气管哮喘或严重慢性肺梗阻的患者。③外周动脉阻塞型疾病晚期和雷诺现象患者。④未经治疗的嗜铬细胞瘤患者。⑤代谢性酸中毒患者。⑥已知对比索洛尔及其衍生物或本品任何成分过敏的患者。⑦严重肝、肾功能不全。

比索洛尔与其他降压药并用增强降压作用。与利舍平、甲基多巴、可乐定等联用加重心动过缓；与利舍平联用，需先停用本品几天后才可停用利舍平。与维拉帕米、地尔硫䓬联用可致低血压、心动过缓；与胰岛素或口服降糖药合用，可增强后者作用，掩盖低血糖症状（应检查血糖）。麻醉时心排血量减低，应在手术前让麻醉医师知晓本品的使用。停药时应逐渐减量。不可突然停用，否则可出现反跳症状。

101. 脑卒中后如何降糖降脂

在缺血性脑卒中的各种危险因素中，血脂异常是危险因素之一。血脂水平包括胆固醇和三酰甘油含量，胆固醇又分为高密度脂蛋白胆固醇、低密度脂蛋白胆固醇及极低密度脂蛋白胆固醇。对于 45 岁以下的人群，随着血胆固醇的升高，缺血性脑卒中的发生随之增加。研究表明，脑卒中患者血清胆固醇水平高于每升 6.22 毫摩，其脑卒中复发的危险性就会增加。降血脂治疗与抗高血压治疗具有类似预防脑卒中的效果，同属于目前最为有效的脑卒中预防手段。

因此,在首次脑卒中发生后需积极监控血脂水平,并进行饮食控制和药物干预治疗,使患者的血脂水平稳定在理想的范围内。治疗药物首选他汀类,如阿托伐他汀、普法他汀、辛伐他汀等,不但可以降低脑卒中再发的风险,对减少冠心病发生也有良好的作用。

如果脑卒中患者的血糖水平高于每升 7.8 毫摩,那么其脑卒中再发的风险就会升高。应在内分泌科医生的指导下利用口服药物或胰岛素积极控制血糖。脑卒中患者应定期检测血糖、血脂,必要时应该采用药物治疗。

102. 脑卒中后可以选用的降脂药物有哪些

在临床上常用的降脂药物有许多,归纳起来大体上可分为五大类。

(1)他汀类:他汀类药物即三甲基戊二酰辅酶 A 还原酶抑制药,也即胆固醇生物合成酶抑制药,是细胞内胆固醇合成限速酶,为目前临床上应用最广泛的一类调脂药物。由于这类药物的英文名称均含有"statin",故常简称为他汀类。现市场已有 5 种他汀类药物可供临床选用,即阿托伐他汀、洛伐他汀、辛伐他汀、普伐他汀和氟伐他汀。该类药物最常见的不良反应主要是轻度胃肠反应、头痛。与其他降脂药物合用时可能出现肌肉毒性。

(2)贝特类:贝特类药物的主要适应证为:高三酰甘油

血症或以三酰甘油升高为主的混合型高脂血症。目前临床应用的贝特类药物,主要有环丙贝特、苯扎贝特、非诺贝特及吉非贝齐。据临床实践,这些药物可有效降低三酰甘油22%～43%,而降低血清总胆固醇(TC)仅为6%～15%,且有不同程度升高高密度脂蛋白的作用。该药常见的不良反应为胃肠反应、恶心、腹泻,严重者可导致肝损害。

(3)烟酸类:烟酸类药物属B族维生素,当用量超过其作为维生素作用的剂量时,可有明显的降脂作用。该类药物的适用范围较广,可用于除纯合子型家族性高胆固醇血症及I型高脂蛋白血症以外的任何类型高脂血症。但是,该药的速释制剂不良反应大,一般不单独应用。对于烟酸的降脂作用机制,目前医学界尚不十分明确。缓释制剂大大减少不良反应,主要为颜面潮红。

(4)胆酸螯合剂:这类药物也称为胆酸隔置剂。有考来烯胺,常用药物有考来替泊。该药常见的不良反应为胃肠反应、恶心、便秘或腹泻、肠梗阻或头痛等。

(5)胆固醇吸收抑制药:此类药物主要通过抑制肠道内饮食和胆汁中胆固醇的吸收,来达到降低血脂的目的。目前,此类药物上市较少。

103. 脑卒中患者为何要服用叶酸和B族维生素

较大剂量联合应用叶酸、维生素B_6、维生素B_{12}能有效降低血浆半胱氨酸的水平,而血中半胱氨酸水平升高也是脑卒中发生和复发的重要危险因素之一。

我国的一项研究发现,补充 B 族维生素还能减少脑卒中的发生率。研究人员分析了参加 14 项临床试验的 5.5 万人后发现,服用 6 个月 B 族维生素的患者,与服用安慰剂组者相比,发生脑卒中的风险降低了 7%。不过,B 族维生素对脑卒中的严重程度及死亡风险等并没有显著影响。此外,维生素 B_{12} 对脑卒中的发生风险无明显影响,而叶酸则会降低其他 B 族维生素对脑卒中的预防作用。

B 族维生素对脑卒中风险的影响有赖于许多相关因素,如谷物中的叶酸含量,B 族维生素的吸收和反应状态,是否存在慢性肾病或高血压,以及是否使用影响 B 族维生素的药物等。

日常生活中,可以通过摄入蔬菜、水果、豆类、瘦肉、鱼类及增加维生素的谷类食物来保证叶酸、维生素 B_6 和维生素 B_{12} 的量,脑卒中患者如果进食有障碍,则需要口服补充叶酸和 B 族维生素。

104. 脑卒中合并高热如何治疗

出血性脑血管病有 80%～90% 的患者合并发热,缺血性脑血管病有 21%～40% 合并发热。高热原因主要有中枢性高热、感染性发热、吸收热及脱水热。中枢性高热用药物治疗效果不好,常采用物理降温。常用方法如下。

(1)首先应治疗原发病,如脑出血者应降颅内压;蛛网膜下隙出血者在降低颅内压的同时给予止血药。

(2)卧床休息,加强营养支持,多饮水。

(3)物理降温可降低脑组织代谢,减少脑组织耗氧量,减轻脑水肿。乙醇或温水擦浴,乙醇蒸发或局部血管扩张带走热量,擦浴时可先上肢后下肢,一侧擦完换另一侧,最后擦腰背部。但在擦浴过程中应注意观察患者病情变化,如有体温下降、寒战、面色苍白、口唇发绀等征象时,应立即停止擦浴,并应盖上被子保暖。也可用冰袋或冰帽降温,将冰块放入塑料袋内,系紧口,将冰袋放置于大血管处,即两侧腋下、大腿根部、颈部及头部,1 小时更换 1 次,还可采用头戴冰帽,较冰袋效果好,用冰袋或冰帽时注意用纱布保护耳朵,防止冻伤。

(4)患者若无严重心、肝、肾等内脏疾病及急性感染时,可用人工降温机降温。

经物理降温后,体温仍不下降者则用药物进行人工冬眠疗法。

105. 脑卒中合并上消化道出血如何药物治疗

随着年龄增大,血液黏度升高,血流阻力加大,导致低灌流。低灌流时血流速度及切变率下降,达到某一临界值以下,血液表现为非牛顿特性,血液黏度随血流减慢而显著升高,血流阻力因而进一步增大,血流速度进一步减退,形成恶性循环,促进血栓形成,因此易导致缺血性脑卒中。血液黏度升高也导致了胃肠黏膜血流量的减少引起胃肠黏膜缺血缺氧,从而使胃黏膜屏障功能减弱、上皮细胞代谢障碍及变性坏死,从而导致氢离子反向弥散入胃黏膜,刺激肥大细胞释放组胺,促使壁细胞分泌酸增多,胃黏膜毛细血管通透性增强,最终使胃黏膜充血水肿、糜烂及溃疡形成,导致出血。

(1)一般治疗:卧床休息,保持安静,保持呼吸道的通畅,避免呕血时吸入气管;加强护理,密切观察病情变化、生命体征、呕血与黑粪等情况,必要时留置胃管观察活动性出血情况;尿量观察;定期复查红细胞计数、血红蛋白、红细胞压积及尿素氮,必要时做中心静脉压的测定。

(2)去除病因或诱因:静脉应用 H_2 受体拮抗药、质子泵抑制药等;根据病情分清主次,尽量少用或停用经静脉的皮质激素、血管扩张药、纤溶类及抑制血小板聚集的药物。

(3)补充血容量:缺血性脑卒中并发上消化道出血时,要及时补充血容量,保证脑血流量,大出血或有休克时要适量输血以保证全身循环血量。补液量、输血量及输入速度据失血情况而定。

(4)止血治疗:肌内注射或静脉注射巴曲酶(注射用血凝酶),它是由巴西蝮蛇的毒液中提炼出来的凝血酶类,只在血管破损处局部发挥作用而不发生血管内凝血现象。或者口服凝血酶、云南白药等止血药,尽量减少经静脉使用其他止血药,以免加重或诱发新的缺血性脑卒中。

(5)生长抑素的应用:静脉滴注生长激素释放抑制激素(如施他宁),可选择性收缩内脏血管而使血流量下降,还可抑制胃肠道的内、外分泌,尚有保护胃黏膜细胞的功能,对治疗上消化道出血非常有利。

(6)其他:如果对脑出血患者早期常规应用制酸、胃黏膜保护药,积极降低颅内压、减轻脑水肿,慎用激素类药物,可以大大减少应激性溃疡出血的发生。

106. 脑卒中合并癫痫如何药物治疗

脑卒中后合并癫痫,有些是脑卒中急性期合并癫痫发作,这是由于脑出血或脑缺血的病灶直接刺激附近的神经细胞所致。更多的脑卒中后 1～2 年发生癫痫者,是由于出血或缺血后局部脑组织受到破坏,以后又形成瘢痕,它也能刺激周围的神经细胞引起癫痫发作。脑血管病癫痫的发生率为 10% 左右,因脑卒中的发病率较高,故相应的脑卒中性癫痫的实际患者数仍然比较多,所以仍为癫痫最常见的病因之一。脑卒中性癫痫常见有单纯部分发作、全身性运动性发作和癫痫持续状态这几种类型。

脑卒中引起癫痫发作,首先要控制癫痫。可用地西泮

10 毫克于 5～10 分钟直接静脉注射,必要时每隔 15～20 分钟重复应用;如果仍不能控制可用地西泮或丙戊酸钠缓慢静脉滴注,同时给予脱水药物减轻脑水肿。此外,还要注意治疗原发病及去除诱发癫痫的因素。

对于有痫性发作危险性的脑卒中患者不宜使用预防性抗痫治疗。对于脑卒中急性期的痫性发作可用抗痉治疗,孤立出现的一次痫性发作或急性期的痫性发作控制后,可以不继续长期服用抗痉药;若出现癫痫持续状态,可按癫痫持续状态的治疗原则进行处置;脑卒中发生 2～3 个月后再次发生痫性发作则应按癫痫的常规方法进行长期药物治疗。常用的药物有苯妥英钠、卡马西平、丙戊酸钠、托吡酯等。应缓慢加药,用最小量维持,减药或停药时一定要在医师指导下实施,否则突然停药会引起癫痫大发作及癫痫持续状态。用药期间要定期查血常规及肝、肾功能。癫痫治疗的同时还需进行病因治疗,给予活血、扩血管药及营养神经药等。

107. 脑卒中合并肺感染如何药物治疗

肺部感染是缺血性脑卒中患者最常见的并发症。研究表明,肺部感染成为缺血性脑卒中患者最主要的致死因素。脑卒中并发肺感染的原因是多方面的,首先脑卒中出现丘脑受损,内脏功能异常,血中儿茶酚胺升高,引起急性肺动脉高压,导致气体交换障碍,严重者引起肺水肿,肺功能受损,极易发生感染。脑卒中患者的肺部感染还与长期卧床有关,因此要勤翻身、勤吸痰。此外,照顾不当,引起患者饮水或饮食呛咳也会引发吸入性肺炎。患者使用抗生素不当,造成菌群失调,加上抵抗力差,也增加了易感因素。

患者要保持口腔清洁,及时吸痰,帮助患者咳嗽排痰,定时翻身拍背,抬高床头,给予易消化的流食、半流食,少食多餐;吞咽障碍者予鼻饲饮食,如伴有呕吐时,及时清除口腔内的分泌物,以防误吸;保持环境清洁,及时消毒病室,与感染患者隔离。让患者及家属知道如何预防肺感染非常重要。

脑卒中合并肺感染患者要及时做痰培养、药敏试验,根据结果选择最有效的抗生素,应注意其不良反应,在无药敏结果的情况下,可使用强效广谱的三代头孢及喹诺酮类药,3~5 天无效时可更换抗生素。在应用抗生素的同时应予化痰药,如氨溴索、祛痰灵等,还可以雾化,稀释痰液以助排痰。对于咳嗽反射迟钝、昏迷及呼吸衰竭的患者可行气管切开。

108. 脑卒中合并泌尿系感染如何药物治疗

脑卒中患者的免疫功能低下,日常生活中较易合并泌尿系感染,严重者引起肾盂肾炎、肾衰竭,给患者带来很大痛苦。泌尿系感染的主要表现是发热、尿急、尿频、尿痛,还可以出现腰痛,个别患者会出现血尿,行尿常规检查表现为白细胞增多,还可有红细胞及尿蛋白。

对于脑卒中患者应加强护理,预防合并泌尿系感染。发生泌尿系感染后最有效的药物治疗方法是应用抗生素,应用尿培养指导用药,泌尿系感染本身较难治疗,再有脑卒中后的泌尿感染多为院内菌感染,更难控制,所以用药时间要稍长,一般为2～3周。有尿潴留者应及时无菌导尿,密切观察患者,导尿时间最好不要超过1周,伴有前列腺增生的患者应针对病因进行治疗。

109. 脑-心综合征如何药物治疗

脑-心综合征是因急性脑病,主要为脑出血、蛛网膜下隙出血、急性颅脑外伤累及下丘脑、脑干自主神经中枢所引起急性心肌梗死、心内膜下出血、心肌缺血、心律失常或心力衰竭等的统称。老年人为脑卒中的好发人群,其心脏功能大多减退,多数合并有冠心病,脑卒中后会使冠心病加重。

脑卒中合并心脏损害的治疗应注意以下几方面。

(1)病因治疗:首先应积极治疗原发病。心脏活动的异常和心电图改变可随着原发病的好转而逐渐恢复正常。

(2)保护心脏功能:对有心肌损害或心功能不全者,应尽量少用或不用脱水药如甘露醇等,以减轻心脏的负担,避免发生心力衰竭;可适当选用利尿药。心肌有缺血性损害时,其治疗与脑梗死相似,可给予扩容药、抗血小板聚集药、溶栓药等。

(3)药物治疗:临床观察发现,大多数治疗心律失常的药物对脑-心综合征的心律失常无效。用钾盐和肾上腺素能β受体阻滞药获得良好疗效。根据临床情况可选用以下几种药物。①普萘洛尔:每次 10～40 毫克,每日 4 次,口服,1～4 小时可获得最大疗效,可持续 5～6 小时。若病情要求迅速终止发作可静脉给药,一般用 1～3 毫克稀释于5％～25％葡萄糖溶液 20 毫升中,以每分钟 1 毫克的速度推注,发作终止后停止注射,总量不超过每千克体重 0.1 毫克,静脉注射过程中,必须同时监听心率或行心电监护。严重心力衰竭、心动过缓、二度或三度房室传导阻滞、支气管哮喘、慢性阻塞性肺气肿及脆性糖尿病(病情极不稳定、血糖忽高忽低难以控制)患者禁用。②普拉洛尔:以 2.5～5 毫克溶于 25％葡萄糖溶液 20 毫升中,在 2～3 分钟内静脉注入;必要时可每隔 5～10 分钟重复 1 次,直至心动过速终止或总量已达 25 毫克。一般有效量在 10 毫克左右。普拉洛尔也可口服,每日剂量 30～300 毫克,分次服用。普拉洛尔与普萘洛尔相比有以下优点:无奎尼丁样不良反应;对心肌收缩力无显著抑制作用;不引起支气管痉挛。

110. 脑卒中合并肾功能不全如何药物治疗

脑卒中并发急性肾功能不全在临床上较常见,脑血管病一般多发生于老年人,而老年人多患有高血压、糖尿病,已经存在着高血压性及糖尿病性的肾损害,脑血管病的突然发生可能会诱发肾损害,使原本功能不佳的肾进一步功能减退,有时会发生急性肾衰竭,危及生命。

脑血管病并发肾损害的机制可能为脑血管病累及丘脑下部,使其分泌活性物质,通过血液循环至肾,导致肾损害。脑血管病还可累及脑干,通过迷走神经,使肾血管舒缩功能障碍,发生肾缺血损害。另一方面是由治疗不当引起,如应用对肾有损害的药物,甘露醇、抗生素等,还可因为脱水过度造成肾血流量不足,引起急性肾衰竭。

急性肾功能不全时多表现少尿、无尿及水肿,尿常规及肾功能异常。脑血管病出现肾功能异常时,首先停用对肾有损害的药物,控制输液量,使出入量保持平衡,应用利尿药减轻水肿,如仍少尿或无尿时,可进行透析治疗。急性肾衰竭非常危急,必须及时处理,由于其病死率很高,预防就显得十分重要。

111. 脑卒中合并水、电解质紊乱如何药物治疗

脑卒中大多起病急骤,而且大部分患者都陷入不同程

度的意识障碍,不能经口摄食。又因发热、出汗、呕吐等症状的出现,就更容易引起机体的水、电解质及酸碱平衡的失调,这不仅能成为致死的原因之一,而且也能产生神经精神症状,就更加干扰了对脑卒中病情的估计。临床上,脑卒中合并水、电解质紊乱极为常见,以低血钾、低血钠、低镁、低氯、高钙多见,还可出现酸碱平衡紊乱。

水、电解质代谢紊乱如果得不到及时的纠正,水、电解质代谢紊乱本身又可使全身各器官系统特别是心血管系统、神经系统的生理功能和机体的物质代谢发生相应障碍,严重时常可导致死亡。为了避免这种并发症的发生,应该注意以下几点。

(1)密切观察患者的病情变化,体温、脉搏、血压、体重的变化,记录出入量,以调节、维持出入量的平衡,及时处理肾功能不全及心功能不全,对于脑血管病急性期的患者要检查血、尿常规及肝、肾功能,血离子钾、钠、氯、阴离子间隙等,还应查心电图,必要时监测血电解质。

(2)如果持续呕吐或明显脱水,则需静脉补充 5%～10%葡萄糖盐水及其他相关电解质。鼓励摄入清淡流质或半流质食品,以防止脱水或治疗轻微的脱水。

(3)必要时可注射止吐药,如肌内注射氯丙嗪 25～100毫克。止泻药如蒙脱石散,每次 1 袋,每日 2～3 次。

(4)输液量一定要适度,脱水药应用时要注意肾功能,及时纠正脱水药引起的低血钾、低血钠、低镁、低氯等。

112. 脑卒中合并糖尿病如何药物治疗

糖尿病患者发生脑卒中的概率较大。更令人担忧的是，目前还有许多患者不知道自己已经患有糖尿病。所以应定期体检、定期检测血糖，以期早发现、早诊断、早治疗。糖尿病患者如果出现脑卒中症状，如突然头晕、头痛、眩晕、恶心、麻木、视物模糊、动作失灵等，应立即前往医院，及时疏通脑血管阻塞，可减少不良后果。如栓塞时间稍长，引起脑组织坏死，则很难恢复。

对于脑卒中患者，一定要问其是否有糖尿病，检查血糖及有关生化代谢指标，以指导临床用药。血糖如果高于每升10毫摩，必须要用胰岛素，使血糖降至每升8毫摩左右，这样相对安全些，待脑卒中危险期过后可再口服降糖药，认真调整好血糖，以防脑卒中的复发。

113. 脑卒中合并下肢静脉血栓形成如何药物治疗

下肢静脉血栓是常见的周围血管疾病，下肢静脉血栓导致的静脉瓣膜功能不全及并发的肺栓塞是患者劳动力及生命安全的一大威胁。脑卒中并发下肢静脉血栓也较常见，如不及时处理，会产生下肢静脉回流不畅，引起肢体缺血缺氧坏死,栓子脱落可招致肺栓塞,应予以高度重视。

对于脑卒中合并下肢静脉血栓形成的治疗主要是抗凝、溶栓、活血、化瘀等,必要时可手术治疗。预防本病的发生很重要。对于卧床的患者要加强下肢的主动及被动活动,防止患肢受压,经常更换体位,定时翻身,也要防止压疮发生;鼓励患者进食水,保证营养及血容量,降低血液黏度,输液时要避免一个部位的反复穿刺,降低药物浓度,尽可能减少输液量,有高凝状态时要及时予以处理,减低血液黏度,同时要控制血压、血脂及血糖。

114. 脑卒中合并抑郁症如何药物治疗

脑卒中是严重危害人类健康的常见的脑血管疾病,给大约 75% 的患者造成不同程度的劳动力丧失。抑郁症是脑卒中后常见的情感障碍并发症,发生率一般为 20%~79%,其主要临床表现为情绪低落,思维迟缓,言语及动作减少,不仅影响患者的生活质量,也妨碍神经功能的恢复。

脑卒中合并抑郁症的药物治疗目前以三环类和选择性5-羟色胺再摄取抑制药为主,其次为四环类抗抑郁药和单胺氧化酶抑制药。三环类抗抑郁药如丙米嗪、阿米替林、多塞平;四环类抗抑郁药系第二代抗抑郁药,具有作用迅速、易耐受和不良反应少的特点。马普替林为选择性去甲肾上腺素再摄取抑制药,具有广谱、奏效快和不良反应少的特点。临床用于各型抑郁症,老年性抑郁症患者尤为适用。米安色林对伴有抑郁的焦虑症有效,无抗胆碱作用,无心脏毒性。精神兴奋药治疗抑郁症的常用药有哌甲酯、苯丙胺等。研究发现,选择性 5-羟色胺再摄取抑制药氟西汀具有不良反应少、使用方便、疗效确切等优点,更适合抑郁症患者使用。

心理治疗可有效缓解抑郁情绪,促进神经功能的恢复,但对脑卒中患者的心理治疗目前仍处于探索和发展中。脑卒中合并抑郁症轻症患者主要以心理治疗为主,辅助神经调节药物;重症者需用抗抑郁药,用药时应注意其不良反应,应针对患者全身状况权衡利弊。用药维持时间至少 6 个月,以防复发。

115. 脑卒中患者服药要注意什么

从临床来看,患者至少要坚持 5 年。大多数脑卒中患者都能度过急性期,而进入恢复期。恢复期一般为 3~12 个月,也就是说如果脑卒中患者伴有半身不遂、言语不利、口角㖞斜等症状,经过 1 年的时间还不能基本恢复,即所谓的脑卒中后遗症。所以,度过急性期的患者仍需要积极治疗 1 年,这是毋庸置疑的。那么,是否 1 年以后就可以不服药了呢? 回答是否定的。据统计,脑卒中在第一年内的复发率是 25%~30%,第二年是 17%~20%,第三年是 20%~23%,第四年是 15%~18%,第五年是 59%。由此可见,患者服用治疗脑卒中的药物至少要坚持 5 年,这样复发率可明显下降。

宜以中药制剂为主。从预防复发和治疗后遗症角度来说,无论中医还是西医都一致认为,宜以中药制剂为好,鉴于中药煎剂长期服用不太方便,可以使用一些中成药制剂替代,如血栓心脉宁、复方丹参片等。不过,患者应在中医师的辨证指导下,根据自身体质有针对性地长期服用,必要时还要配合一些调补之品,如益气、滋阴、温阳、养血类中成药或口服液,这样才有益疾病的治疗。

不要迷信特效药。不少脑卒中患者及家属都片面地追求治疗疾病的特效药,而治疗脑卒中的特效药是不存在的。对于脑卒中来说,由于它是在高血压、高血脂等疾病基础上发生的,而治疗这些原发病也需要一个漫长的过程。因此,治疗脑卒中要有耐心,必须在控制原发病的基础上才能有效防治脑卒中,不能盲目地相信任何所谓的"特效药"。

116. 哪些药物可以治疗脑卒中后遗症

脑卒中后遗症的药物治疗,其目的是帮助包括肢体功能障碍如偏瘫、失语、智力减退等在内的后遗症的恢复,是康复治疗的一种手段。除了改善大脑代谢药物、活血化瘀中草药以外,根据病情程度尚可以使用其他一些药物,如维生素类药物,可能有利于肌肉和神经功能的恢复,常用的有维生素 C、维生素 B_1、维生素 B_6、维生素 E 等。上述药物都属于辅助用药,可根据病情选择使用。脑血管病后遗症患者如有高血压、心脏病、糖尿病等都应使用药物控制,如有便秘也可使用一些缓泻药,一旦发生上呼吸道感染等应及时使用抗生素。迄今为止,脑卒中后遗症尚无特殊的药物治疗,故在用药时应避免滥用,应在医师指导下合理使用。

117. 脑卒中患者经简单治疗后就能复原吗

　　脑卒中患者经简单治疗后就能复原吗?其实不能。有些人一旦脑卒中发作就无法复原,因而导致死亡或终身残疾。事实上,常常有人患上非常轻微的脑卒中而不自知,其后该病也不药而愈。那些患过不太严重的脑卒中而存活下来的患者,脑卒中后果可能有很大差异,因而身体的康复程度差别甚大。预后取决于多种因素,包括脑的受伤害部位、组织受损的严重程度、大脑其他部分的代偿能力、药物的作用,最重要的是患者本身的意志力和努力。

　　治疗脑卒中的主要目的是抑制其后果,或防止病情进一步恶化。以血凝块所致的脑卒中为例,患者或许应该服用减慢凝血过程的药物,以防止旧的血凝块增大,并预防新的血凝块形成。这些药物称为抗凝血药。例如每天服用阿司匹林,已发现可抑制血小板凝聚,而血小板的凝聚可能激发凝血过程。如果脑卒中是由出血引起的,则最糟糕的事情莫过于再服用抗凝血药,这种药会使出血增多。

治疗脑卒中可以从药物开始,但是不以药物结束。实际上,药物治疗期可能相对较短,病情已受控制后的康复治疗期则长得多。

118. 脑卒中患者暑天停药对不对

夏天气温很高,在高温天气里,许多处于脑卒中恢复期或后遗症半身不遂的患者及家属误认为此时阳气太盛,此间服药不如立秋以后药物利用吸收好,因而减少药量甚至不服药。

这种做法是不科学的,因为当暑热外蒸、毛孔开放时,肌体最容易受外邪侵袭。而脑卒中患者本来就气血虚弱,若遇外邪侵袭,很容易复发或旧病加重,再加上许多患者在伏天擅自停药,更进一步增大了脑卒中发生的可能性。

西医学研究表明,脑卒中的发生与高血压、高血脂、高血液黏度、心功能不全等因素密切相关。患者在脑卒中后要坚持长期合理治疗,把血压、血脂、血液黏度控制在一个良好的水平。以降压药物的应用为例,高血压患者一般伴有动脉硬化,用药物使血压维持在正常水平后,若突然停用降压药,血压就会突然反弹,加之动脉管壁硬化,弹性减弱,血液会突破血管自身的调节机制而引起出血。反之,若患者擅自增加降压药的剂量,血压降得过低,血流速度减慢,亦可因本来黏稠的血液滞留阻塞血管而引起脑血栓。

三、中药治疗脑卒中

1. 中医如何认识脑卒中

中医学的中风是指以突然昏仆、不省人事、半身不遂、口舌㖞斜、言语不利、偏身麻木为主要临床表现的病症,病轻者可无昏仆及不省人事而仅见半身不遂、口舌㖞斜等症状,相当于现代医学的急性脑卒中。根据疾病的性质分为缺血性中风和出血性中风。分别相当于现代医学的脑梗死和脑出血。

中医学认为脑卒中是指由于忧思恼怒、饮食不节、恣酒纵欲等,以致心肝火积,内风旋动,气逆血菀于上,痰浊蒙蔽清窍等阴阳失调,气血逆乱,上犯于脑所引起的突然昏仆,不省人事,半身不遂,口眼㖞斜,言语謇涩或失语,或未见昏仆,反见㖞僻不遂者。因本病起病急剧,变化多端,轻者致残,重者难救。《素问》中就有记载,称之为"仆击偏枯",即突然发生的一侧肢体不能随意运动。《时病论》也指出"中风之病,如矢石之中人,骤然而至也",犹如"风性善性而数变"。中医学有关脑卒中的病因病机的论述,经历了从外因到内因为主的过程。

脑卒中是由机体阴阳偏胜,气血逆乱骤然发作而成,其病理十分复杂。通过病机分析归纳起来可能与虚、火、风、痰、气、血等因素有关。

虚,是指机体的肝肾阴虚。肝、肾是人体脏腑中的重要器官,肝肾阴虚是中医学用来解释动脉粥样硬化、原发性高血压及各种老年性疾病的病理基础。

火,指病理上的肝火亢盛和心火上炎。中医学认为,心、肝两经易从火热转化,并且容易变成内风,而致昏迷、偏瘫等症状。

风,可分为外风和内风两种情况。外风为脑卒中的主要诱发因素,多因人体正气虚弱,抗病能力下降,又外受风邪而致偏瘫、失语等症状。而内风,即内在的能够导致脑卒中的因素,主要指肝阳上亢化生肝风扰动,中医学所说的内风与原发性高血压、动脉硬化等病变有关。

痰,并非指咳嗽而出的有形痰涎,而是指机体病理变化而成的致病因子。如肥胖、动脉粥样硬化等病症均与痰有关,而这些病理变化又是导致脑卒中的基础。

气,指机体内的气机在病理状态下的逆乱表现。这种气在正常状态下,不但对机体有营养作用,而且能够推动血液运行循环。当脑卒中的某些因素作用于人体时,气夹血液上行,直冲犯脑,形成脑出血、蛛网膜下腔出血等病变。

血,指血瘀、血液运行不畅。中医学用以解释脑卒中中经络情况下导致的半身不遂、口眼㖞斜等病变。

2. 脑卒中如何辨证分型

中医学疾病诊断中风时需要注意中经络和中脏腑的区别。中经络一般是指无神志(意识)障碍的患者,病情偏轻;中脏腑是指有神志(意识)障碍的患者,病情偏重。

现阶段脑卒中中医证候分型和证候评价主要有两种模式,一种为传统的病证结合模式下的证候分型和疗效评价,如气虚血瘀证,直接列出其相关中医症状体征;一种为按脑卒中证候要素组合的方式进行证候分型和疗效评价。中药新药治疗脑卒中临床试验中可以选择其中之一。但无论使用哪种方法,应该尽量选用有一定的研究基础、公认的方法或量表进行证候分型诊断和评价,并注意证候分型诊断和证候评价的不同。

(1)疾病诊断:①以突然昏仆、不省人事、半身不遂、口舌㖞斜、言语謇涩或不语、偏身麻木,或不经昏仆而仅以半身不遂、口舌㖞斜、言语不利为主症;②急性起病,发展迅速,与自然界"风"的特点相似;③症状和体征持续 24 小时以上;④多发于年龄在 40 岁以上者。MRI 或 CT 显示有脑缺血或脑出血责任病灶,以及脑脊液、眼底检查有助于本病的诊断。

（2）病类诊断：①中经络：符合中医学脑卒中诊断标准，但无神智障碍者；②中脏腑：符合中医学脑卒中诊断标准，但有神智障碍者。

（3）疾病分期：临床上根据病程长短分为急性期、恢复期和后遗症期。急性期指发病后 2 周以内，中脏腑可至 1 个月；恢复期指发病 2 周至半年以内；后遗症期指发病半年以上。

3. 脑卒中如何辨证治疗

（1）肝阳暴亢、风火上扰：半身不遂、口舌㖞斜，舌强语謇或不语，偏身麻木，眩晕头痛，面红目赤，口苦咽干，心烦易怒，尿赤便干，舌质红或红绛，舌苔薄黄，脉弦有力。治则：镇肝息风、滋阴潜阳。方用镇肝息风汤加减：怀牛膝、赭石、龙骨、牡蛎、白芍、玄参、龟甲、天冬、茵陈、川楝子、生麦芽、甘草。如肝阳上亢甚者加天麻、钩藤以增强平肝息风之力；心烦甚者加栀子、黄芩以清热除烦；头痛较重者加羚羊角（山羊角代）、石决明、夏枯草以清脑息风；痰热较重者，加胆南星、鲜竹沥、川贝母以清化痰热。

（2）风痰瘀血、痹阻脉络：半身不遂，口舌㖞斜，舌强言謇或不语，偏身麻木，头晕目眩，舌质暗淡，舌苔薄白或白腻，脉弦滑。治则：祛风、养血、活血、化痰通络。方用大秦艽汤加减：秦艽、羌活、独活、防风、当归、白芍、熟地黄、川芎、白术、茯苓、黄芩、石膏、生地黄。如年老体衰者，加黄芪以益气扶正。如呕逆痰盛、苔腻脉滑甚者，去地黄，加半夏、胆南星、白附子、全蝎等祛风痰、通经络。无内热者可去石膏、黄芩。

(3)痰热腑实、风痰上扰：半身不遂，口舌㖞斜，舌强言謇或不语，偏身麻木，腹胀，便干便秘，头晕目眩，咳痰或痰多，舌质暗红或暗淡，苔黄或黄腻，脉弦滑或偏瘫侧弦滑而大。治则：化痰通腑。方用星蒌承气汤加减：胆南星、全瓜蒌、生大黄、芒硝。如药后大便通畅，则腑气通，痰热减，病情有一定程度好转。本方使用硝、黄剂量应视病情及体质而定，一般控制在10～15克，以大便通泻、涤除痰热积滞为度，不可过量，以免伤正。腑气通后应予清化痰热、活血通络药，如胆南星、全瓜蒌、丹参、赤芍、鸡血藤。如头晕重，可加钩藤、菊花、珍珠母。若舌质红而烦躁不安，彻夜不眠者，属痰热内蕴而兼阴虚，可选加鲜生地黄、沙参、麦冬、玄参、茯苓、首乌藤等育阳安神之品，但不宜过多，否则有碍于涤除痰热。

(4)气虚血瘀：半身不遂，口舌㖞斜，言语謇涩或不语，偏身麻木，面色㿠白，气短乏力，口流涎，自汗出，心悸，便溏，手足肿胀，舌质暗淡，舌苔薄白或白腻，脉沉细、细缓或细弦。治则：益气活血。方用补阳还五汤加减：生黄芪、当归尾、川芎、赤芍、桃仁、红花、地龙。如半身不遂较重加桑枝、穿山甲、水蛭等药加重活血通络、祛瘀生新作用;言语不利甚者加石菖蒲、远志以化痰开窍;手足肿胀明显者加茯苓、泽泻、薏苡仁、防己等淡渗利湿;大便溏甚者去桃仁加炒白术、山药以健脾。

(5)阴虚风动:半身不遂,口舌㖞斜,舌强言謇或不语,偏身麻木,烦躁失眠,眩晕耳鸣,手足心热,舌质红绛或暗红,少苔或无苔,脉细弦或细弦数。治则:滋阴息风。方用大定风珠加减:鸡子黄、阿胶、地黄、麦冬、白芍、龟甲、鳖甲、五味子、炙甘草。如偏瘫较重者可加牛膝、木瓜、地龙、蜈蚣、桑枝等通经活络之品;如舌质暗红、脉涩等有血瘀证时加丹参、鸡血藤、桃仁、土鳖虫等以活血祛瘀;语言不利甚者加菖蒲、郁金、远志开音利窍。

4. 谢英彪教授如何用黄芪治瘫汤治疗气虚血滞型卒中后遗症

南京中医药大学第三附属医院谢英彪教授常用黄芪治瘫汤治疗气虚血滞型卒中后遗症:炙黄芪 30～60 克,党参 15 克,川芎 20 克,赤芍 10 克,丹参 15 克,红花 10 克,鸡血藤 20 克,地龙 10 克,川牛膝 15 克,炙甘草 3 克。水煎服,每日 1 剂。肢体麻木、重着、刺痛、抽掣者,加炮山甲 10 克,豨莶草 15 克,水蛭粉(冲服)1.5 克。手足发冷,肌肉麻木不仁者,加炙桂枝 6 克。舌强不语者,加菖蒲 10 克,郁金 10 克,

天竺黄 10 克。口眼㖞斜者,加白附子 10 克,全蝎粉(冲服)
1.5 克。上肢无力,功能恢复较差者,加桂枝 6 克,桑枝 15
克。下肢无力,功能恢复较差者,加千年健 10 克,狗脊 10
克。血压高者,加石决明 15 克,菊花 6 克,钩藤 15 克。大便
秘结者,加生大黄 3～10 克,瓜蒌仁 20～30 克。小便失禁
者,加益智仁 10 克,补骨脂 10 克。

本经验方重用黄芪补气生血,推动血行。党参协助黄
芪补气,同为君药;川芎、赤芍、丹参、红花活血化瘀,同为臣
药;鸡血藤、地龙、川牛膝活血通络,其中地龙能搜风剔络,
牛膝能走下肢。三味同为佐药,能使瘀血行、脉络通;炙甘
草益气矫味,为使药。此经验方是从王清任补阳还五汤衍
化而来,可补气养血,行瘀通络。对脑卒中后遗症、偏瘫、肢
软无力,肌肉萎缩或四肢酸痛麻木,气短少言,懒动乏力,脉
细涩,舌质有紫气、瘀点,辨证属气虚血瘀证者颇为合拍。

5. 谢英彪教授如何用地黄首乌饮治疗肝肾亏虚型卒中后遗症

谢英彪教授常用地黄首乌饮治疗肝肾亏虚型卒中后遗
症:干地黄 15 克,制何首乌 15 克,肉苁蓉 10 克,菟丝子 15
克,桑寄生 15 克,杜仲 15 克,川芎 10 克,丹参 15 克,川牛
膝、怀牛膝各 15 克,炙甘草 3 克。水煎服,每日 1 剂。呆痴
或智力低下加黄精 10 克,枸杞子 10 克,白芷 6 克。失眠加

炙远志 6 克,石菖蒲 6 克。血压高加钩藤 10 克,夏枯草 10 克。头痛加天麻 10 克,白芍 15 克。头晕目眩加菊花 6 克,白蒺藜 10 克。便秘加火麻仁 15~30 克,郁李仁 15~30 克。尿失禁加桑螵蛸 10 克,益智仁 10 克。

地黄、制何首乌为滋补肝肾妙药,近代中药药理研究已证实有软化血管、对抗衰老、降低血压、调整血脂等作用,为本经验方君药;肉苁蓉、菟丝子微温而不燥,与桑寄生、杜仲配伍后可以平补肝肾、改善心脑血管功能,为本方臣药,丹参、牛膝活血化瘀、疏通脉络,促使偏瘫肢体功能恢复,同为佐药;炙甘草调和诸药为使药。本经验重点在滋补肝肾,故对脑卒中日久不愈,形体消瘦、表情淡漠、反应迟钝,肢体偏瘫,舌质偏红,脉细弱,辨证为肝肾亏虚型者颇为合拍。

6. 张伯臾教授如何用益气助阳祛风汤治疗脑卒中后面瘫

上海中医药大学张伯臾教授常用益气助阳祛风汤治疗脑卒中后面瘫:黄芪 30 克,附子、桂枝、白芍、地龙各 10 克,当归 12 克,川芎、红花各 6 克,细辛、制全蝎各 4 克,僵蚕 10 克,甘草 6 克。水煎服,每日 1 剂。具有益气助阳,祛风通络的功效。主治突然一侧面肌瘫痪,眼皮不能闭合,流泪,面部表情动作消失,发音不清,吃饭时漏饭、漏水,额纹消失,不能做皱眉、皱额、鼓腮、示齿和吹口哨等动作,鼻唇沟变浅。患者闭眼时,患侧眼球转向外上方,常露出白色巩膜。面色苍白无华,神疲乏力,形寒畏风,动则汗出,舌苔薄白而润,脉沉细无力。

面瘫又称面神经瘫痪,为神经内科常见病,属中医学"中风""中经络"范畴,多因受凉或头部受冷风吹拂而引起。《黄帝内经》中说:"风者,百病之始,善行而数变。"中医学认为"邪之所凑,其气必虚"。故本病的发生,实由正气不足,络脉空虚,风痰痹阻所致。临床必须分清标本虚实,辨证施治。一般初起邪气实,治以祛风通络为主,若迁延日久不愈者,多属正气亏虚,卫气不固,治疗则必须扶正祛邪,标本兼顾。方中附子、黄芪温肾助阳,益气固表;桂枝、白芍温通经脉,调和营卫;当归、川芎、地龙、细辛、红花、僵蚕、全蝎活血化瘀,祛风通络,促进正气恢复、经脉畅通,病自痊愈。

7. 冯发祥主任中医师如何用匡黑汤治疗脑卒中后重症肌无力

湖北省武汉市红十字医院冯发祥主任中医师常用匡黑汤治疗脑卒中后重症肌无力:生地黄 12 克,白芍 10 克,麦冬 10 克,石斛 12 克,酸枣仁 10 克,炙甘草 5 克,石决明 12 克,天麻 10 克,炙全蝎 5 克,白附子 10 克,菖蒲 5 克,天竺黄 10 克,茯苓 12 克,僵蚕 6 克。水煎服,每日 1 剂,分 3 次温服。阴虚加龟甲;气虚加黄芪;肾虚加山茱萸、杜仲。具有滋阴养肝,祛风化痰,通经活络的功效。主治脑卒中面瘫,口眼㖞斜,舌质红,苔薄白,脉弦细或细弱。

匡黑汤以清代费伯雄"滋生青阳汤"合杨氏家藏方"牵正散"化裁而成。方中生地黄、麦冬、石斛滋阴养液,合白芍、酸枣仁、炙甘草酸甘化阴,具有滋阴养肝之功效。全蝎、僵蚕、白附子祛风化痰,为治疗脑卒中面瘫、口眼㖞斜良药,故有"牵正"之名。加石决明、天麻、天竺黄、石菖蒲、茯苓,以增强平肝祛风、化痰通络之功能。诸药合用,有滋阴养肝、祛风化痰、通经活络的功效。

8. 南京中医药大学周仲瑛教授如何用益气活血通络方治疗腔隙性脑梗死

南京中医药大学周仲瑛教授常用益气活血通络方治疗腔隙性脑梗死:黄芪 25 克,当归 12 克,赤芍 15 克,川芎 10 克,红花 10 克,炙桂枝 10 克,葛根 12 克,炙水蛭 2 克,炙僵蚕 10 克,炙全蝎 5 克,制天南星 10 克,天仙藤 12 克,姜黄 10 克,桑寄生 15 克。水煎服,每日 1 剂。具有益气活血,搜风化痰,化瘀通络的功效。主治气虚血瘀、风痰阻络型腔隙性脑梗死。

腔隙性脑梗死属于中医学中风中经络之证。周仲瑛教授常仿王清任《医林改错》中的补阳还五汤灵活加减治之。周仲瑛教授认为,中风中经络之证纯粹由于气虚血瘀者并不多见,而常常是虚、瘀、痰、风互见,因此必须选加化痰平肝息风之品;再者,本病之痰、瘀、风等病理因素,其位较深,多在于脉络经隧脑窍,必用搜络通风之虫类药物方能迅速取效。当然,本病若合并肝肾亏虚,脾虚不运者,补益肝肾、健脾助运自当兼顾。对于本病周仲瑛教授还配以心理调节功能锻炼,常收到事半功倍之效。

9. 治疗脑卒中的常用方剂还有哪些

(1)山龙血藤汤:生地黄 10 克,女贞子 10 克,山茱萸 10 克,牛膝 10 克,川芎 10 克,红花 10 克,当归 10 克,地龙 10 克,山楂 15 克,桑寄生 20 克,鸡血藤 20 克。水煎取药汁。每日 1 剂,分 2 次服。阴虚津亏加石斛 15 克,麦冬 10 克,葛根 10 克,痰浊阻窍加鲜竹沥 60 克,石菖蒲 10 克,远志 6 克,眩晕血压高加钩藤 30 克,杭白菊 10 克,黄芩 10 克;偏身肿胀,加黄芪 15～30 克,茯苓 15 克,肢体活动屈伸见灵活加路路通、丝瓜络各 10 克,或豨莶草 20 克。具有滋补肝肾,活血通络的功效。主治脑卒中恢复期。

(2)中风回春灵:熟地黄 20 克,山茱萸、巴戟天、肉苁蓉、石斛各 15 克,石菖蒲、郁金各 12 克,远志、茯苓、五味子各 15 克,僵蚕、制全蝎各 10 克,胆南星、天竺黄各 12 克。水煎取药汁。每日 1 剂,分 2 次服。6 周为 1 个疗程。具有祛风化痰,开窍通络的功效。主治脑卒中后遗症。

（3）三虫一藤汤：黄芪 45～80 克,当归 18 克,川芎 15 克,桃仁 15 克,红花 15 克,制全蝎 12 克,地龙 15 克,制水蛭 9 克,郁金 12 克,丹参 24 克,川贝母 9 克,鸡血藤 30 克,桑枝 15 克。水煎取药汁。每日 1 剂,分 2 次服。具有益气活血,化痰通络的功效。主治脑卒中后遗症。

（4）仙龙寄生方：生黄芪 12～30 克,当归 12 克,桑寄生 30 克,地龙 12 克,豨莶草 12 克,鸡血藤 15 克,威灵仙 12 克,竹茹 12 克,木瓜 12 克,橘红 9 克,川芎 3 克,白花蛇 1～2 条。水煎取药汁。每日 1 剂,分 2 次服。具有益气养血,活血通络,佐以化痰的功效。主治脑卒中后遗症。

（5）参芪活血汤：黄芪 60～120 克,白参 5 克,丹参 20～30 克,三七 10～20 克,当归 15～30 克,赤芍 10～20 克,水蛭 15～20 克,甘草 6 克。每日 1 剂,分 2 次服。水煎取药汁。具有补气活血,破血除瘀的功效。主治脑卒中后遗症。

（6）补阳还五汤加减方：黄芪 30～60 克,桃仁 10 克,红花 10 克,川芎 10 克,赤芍 10 克,地龙 10 克。水煎取药汁。每日 1 剂,分 2 次服。具有益气养血,祛风通络的功效。主治脑卒中在恢复期及后遗症期的气虚血瘀型。

（7）芪连温胆汤：黄芪 30 克,黄连 12 克,半夏 15 克,茯苓 10 克,陈皮 12 克,枳实 10 克,胆南星 10 克,竹茹 10 克,郁金 12 克,厚朴 10 克,菖蒲 30 克。水煎取药汁。每日 1 剂,分 2 次服。兼有烦躁不安加莲子心 5 克,栀子 12 克以清心除烦;兼有大便秘结加大黄 6 克以泻下通便;兼有肢体胀痛加泽兰 30 克,防己 10 克以清热利湿通络,活血消肿。具有清热化痰祛瘀,调气通络的功效。主治脑卒中恢复期之痰热痹阻,络脉空虚者。

(8)三黄补阳还五汤:黄芪 30 克,当归尾 9 克,红花 9 克,桃仁 9 克,干地龙 12 克,石菖蒲 9 克,炙远志 5 克,炒赤芍 9 克,全瓜蒌 20 克,天竺黄 9 克,川黄连 3 克,生大黄(后下)12 克,丹参 15 克。水煎取药汁。每日 1 剂,分 2 次服。具有益气活血,化痰祛瘀通络的功效。主治重度脑出血,稳定恢复期。

(9)活血通脉汤:黄芪 30～60 克,当归 20 克,丹参 30 克,葛根 15 克,地龙 12 克,赤芍 10 克,川芎 10 克,石菖蒲 10 克。水煎取药汁。每日 1 剂,分 2 次服。具有活血化瘀,益气通脉的功效。主治脑梗死恢复期。

(10)益元活血汤:生黄芪 15～30 克,石斛 15 克,丹参 15 克,麦冬 10 克,当归 10 克,鸡血藤 10 克,红花 10 克,地龙 10 克,威灵仙 10 克,赤芍 10 克,川芎 6 克。水煎取药汁。每日 1 剂,分 2 次服。偏于气虚者加党参,黄芪增至 60 克。具有益气养阴,活血通络的功效。主治恢复期脑梗死。

(11)活瘀复遂汤:桑枝 30～40 克,红花、桃仁、半夏、赤芍、地龙各 10 克,皂角刺、土鳖虫各 6～9 克,橘红 12 克,茯苓、续断、怀牛膝各 15 克,制蜈蚣 6 克,钩藤 30 克,炙穿山甲 9 克。水煎取药汁。每日 1 剂,分 2 次服。具有活血化瘀,通经活络的功效。主治脑卒中恢复期半身不遂者。

(12)愈风汤:生黄芪 50～60 克,丹参 30～40 克,当归 15 克,川芎 10 克,桃仁 10 克,赤芍 10 克,牡丹皮 10 克,牛膝 15 克,红花 6 克,血竭 5 克,地龙 20 克,鸡血藤 30 克,泽兰 30 克。上药加水 600 毫升,煎服 250 克,第 2、第 3 煎各加水 500 毫升,煎取药汁各 250 毫升,3 次药汁混合后装入暖瓶内为 1 日量,分 6～8 次服,15 天为 1 个疗程。每日 1 剂,分 2 次服。出血性脑血管疾病加黄芩 15 克,炒栀子 20 克,茜草 15 克,缺血性脑血管疾病加党参 30～50 克;肝阳上亢头痛加天麻 10 克,石决明(先煎)30 克;口眼㖞斜者加白附子 10 克,制全蝎 10 克:痰盛者加胆南星 10 克,半夏 10 克;心烦失眠加珍珠母(先煎)30 克,酸枣仁 15 克,大便秘结者加大黄(后下)10 克;患侧手足肿甚后加茯苓皮 30 克,薏苡仁 30 克。具有益气活血,化瘀通络的功效。主治脑卒中后遗症。

(13)茜芍涤痰汤:姜半夏 10 克,橘红 10 克,茯苓 10 克,枳实 10 克,竹茹 10 克,胆南星 5 克,石菖蒲 5 克,制全蝎 5 克,怀牛膝 10 克,桑寄生 10 克,酒白芍 10 克,生地黄 10 克,茜草 10 克,甘草 5 克。水煎取药汁。每日 1 剂,分 2 次服。具有涤痰导滞,活血通络的功效。主治脑卒中后遗症之痰浊阻滞,血瘀脉络。

(14)益气活血汤:当归 60～90 克,川芎 9～20 克,黄芪 15 克,赤芍 10～15 克,制水蛭 6～9 克,甘草 5 克。水煎取药汁。每日 1 剂,分 2 次服。具有益气活血的功效。主治脑卒中后遗症。

(15)补肾养血通络方:黄芪 50 克,党参 20 克,当归 20 克,生地黄 20 克,桑寄生 20 克,续断 20 克,狗脊 20 克,杜仲 15 克,枸杞子 20 克,牛膝 20 克,穿山龙 25 克,地龙 20 克,鸡血藤 50 克,丹参 25 克,焦山楂 20 克,甘草 10 克。水煎取药汁。每日 1 剂,分 2 次服。具有益气补肾,养血通络的功效。主治脑卒中后遗症。

(16)养血强筋煎:山药 25 克,何首乌 25 克,枸杞子 20 克,怀牛膝 20 克,当归 20 克,生地黄 20 克,川续断 20 克,桑寄生 20 克,杜仲 15 克,黄芪 50 克,党参 25 克,炙甘草 15 克。水煎取药汁。每日 1 剂,分 2 次服。具有补肾填精,强筋壮骨的功效。主治脑卒中后遗症。

(17)生脉汤:生黄芪 40 克,白参、酒大黄、川芎、当归尾各 10 克,白芍 12 克,制水蛭 8 克。水煎 2 次,每次煎 200～300 克,早晚各服 1 次,20 天为 1 个疗程。具有益气活血,舒经通络的功效。主治脑卒中后遗症。

(18)五虎追风散:天麻 10 克,胆南星 10 克,僵蚕 15 克,制蜈蚣 1 条,制全蝎 6 克,水蛭 20 克,地龙 30 克,穿山甲 15 克,炙黄芪 60 克,鸡血藤 50 克。水煎取药汁。每日 1 剂,分 2 次服。具有补虚、开窍、祛风、破瘀、通脉的功效。主治脑卒中后遗症。

(19)柴牡三角汤:北柴胡 9～12 克,生牡蛎 30～40 克,山羊角 15～30 克,水牛角 15～24 克,鹿角 10 克。水煎服。当脑出血尚未完全停止前,除遵守医嘱保持安静外,如见头面潮红,意识模糊者,可加用赭石 15 克;干生地黄 15 克,苎麻根 10 克。口噤不能服药者,可用鼻饲。当脑出血已经停止,仍须防其络创复裂,加用女贞子 10 克,墨旱莲 10 克,仙鹤草 15 克。云南白药亦可用。脑卒中后,血压仍偏高,头痛、头晕、泛恶、拘急者,可加用石决明 30 克,赭石 15 克,干地龙 9 克,生牛膝 9 克。脑卒中后,口眼㖞斜、语言謇涩、半身不遂者,可加用明天麻 9 克,僵蚕 9 克,决明子 9 克,茺蔚子 9 克,郁金 9 克,菖蒲 9 克,钩藤 12 克,制全蝎 4 克。脑卒中后,痰涎堕滞,时时搐搦,咳利不爽者,可加用陈胆南星 6 克,天竺黄 9 克,郁李仁 9 克,瓜蒌 9 克,淡竹沥(冲服)1 支;大便闭结不下者,可加用生川大黄(后下)9 克,以得下为度。脑卒中后余热不退,或有感染,汗出热不解,口干舌绛者,可加用土茯苓 30 克,忍冬藤 24 克,连翘 9 克,白薇 9 克,牡丹皮 9 克,栀子 9 克,合欢皮 20～30 克。

(20)镇肝熄风汤:怀牛膝 30 克,生赭石 30 克,生龙骨 15 克,生牡蛎 15 克,生龟甲 15 克,生白芍 15 克,玄参 15 克,天冬 15 克,川楝子 6 克,生麦芽 6 克,茵陈 6 克,甘草 5 克。水煎服。适用于脑卒中苏醒后仍未脱险,或脑卒中苏醒后肢体废痿、偏枯者。

(21)加减温胆汤:陈皮 10 克,茯苓 15 克,法半夏、枳实各 12 克,竹茹、石菖蒲各 10 克,甘草 5 克。每日 1 剂,水煎服。适用于脑卒中急性期,患者以半身不遂、口舌㖞斜、语言不利或偏身麻木为主症,伴见胸闷痰多、喉中痰鸣,舌淡胖,苔腻或厚,脉弦滑。

(22)桃核承气汤:桃仁 12 克,桂枝 6 克,大黄 12 克,炙甘草 6 克,芒硝(化水冲服)6 克。每日 1 剂,水煎服。适用于蛛网膜下腔出血等。

(23)三生饮:胆南星 15 克,川乌 6 克,生附子 6 个,木香 5 克。每日 1 剂,水煎服。适用于脑卒中不省人事,痰涎壅盛,言语謇涩,四肢厥冷,或口眼㖞斜,或半身不遂,舌白,脉象沉状。

(24)补阳还五加味方:黄芪 50 克,当归、赤芍、川芎各 10 克,生蒲黄 20 克,桃仁、红花、地龙各 5 克。口眼㖞斜者加白附子 10 克,僵蚕、全蝎各 5 克;舌强言謇者加远志、郁金、石菖蒲各 10 克;素体阳虚,四肢不温者加附片、桂枝各 10 克;恶心纳呆、舌苔厚腻者加法半夏、陈皮、白豆蔻各 10 克,藿香 20 克;头痛、头晕,口苦咽干、舌红苔黄,脉获数有力者,加白芍、生地黄、赭石、石决明各 20 克;头晕甚者加钩藤 15 克,天麻、白菊花各 10 克;大便干燥者加大黄 10 克,火麻仁 30 克。每日 1 剂,水煎,分 2 次服。适用于脑梗死。

(25)益气活血汤:滇三七 3 克,黄芪 30 克,当归、赤芍、丹参、鸡血藤各 15 克,桃仁、红花、泽兰、地龙各 10 克,甘草 3 克,炮山甲、川芎各 6 克。头痛头胀,目眩者加天麻 10 克,白蒺藜 15 克;神识呆滞,言语謇涩不利者加石菖蒲、郁金、远志各 10 克;口眼㖞斜者加白附子、胆南星各 10 克;肢体偏废无力者加桂枝、续断、牛膝各 10 克;失眠多梦心烦者加栀子仁 10 克,珍珠母、酸枣仁各 30 克;患侧肢冷而肿者,加附片、茯苓各 15 克,薏苡仁 30 克。每日 1 剂,水煎分 2 次服,15 天为 1 个疗程。适用于急性脑梗死。

(26)芎芪丹参饮:川芎 15～30 克,生黄芪 40～60 克,丹参 30～50 克,当归 15～20 克,地龙、红花、桃仁各 10 克。有意识障碍者加石菖蒲、远志、麝香;有头晕者加天麻、石决明、杭白菊;痰盛者加胆南星、鲜竹沥、半夏、天竺黄;口眼㖞斜者加白附子、僵蚕、全蝎、蜈蚣;气郁者加郁金、制香附;便秘者加火麻仁、瓜蒌仁;头痛者加白芷、白蒺藜;肌肉无力者加桑寄生、千年健。水煎服,每日 1 剂,1 个月为 1 个疗程。适用于脑梗死。

(27)醒脑活血汤:丹参 30 克,石菖蒲、郁金、胆南星、桂枝、红花、桃仁、水蛭、豨莶草各 10 克,刘寄奴、葛根各 15 克,益智仁 12 克。每日 1 剂,水煎服。适用于脑梗死恢复期。

(28)加味龄羊钩藤汤:羚羊角粉(冲服)、制全蝎、生白芍、三七、菊花各 9 克,钩藤、天麻、川贝母、茯神、地龙各 12 克,鲜竹茹、鲜生地黄、赭石各 15 克,生甘草 6 克,水牛角片(尖部)50 克。每剂药水煎 2 次。先文火将鲜竹茹、水牛角片煎沸 10 分钟,再把余药(除钩藤、羚羊角粉)放入煎沸 10 分钟,再放入钩藤煎沸 10 分钟,用纱布滤出药液冲羚羊角粉服。药渣再放适量水复煎沸 15 分钟,隔 6 小时后服。尽早服药,急性期特别是昏迷患者不能口服时可鼻饲,如合并消化道出血时药液一定凉后服。急性期病情严重时应每天 2

剂药煎 4 次服,每 6 小时服药或鼻饲 1 次,10 天为 1 个疗程。当病情稳定后改为每天 1 剂药煎 2 次服。恢复期应尽早用上述煎服后的药渣,加桑枝、石菖蒲各 150 克煎水搽洗患肢,同时被动加强患肢功能锻炼。适用于出血性脑卒中。

(29)脑出血方:生龙骨、生牡蛎各 30 克,赭石 10 克,钩藤 15 克,菊花 6 克,白芍 12 克,玄参 15 克,龟甲 20 克,川牛膝 12 克,川楝子 10 克,胆南星 10 克,当归 12 克,石决明 20 克,丹参 30 克,大黄 6 克,芒硝(冲服)20 克。水煎灌服或鼻饲。适用于阳亢型急性脑出血,表现为剧烈头痛,呕吐,昏迷不省人事,牙关紧闭,两手握固,半身不遂,肢体拘急,面赤身热,鼻鼾气粗,口臭,烦躁不宁,大便秘结,舌质红或暗红,苔黄腻而干,脉滑而数或洪大。

(30)凉血醒脑熄风汤:羚羊角粉(冲服)2 克,益母草、茯苓、茜草各 20 克,葛根 30 克,石菖蒲、钩藤、当归、生地黄、白芍各 15 克,菊花、胆南星、大黄各 10 克,竹茹 5 克。每日 1 剂,2 次煎煮,滤取汁 600 毫升,分 3 次灌服或鼻饲。适用于脑出血急性期(病后 15 天内)。临床多见昏不知人,或烦闷躁扰,肢体瘫痪,面红气粗,痰声如曳锯,头痛、头晕,或项强抽搐,恶心、呕吐,舌苔黄腻,脉弦滑。

10. 治疗脑卒中后吞咽困难的中药有哪些

中医药疗法主要是运用针灸达到迅速改善脑细胞功能

的作用,使受损神经细胞苏醒,促进吞咽反射的重建与恢复。应用中药可以通经活络,调养气血。常用的中药制剂有养血解语汤、地黄解语饮、启窍丹、通咽止呃汤等。

养血解语汤主要是以养血祛风、活络开窍法为主,对吞咽困难进行治疗。方中当归、白芍、川芎、桃仁、红花有养血活血化瘀的作用,制全蝎、僵蚕、白附子、水蛭、天麻有搜风通经活络的作用;石菖蒲、郁金、橘络、天竺黄有燥湿化痰开窍的作用。诸药合用,共奏养血活血、祛风化痰、通络开窍之功效。

启窍丹中的水蛭、三七参、郁金等有活血化瘀的作用,胆南星、天竹黄、石菖蒲有涤痰化浊的作用,牛黄、麝香有芳香开窍,清心豁痰的作用。诸药配合,相得益彰,共奏达络开窍之效。启窍丹还可分为清热启窍丹、益气启窍丹、滋阴启窍丹,分别加入了黄连、人参、西洋参,主要用于兼有气虚、阴虚者。

11. 脑卒中患者如何使用银杏叶制剂

银杏在中国药典中称白果,曾被制成茶叶治疗哮喘和支气管炎。西方国家将银杏叶提取物制成多种剂型,广泛应用于临床。在德、法两国,银杏叶提取物是最常用的处方药之一。银杏叶制剂含有的黄酮类化合物可以清除自由基、提高细胞超氧化物歧化酶活性,同时还能提高缺血组织对氧及葡萄糖的利用率,增强组织细胞的生存能力,从而延缓脑细胞的坏死。此外,银杏叶制剂还能抑制血小板聚集,降低血液黏稠度,改善血液流变学,减少脑卒中的复发。并可用于治疗冠心病心绞痛、脑血管痉挛、脑供血不全、记忆力衰退等。

银杏叶的成分包括特有的黄酮类、萜烯类和能引起过敏反应的银杏酸。黄酮类除槲皮素、山柰素、异鼠李素等苷类以外,还包括20多种其他的黄酮类成分。萜烯类包括银杏内酯 A、银杏内酯 B、银杏内酯 C 和白果内酯,它们均具备其他植物萜烯所不具备的特有的立体构造。研究表明,银杏叶体外抗氧化作用的主要活性成分为黄酮类成分,内酯类成分无明显抗氧化作用。

银杏叶制剂的不良反应主要有流涎、恶心、呕吐、食欲减退、腹泻、腹胀、头痛、头晕、耳鸣、血压降低等,肌内注射或静脉滴注时可能出现皮肤反应或刺激现象,也曾有引起过敏反应的报道。近年来不断有引起出血的报道,可能与其对 PAF 的强烈抑制有关,宜慎用于有出血病史或正在使用影响血小板功能或血凝药物的患者。

口服银杏叶制剂每次 30～40 毫克,每日 3 次;肌内注射,每次 7～15 毫克,每日 1～2 次;静脉滴注,每次87.5～175 毫克,每日 1 次。

长期盲目服用银杏叶制剂也有潜在危险,即使需要服用,也应在医师指导下服用。虽然银杏叶制剂毒性很低,但也有潜在危险,有时甚至是致命的。可惜人们对这种危险却知之甚少。银杏叶中的类黄酮可防止细胞的氧化损伤,从而防止与年龄相关的大脑功能障碍。它和阿司匹林一样,也是环氧酶抑制药,所以能使血液变得稀薄,使它易于流动。银杏叶制剂可扩张血管,使血流量增加而防治脑动脉硬化、老年痴呆症,但因长期乱服银杏叶制剂而诱发脑出血的病例也有报道。老年脑动脉硬化的患者脑血管比较脆弱,极易出血,更不宜与抗凝血药合用,否则会增加出血倾向。许多中老年人为预防心脑血管病而服用小剂量阿司匹林、氯吡格雷和深海鱼油,这几种药不能与银杏叶一起服用。手术前1周应暂停服银杏叶制剂,更不宜与对乙酰氨基酚及麦角胺制剂合用,否则可能导致硬膜下血肿。如与噻嗪类利尿药合用,可引起血压升高。

12. 如何用舒血宁片治疗脑卒中

舒血宁片(银杏叶提取物)具有活血化瘀,通脉舒络,益气健脑的功效。用于瘀血阻络引起的胸痹、心痛、脑卒中、半身不遂、舌强语謇;冠心病稳定型心绞痛、脑梗死见上述证候者。研究表明,舒血宁片可促进脑血液循环、扩张脑血管、增加脑血流量、改善和保护脑细胞;增加神经递质的含量,减少神经细胞损伤;改善缺氧脑细胞的能量代谢和营养,提高脑细胞的耐缺氧能力;提高红细胞超氧化物歧化酶活性,抑制细胞膜脂质过氧化。

舒血宁片的主要成分为银杏叶提取制得的浸膏溏衣片,每片含总黄酮 2 毫克,性状为薄膜衣片。除去包衣后显浅棕黄色至棕褐色;味微苦。规格为 1 包 12 片。每次口服 2 片,每日 3 次。

13. 如何用安宫牛黄丸治疗脑卒中

安宫牛黄丸具有清热解毒,镇惊开窍的功效。用于热病,邪入心包,高热惊厥,神昏谵语;脑卒中昏迷及脑炎、脑膜炎、中毒性脑病、脑出血、败血症见上述证候者。研究表明,安宫牛黄丸可以抑制脑细胞的凋亡,而脑细胞凋亡是不可逆转的,昏迷时间长了,带来的呆傻、半身不遂等,都是脑细胞凋亡造成的。而安宫牛黄丸对于脑卒中所致的神昏、谵语、抽搐、惊风、狂躁、四肢厥冷、牙关紧闭、偏瘫失语、休克晕厥等症有非常好的治疗效果。本药是一种急救药,一般在脑卒中发病初期应用效果最佳。

安宫牛黄丸的主要成分为牛黄、水牛角浓缩粉、人工麝香、珍珠、朱砂、雄黄、黄连、黄芩、栀子、郁金、冰片。性状为黄橙色至红褐色的大蜜丸或者为包金衣的大蜜丸,每丸重 3 克。除去金衣显黄橙色至红褐色;气芳香浓郁,味微苦。每次口服 1 丸,每日 1 次。或遵医嘱。

有文献报道,使用安宫牛黄丸不当致体温过低,亦有个别患者引起过敏反应,过敏体质者慎用。安宫牛黄丸为热闭神昏所设,寒闭神昏不得使用。安宫牛黄丸中含麝香,芳香走窜,有损胎气,孕妇慎用。服药期间饮食宜清淡,忌食辛辣油腻之品,以免助火生痰。安宫牛黄丸处方中含朱砂、雄黄,不宜过量久服,肝、肾功能不全者慎用。在治疗过程中如出现肢寒畏冷,面色苍白,冷汗不止,脉微欲绝,由闭证变为脱证时,应立即停药。高热神昏,脑卒中昏迷等口服本品困难者,当鼻饲给药。服用安宫牛黄丸前应除去蜡皮、塑料球壳及玻璃纸,不可整丸吞服。

14. 如何用华佗再造丸治疗脑卒中

华佗再造丸具有活血化瘀,化痰通络,行气止痛的功效。用于痰瘀阻络之脑卒中恢复期和后遗症,症见半身不遂、拘挛麻木、口眼㖞斜、言语不清。

华佗再造丸的主要成分为川芎、吴茱萸、冰片等。性状为黑色的浓缩水蜜丸;气香,味苦。每次口服 4～8 克,每日 2～3 次;重症每次 8～16 克,早晚各服 1 次。连服 10 天,停药 1 天,30 天为 1 个疗程,可连续服用 3 个疗程。预防量与维持剂量每次 4 克,早晚各服 1 次。或遵医嘱。

孕妇忌服;服药期间如有燥热感,可用白菊花蜜糖水送服,或减半服用,必要时暂停服用 1～2 天。

15. 如何用大活络丸治疗脑卒中

大活络丸具有祛风止痛、除湿豁痰、舒筋活络的功效。用于缺血性脑卒中引起的偏瘫,风湿痹证(风湿性关节炎)引起的疼痛、筋脉拘急、腰腿疼痛及跌打损伤引起的行走不便和胸痹心痛证。

大活络丸的主要成分为蕲蛇、乌梢蛇、威灵仙、两头尖、麻黄、贯众、甘草、羌活、肉桂、广藿香、乌药、黄连、熟地黄、大黄、木香、沉香、细辛、赤芍、没药(制)、丁香、乳香(制)、僵蚕(炒)、天南星(制)、青皮、骨碎补、豆蔻、安息香、黄芩、香附(醋制)、玄参、白术、防风、龟甲(醋淬)、葛根、豹骨(油酥)、当归、血竭、地龙、水牛角浓缩粉、人工麝香、松香、体外培育牛黄、冰片、红参、草乌(制)、天麻、制全蝎、制何首乌,共48味。性状为棕褐色的大蜜丸;气微香、味苦。规格每丸重3.5克。温黄酒或温开水送服,每次1丸,每日1~2次。

大活络丸的不良反应尚不明确。肾病患者禁用。大活络丸含有马兜铃科植物细辛,在医生指导下使用,定期复查肾功能。

16. 如何用回天再造丸治疗脑卒中

回天再造丸具有祛风散寒,理气豁痰,通经活络的功效。用于急性脑血管病,如脑出血,蛛网膜下腔出血、脑血栓形成、脑栓塞和一过性脑缺血发作的恢复期。

回天再造丸的主要成分为羌活、姜黄片、附子(制)、天麻、林下参、牛黄、胆南星、僵蚕(炒)、冰片、麝香、地龙等。温黄酒或温开水送服,每次1丸,每日1~2次。

药理研究表明,黄连、葛根、当归、白术、天麻、萆薢、红花、黄芪、川芎、玄参等,有扩张外周血管作用,能明显降低外周血管和冠状血管阻力,增加血流量,玄参浸膏灌流蟾蜍下肢血管,呈现血管扩张效应。白术、川芎、当归、肉桂、红花、姜黄、葛根等有抗凝血作用,当归水药和阿魏酸钠对凝血酶诱导的血小板聚集有明显抑制作用。

17. 如何用天龙息风颗粒治疗脑卒中

天龙息风颗粒具有平肝息风,活血通络的功效。用于脑卒中中经络急性期(急性脑梗死轻症)肝阳暴亢,风火上扰证。症见眩晕、头痛,烦躁易怒,口苦咽干,语言謇涩,口舌㖞斜,偏身麻木,半身不遂,舌质红,脉弦。

天龙息风颗粒的主要成分为天麻、钩藤、白芍、地龙、熊胆粉等。性状为棕褐色颗粒;味甜、微苦。规格为每袋装4.5克。开水冲服,每次2袋,每日3次。

天龙息风颗粒的不良反应,为少数患者服药后可出现胃肠道反应,如恶心、纳呆、大便稀等。个别患者可出现过敏。可停药加用相应抗过敏等治疗措施。脑出血及孕妇禁用天龙息风颗粒。过敏体质者慎用。高血压有脑出血倾向者慎用。

天龙息风颗粒是处方药，应在医生指导下应用。在治疗过程中，应根据病情配合加用必要的治疗措施。

18. 如何用培元通脑胶囊治疗脑卒中

培元通脑胶囊具有益肾填精，息风通络的功效。研究表明，培元通脑胶囊有减轻脑缺血动物的脑水肿、缩小脑梗死范围，改善动物的行为活动和病理组织学的损伤程度。另外，培元通脑胶囊还有抗血小板聚集，抗凝血作用。用于缺血性脑卒中经络恢复期肾元亏虚，瘀血阻络证。症见半身不遂，口舌㖞斜，语言不清，偏身麻木，眩晕耳鸣，腰膝酸软，脉沉细。

培元通脑胶囊的主要成分为制何首乌、熟地黄、天冬、龟甲（醋制）、鹿茸、肉苁蓉（酒制）、肉桂、赤芍、全蝎、水蛭（烫）、地龙、山楂（炒）、茯苓、炙甘草。胶囊内容物性状为棕褐色粉末；气特异，味咸、辛。规格为每粒胶囊装 0.6 克。每次口服 3 粒，每日 3 次。

培元通脑胶囊的不良反应为个别患者服药后出现恶心，一般不影响继续服药。偶见嗜睡、乏力，继续服药能自行缓解。

孕妇禁用培元通脑胶囊,产妇慎用。服药期间忌辛辣、油腻,禁烟酒。

19. 如何用麝香抗栓胶囊治疗脑卒中

麝香抗栓胶囊具有通络活血,醒脑散瘀的功效。用于脑卒中,半身不遂,言语不清,手足麻痹,头痛,目眩。

麝香抗栓胶囊的主要成分为麝香、羚羊角、全蝎、乌梢蛇、三七、僵蚕、水蛭(制)、川芎、天麻、大黄等。胶囊内容物性状为棕黄色的粉末;气辛,味甘。规格为每粒装 0.25 克。每次口服 4 粒,每日 3 次。

孕妇慎用麝香抗栓胶囊。

20. 如何用脑血栓片治疗脑卒中

脑血栓片具有活血化瘀,醒脑通络,潜阳息风的功效。用于因瘀血、肝阳上亢出现之脑卒中先兆,如肢体麻木、头晕目眩等和脑血栓形成出现的脑卒中不语、口眼㖞斜、半身不遂等症。

脑血栓片的主要成分为红花、当归、水蛭(制)、赤芍、桃仁、川芎、丹参、土鳖虫、羚羊角、牛黄。性状为糖衣片,除去糖衣后呈棕色;味辛甘。规格为基片重 0.3 克。每次口服 6 片,每日 3 次。

脑血栓片的不良反应尚不明确。

21. 如何用通关散治疗脑卒中

通关散具有通关开窍的功效。用于脑卒中、风痰所致的牙关紧闭、痰涎上壅、神志不清、昏迷不醒等气机阻滞、清窍闭塞之证。

通关散的主要成分为猪牙皂、鹅不食草、细辛。性状为浅黄褐色的粉末;气香,味辛,有刺鼻感。规格为每瓶装 1.5 克。每用少许,吹鼻取嚏。

孕妇慎用通关散。脑实质性病变患者忌用。

22. 如何用十香返生丸治疗脑卒中

十香返生丸具有开窍化痰,镇静安神的功效。用于脑卒中痰迷心窍引起的言语不清、神志昏迷、痰涎壅盛、牙关紧闭。

十香返生丸的主要成分为沉香、丁香、檀香、土木香、香附(醋炙)、降香、广藿香、乳香(醋炙)、天麻、僵蚕(麸炒)、郁金、莲子心、瓜蒌子(蜜炙)、金礞石(煅)、诃子肉、甘草、苏合香、安息香、人工麝香、冰片、朱砂、琥珀、牛黄。性状为深棕色的大蜜丸;气芳香,味甘、苦。规格为每丸重 6 克。每次口服 1 丸,每日 2 次;或遵医嘱。

十香返生丸的不良反应尚不明确。孕妇忌服。

十香返生丸的处方中含朱砂,不宜过量久服,肝、肾功能不全者慎用。服用十香返生丸前应除去蜡皮、塑料球壳;十香返生丸可嚼服,也可分份吞服。用药期间忌气恼,忌食辛辣动火之品。

23. 如何用牛黄清心丸治疗脑卒中

牛黄清心丸具有清心化痰,镇惊祛风的功效。用于气血不足,痰热上扰引起胸中郁热、惊悸虚烦、头目眩晕、中风不语、口眼㖞斜、半身不遂、言语不清、神志昏迷、痰涎壅盛的脑卒中患者。

牛黄清心丸的主要成分为牛黄、当归、川芎、甘草、山药、黄芩、苦杏仁(炒)、大豆黄卷、大枣(去核)、白术(炒)、茯苓、桔梗、防风、柴胡、阿胶、干姜、白芍、人参、六神曲(炒)、肉桂、麦冬、白蔹、蒲黄(炒)、人工麝香、冰片、水牛角浓缩粉、羚羊角、朱砂、雄黄。性状为红褐色的大蜜丸;气芳香,味微甜。规格为每丸重 3 克。每次口服 1 丸,每日 1 次。

牛黄清心丸的不良反应尚不明确。孕妇慎用。

牛黄清心丸中含朱砂、雄黄,不宜过量久服,肝、肾功能不全者慎用。服用前应除去蜡皮、塑料球壳。

24. 如何用脑立清胶囊治疗脑卒中

脑立清胶囊具有平肝潜阳,醒脑安神的功效。用于脑卒中出现头晕目眩,耳鸣口苦,心烦难寐等症状的患者。

脑立清胶囊的主要成分为磁石、熟酒曲、冰片、牛膝、珍珠母、酒曲、薄荷脑、赭石、半夏(制)、猪胆汁。胶囊内容物性状为红棕色的粉末;气清香,味清凉、微苦。规格为每粒装0.33克。每次口服3粒,每日2次。

脑立清胶囊的不良反应为慢性皮肤过敏。孕妇忌服。

体弱虚寒者不宜服用脑立清胶囊,其表现为气短乏力,倦怠食少,面色白,大便稀溏。有肝病、肾病患者应在医师指导下服用。对脑立清胶囊过敏者禁用,过敏体质者慎用。脑立清胶囊性状发生改变时禁止使用。

25. 如何用脑心通胶囊治疗脑卒中

脑心通胶囊具有益气活血、化瘀通络的功效。用于气虚血滞、脉络瘀阻所致脑卒中中经络,半身不遂、肢体麻木、口眼㖞斜、舌强语謇及胸痹心痛、胸闷、心悸、气短;脑梗死、冠心病心绞痛属上述证候者。研究表明,脑心通胶囊对"血瘀"模型的全血高切、低切黏度、血浆黏度、还原黏度、血小板黏附率均有显著降低作用;可抑制二磷酸腺苷诱导的血小板聚集;可明显抑制血栓形成,且有一事实上的量效关系;可明显增加脑血流量,明显降低脑血管阻力,明显延长凝血时间。

脑心通胶囊主要成分为黄芪、赤芍、丹参、当归、川芎、桃仁、红花、乳香(制)、没药(制)、鸡血藤、牛膝、桂枝、桑枝、地龙、全蝎、水蛭。胶囊内容物的性状为淡棕黄色至黄棕色的粉末;气特异,味微苦。规格为每粒装 0.4 克。口服每日 3 次,每次 2～4 粒。或遵医嘱。

脑心通胶囊的不良反应为少数患者有轻度胃肠道反应,胃痛、恶心、食欲减退等。个别患者出现皮肤瘙痒、脱皮、丘疹、倦睡、心烦、头闷等症状,停药后即可消失。对茶碱类药物及维脑路通过敏者禁用。孕妇禁用。胃病患者饭后服用。

脑心通胶囊对诊断的干扰可使血清尿酸及尿儿茶酚胺的测定值升高。乙醇中毒,心律失常,严重心脏病、肝、肾功能不全,活动性消化道溃疡,急性心肌损害等患者慎用。服药期间避免阳光直射,高温及过久站立。

脑心通胶囊与克林霉素、红霉素、林可霉素合用时,可降低二羟丙茶碱在肝的清除率,使血药浓度升高,甚至出现不良反应,故应调整本品用量。脑心通胶囊与锂盐合用时,可加速肾对锂的排泄,使锂的疗效降低。脑心通胶囊与其他茶碱类药合用时,不良反应可增多。大剂量脑心通胶囊与维生素 A 同服,可导致凝血酶原降低。

26. 如何用苏合香丸治疗脑卒中

苏合香丸具有芳香开窍,行气止痛的功效。用于痰迷心窍所致的痰厥昏迷、脑卒中偏瘫、肢体不利,以及中暑、心胃气痛。

苏合香丸的主要成分为苏合香、安息香、冰片、水牛角浓缩粉、人工麝香、檀香、沉香、丁香、香附、木香、乳香(制)、荜茇、白术、诃子肉、朱砂。性状为赭色的大蜜丸;气芳香,味微苦、辛。规格为每丸重 3 克。每次口服 1 丸,每日1~2 次。

苏合香丸的不良反应尚不明确。孕妇禁用。苏合香丸服用前应除去蜡皮、塑料球壳;苏合香丸可嚼服,也可分份吞服。

27. 如何用脑得生片治疗脑卒中

脑得生片具有活血化瘀,通经活络的功效。用于淤血阻络所致的眩晕、脑卒中,症见肢体不用、言语不利及头晕目眩;脑动脉硬化、缺血性脑卒中及脑出血后遗症见上述证候者。

脑得生片的主要成分为三七、川芎、红花、葛根、山楂(去核)。薄膜衣片除去糖包衣后的性状为黄褐色;味微苦。

规格为每片重 0.32 克。每次口服 6 片,每日 3 次。

脑得生片的不良反应尚不明确。

28. 如何用红花注射液治疗脑卒中

红花注射液具有活血化瘀的功效。用于治疗缺血性脑卒中、冠心病、脉管炎。红花注射液可以有效扩张血管,并降低血清中总体胆固醇、总酯、三硝酸甘油酯及酯化脂肪酸及抗血栓形成和抑制血小板聚集作用;并对脑组织具有保护及镇痛、镇静、抗惊厥、抗炎、兴奋平滑肌的作用;还能改善细胞乏氧状态和机体内环境增加心脑肝等脏器的血流量,改善微循环。

红花注射液为菊科植物红花经加工提取的中药制剂,性状为黄红色至棕红色的澄明液体。规格为每支装 20 毫升。治疗闭塞性脑血管疾病静脉滴注,每次 15 毫升,用 10%葡萄糖注射液 250~500 毫升稀释后应用,每日 1 次。15~20 次为 1 个疗程。

红花注射液不良反应为偶见粉红色点片状皮疹、荨麻疹、瘙痒、黏膜充血、局部水肿及喉头水肿等过敏反应,面部潮红、恶心、呕吐、腹泻等胃肠道反应,过敏性休克、三度房室传导阻滞并休克、缓慢心律失常、急性肾衰竭、寒战、发热、头晕、头痛、血压升高、呼吸困难、背痛、急性闭角型青光眼、月经过多、鼻衄、全身无力等。

孕妇及哺乳期女性禁用红花注射液。出凝血时间不正常者禁用。有眼底出血的糖尿病患者不宜使用。

使用红花注射液前医护人员应仔细询问患者的过敏史,有药物过敏史或过敏体质的患者禁用,特别是对本品有过敏或严重不良反应患者。首次用药宜选用最小剂量。年老体弱者、心肺严重疾病者用药要加强临床监护。红花注射液活血化瘀,有出血倾向者禁用。女性月经期停用,月经干净后再用。临床应严格按照红花注射液功能主治辨证使用;尽量避免空腹用药。血瘀证的一般临床表现主要有:痛如针刺,痛处固定、拒按;肿块青紫,部位固定;出血紫暗,女性常见闭经等;舌质紫暗,或见瘀斑、瘀点,脉细涩等。伴有糖尿病等特殊情况时,改用 0.9％氯化钠注射液稀释后使用。治疗闭塞性脑血管疾病,每次用量也可在 15～20 毫升。临床应用时,滴速不宜过快,老体弱者以每分钟 20～40 滴为宜,成年人以每分钟 40～60 滴为宜,以防止不良反应的发生。红花注射液偶见与丹参注射液联用诱发多脏器损伤。红花注射液稀释后及输注前均应对光检查,若出现浑浊或沉淀不得使用。红花注射液配制好后,请在 1 小时内使用。红花注射液不宜与其他药物在同一容器内混合使用。输注红花注射液前后,应用适量稀释液对输液管道进行冲洗,避免输液的前后两种药物在管道内混合,引起不良反应。红花注射液静脉滴注初始 30 分钟内应加强监护,发现不良反应应及时停药,处理遵医嘱。

29. 如何用清开灵注射液治疗脑卒中

清开灵注射液具有清热解毒,化痰通络,醒神开窍的功效。用于热病,神昏,脑卒中偏瘫,神志不清;急性肝炎、上呼吸道感染、肺炎、脑血栓形成、脑出血见上述证候者。

清开灵注射液的主要成分为胆酸、珍珠母(粉)、猪去氧胆酸、栀子、水牛角(粉)、板蓝根、黄芩苷、金银花。

清开灵注射液为棕黄色或棕红色的澄明液体。规格有:①2毫升,含有黄芩苷10毫克,总苷5毫克;②5毫升,含有黄芩苷25毫克,总苷12.5毫克;③10毫升,含有黄芩苷50毫克,总苷25毫克。

肌内注射时,每日2~4毫升。重症患者静脉滴注:20~40毫升,每日以10%葡萄糖注射液200毫升或生理盐水注射液100毫升稀释后使用。

有表证恶寒发热者慎用。清开灵注射液如产生沉淀或浑浊时不得使用。如经10%葡萄糖或生理盐水注射液稀释后,出现浑浊亦不得使用。对清开灵制剂过敏者禁用,过敏体质者禁用。

清开灵注射液的不良反应如下。①过敏反应:以各种类型过敏反应为主,严重过敏反应包括过敏性休克、急性喉头水肿、过敏性哮喘、过敏性间质性肾炎。一般过敏反应,偶见皮疹、面红、局部疼痛等。②循环系统:常见头晕、头痛、胸闷。③呼吸系统：常见支气管痉挛、咳嗽、哮喘、呼吸困难、咽喉阻塞、喉头发紧。④神经系统：常见惊厥、全身抽搐、嗜睡、喃喃自语、烦躁不安、体温升高。⑤消化系统：偶见恶心、呕吐、腹泻（绿水样便）、急性小肠出血。⑥其他：罕见血尿、肌损害、低血钾。

30. 如何用醒脑静注射液治疗脑卒中

醒脑静注射液具有清热解毒，凉血活血，开窍醒脑的功效。用于气血逆乱，脑脉瘀阻所致脑卒中昏迷，偏瘫口㖞；外伤头痛，神志昏迷；酒毒攻心，头痛呕恶，昏迷抽搐。脑栓塞、脑出血急性期、颅脑外伤，急性乙醇中毒见上述证候者。

醒脑静注射液的主要成分为麝香、郁金、冰片、栀子，辅料为聚山梨酯-80、氯化钠。性状为无色的澄明液体。规格为每支 10 毫升。肌内注射时，每次 2～4 毫升，每日 1～2 次；静脉滴注每次 10～20 毫升，用 5%～10% 葡萄糖注射液或氯化钠注射液 250～500 毫升稀释后滴注，或遵医嘱。

醒脑静注射液偶见皮疹等过敏反应，对本品过敏者应慎用。出现过敏症状时，应立即停药，必要时给予对症处理。

31. 如何用脉络宁注射液治疗脑卒中

脉络宁注射液具有清热养阴，活血化瘀的功效。用于血栓闭塞性脉管炎、动脉硬化性闭塞症、脑血栓形成及后遗症、静脉血栓形成等。

脉络宁注射液的主要成分为牛膝、玄参、石斛、金银花，辅料为聚山梨酯-80。性状为黄棕色至红棕色的澄明液体。规格为每支 10 毫升（相当于中药材 100 克）。静脉滴注时，每次 10～20 毫升（1～2 支），加入 5％葡萄糖注射液或氯化钠注射液 250～500 毫升中滴注，每日 1 次，10～14 天为 1 个疗程，重症患者可连续使用 2～3 个疗程。

脉络宁注射液的不良反应为偶见皮肤瘙痒、皮疹、荨麻疹、面部潮红、肌肉震颤、出汗、头晕、头痛、腹痛、腹泻、恶心、呕吐等，罕见呼吸困难、过敏性休克。孕妇、有过敏史或过敏体质者禁用脉络宁注射液。

脉络宁注射液应在医生指导下使用。静脉滴注时，初始速度应缓慢，观察 15～20 分钟，并注意巡视。临床使用发现不良反应时，应立即停药，停药后症状可自行消失或酌情给予对症治疗。脉络宁注射液不宜与其他药物在同一容器中混合滴注。脉络宁注射液出现浑浊、沉淀、颜色异常加深等现象不能使用。

32. 如何用灯盏细辛注射液治疗脑卒中

灯盏细辛注射液具有活血祛瘀,通络止痛的功效。现代药理研究表明,灯盏细辛注射液有扩张血管,增加动脉血流量,改善外周血管阻力,改善脑循环的作用,有利于建立侧支循环,且能降低血小板数及抑制血小板聚集,能抑制内凝血功能,增强纤溶活性。用于瘀血阻滞,脑卒中偏瘫,肢体麻木,口眼㖞斜,言语謇涩及胸痹心痛;缺血性脑卒中、冠心病心绞痛见上述证候者。

灯盏细辛注射液的主要成分为灯盏细辛经提取酚酸类成分制成的灭菌水溶液。主要含野黄芩苷和总咖啡酸酯。性状为棕色的澄明液体。规格为每支装 2 毫升(含总黄酮 9 毫克)或 10 毫升(含总黄酮 45 毫克)。静脉注射时,每次 20～40 毫升,每日 1～2 次,用 0.9％氯化钠注射液 250～500 毫升稀释后缓慢滴注。灯盏细辛的口服制剂为灯盏细辛胶囊,每粒含灯盏细辛提取物 0.17 克,每次口服 3 粒,每日 3 次。

灯盏细辛注射液的不良反应较少,仅个别患者出现心悸、发热寒战、皮肤瘙痒、潮红、头晕、头痛及血压下降等症状,如果出现以上情况,请即刻停药并对症处理,症状即可消失。

脑出血急性期禁用灯盏细辛注射液。灯盏细辛注射液在酸性条件下,其酚酸类成分可能游离析出,故静脉滴注时不宜与其他酸性较强的药物配伍。如果灯盏细辛注射液出现浑浊或沉淀,请勿继续使用。

33. 如何用血栓通注射液治疗脑卒中

血栓通注射液具有活血祛瘀;扩张血管,改善血液循环的功效。用于视网膜中央静脉阻塞,脑血管病后遗症,内眼病,眼前房出血等。

血栓通注射液的主要成分为三七总皂苷。性状为淡黄色至黄色的澄明液体。规格为每支 5 毫升,含 175 毫克三七总皂苷。肌内注射每次 2～5 毫升,每日 1～2 次。静脉注射时每次 2～5 毫升,用氯化钠注射液 20～40 毫升稀释后使用,每日 1～2 次。静脉滴注时每次 2～5 毫升,用 10％葡萄糖注射液 250～500 毫升稀释后使用,每日 1～2 次。

血栓通注射液的不良反应为偶见过敏性皮疹。大剂量使用血栓通注射液时,需观察血压变化,低血压者慎用,不宜血栓通注射液与其他药物在同一容器内混合使用。个别患者在使用血栓通注射液中可能会出现局部皮肤轻度红肿,可采取冷敷患处,不必终止使用。血栓通注射液输注过快可致个别患者出现胸闷、恶心,调慢滴速即可缓解。血栓通注射液遇冷可能析出结晶,可置 50～80℃热水中溶解,放冷至室温即可使用。

34. 如何针刺防治脑卒中

脑卒中无论是缺血性改变还是出血性改变,绝大多数为脑血管病变所致,而针灸某些穴位,对脑血管病理改变能够起到积极治疗作用。实验研究表明,脑卒中患者针刺后可使脑动脉弹性和紧张度改善,血管扩张,血流量增加,以针刺20~30分钟时变化最大。兼有头痛的患者脑血流图上升时间延长,针刺翳风穴后头痛可缓解,血流图波幅下降趋于正常。艾灸对血流也有影响,如艾灸百会、天窗穴,脑血流图可明显改善,脑部血容量和循环血量增加,施灸侧改善明显优于未灸侧,血容量偏低部位的改善又较偏高部位明显。

中医学理论认为,脑卒中之所以出现神志改变,是由于神(脑所主持的)发生了病变,形成了"窍闭神匿"的病状,同时肝肾阴精不足,也是导致内风妄动,形成脑卒中的病因之一。中经络患者及脑卒中后遗症半身不遂、语言不清等症状都是气血不调、血瘀经络所致。针刺疗法能起到醒神开窍,滋养肝肾阴精及疏通经络,活血化瘀等作用,故可用于脑卒中的治疗,并能取得很好的治疗效果。

35. 脑卒中半身不遂如何针刺治疗

脑卒中中经络时,可仅出现半身不遂而无神志改变,这表明邪入不深,仅因经络不通、气血郁滞或气虚血瘀所致。针刺的治疗原则为疏通经络,调和气血。其初起者可单独针刺患侧穴位,久病不愈者可刺灸双侧,初病宜用泻法,久病则宜补泻兼施。可选用肩髃、曲池、合谷、环跳、阳陵泉、足三里、解溪、昆仑诸穴。

有些脑卒中半身不遂患者其肢体症状很难恢复,故应根据上、下肢经脉循行特点,分别加上一些穴位,以促使其恢复。上肢可选配肩髎、阳池、后溪等穴;下肢轮流选取风市、阴市、悬钟等穴。病程日久,上肢宜配大椎、肩外俞;下肢宜配取腰阳关、白环俞。

36. 脑卒中半身不遂兼症如何针刺治疗

脑卒中半身不遂往往病程极长,恢复较慢,其间时有各类兼症出现,如何采用针刺治疗,分述如下。

(1)肌肉出现强直、拘挛。半身不遂迁延日久,往往由软瘫转变为硬瘫,患者肌肉出现强直和拘挛现象,现代医学称这种情况为肌张力增强。根据临床表现,又分为折刀样肌张力增强及齿轮样肌张力增强。针刺治疗除选用半身不遂所取穴位外,尚宜增加一些穴位,如肘部强直拘挛明显加曲泽;腕部强直拘挛明显加大陵;膝部拘挛明显加曲泉;踝部拘挛明显加太溪;手指拘挛加八邪穴;足趾拘挛加八风穴。

(2)患肢出现无力下垂。脑卒中半身不遂,虽经两三个月的治疗,而肢体活动功能恢复非常缓慢,往往出现手腕和足踝部的下垂,表现为手腕及足踝部无力,手部活动和足部上翘动作不能完成,针灸治疗应在原来基础上,加强足踝部及手腕部穴位的作用,腕部可配合针刺阳谷、养老、阳池、阳溪、合谷等穴;踝部宜刺解溪、中封、商丘、丘墟等穴。并需较长时间坚持治疗,配合必要的功能锻炼,经常活动腕、踝关节,才能达到预期的治疗效果。

(3)半身不遂兼下肢足内翻。脑卒中偏瘫日久,由于肌张力增强的原因,常出现足内翻,患足不能放平,脚踝部向内翻转。针刺治疗时可用"丘墟透照海",针灸医师用左手将足内翻的脚部用力扭向内侧,同时用 50~70 毫米的毫针,从丘墟处进针躲开踝部骨头将针刺至照海穴,以在照海穴皮下能摸到针尖为度,施捻转泻法。

(4)半身不遂兼有患侧肢体麻木。现代医学称半身不遂为运动功能障碍,而麻木为感觉功能障碍,脑卒中半身不遂患者往往同时兼有患侧肢体的麻木,即运动、感觉功能均不正常。遇到这种情况,除采取常规的针刺治疗方法以外,可配合皮肤针疗法。皮肤针又称七星针、梅花针,针具形状像一小锤,镶着 5~7 支短针,使用时手持针柄,用短针轻叩皮肤表面,以皮肤表面潮红充血为度。可从上、下肢的近端向远端沿着经脉或肌肉的纹理叩刺。用力要轻重适度,过轻治疗效果较差,过重则皮肤充血甚至出血,使患者有畏惧感。每日叩针 1 次,每次 20~30 分钟。

37. 脑卒中口眼语言诸症如何针刺治疗

(1)针刺治疗脑卒中语言不利。脑卒中不语及语言謇涩是脑卒中的主要临床表现,针刺治疗取局部穴与远端穴配合应用,可取廉泉、下大迎(大迎穴下,下颌骨的下缘)及通里穴。虽然能语言,但舌根强硬吐字不清者,可用三棱针在舌下系带两侧的静脉(金津玉液穴)上点刺放血。

(2)针刺治疗脑卒中口歪。脑卒中出现口歪,属现代医学中枢性面瘫范畴,多与半身不遂、语言謇涩同时出现,因此与单纯出现的口眼㖞斜者的病因病理不同,治疗方法亦异。取穴应在治疗脑卒中的基础上,加地仓、颊车、合谷、内庭诸穴以达到疏导面部经脉之气及全身经气的作用,使气血调和,筋肉得以濡养,则不单纯治口歪而使口歪可愈。亦可轮流取用迎香、颧髎、下关诸穴。流涎者加取承浆穴;遇事善怒、情绪易于激动者加太冲、内关穴。

38. 如何用耳针治疗脑卒中半身不遂

中医学理论认为,耳与全身经络、脏腑各个部位存在着多种直接或间接的关系,所以耳穴能够治疗多种疾病。近年来随着耳针在临床上的广泛应用和理论研究的不断深入,耳针不仅能够治疗许多常见病、多发病,而且能够治疗某些疑难病。

脑卒中的各种类型都可选用相应的耳穴进行治疗,尤其是中经络半身不遂、语言不利、口眼㖞斜等症状,或中脏腑神志清醒后遗留的肢体症状、语言障碍,则更是耳针的适应证。

取穴:肾上腺、神门、肾、脾、心、肝、眼、胆、脑点以及瘫痪相应部位的穴点,如上肢不遂可选取指、肘、腕、肩;下肢不遂酌选跟、踝、膝、髋等穴。兼原发性高血压患者,加入降压沟。以上穴位较多,每次选取 3~5 个穴,用双侧穴。病程时间较短者每日 1 次,病程时间较长的后遗症患者隔日 1 次,每治疗 10 天为 1 个疗程,休息 5 天,再做第二个疗程。疗程多少,应视病情而定。

人体在患病时,往往会在耳郭相应的区域出现反应,在临床上,常以肉眼观察的方法,寻找耳郭上的阳性反应点进行治疗,这种方法简便且易于掌握。

肉眼观察耳穴可以采取直视法或借助放大镜观察耳郭上的外形、色泽等变化,具体方法如下:①最好在自然明亮的光线下进行,其顺序是对耳郭由上而下,由内而外,由前到后细心观察。②观察前不要洗擦和搓揉耳郭,以保持耳郭原有的形态和色泽,避免人为因素影响耳郭的阳性反应标志。③观察的内容主要有变色、变形、丘疹、皮屑等病理反应。变色,有点状或片状发白色、点状或片状充血红晕,圆圈形边缘红晕中间发白及暗灰色等。压之能褪色为阳性反应,反之若压之不褪色则不是阳性反应,而是表皮色素沉着所致。变形,如结节、棱形、条索状隆起,点状或针尖状凹陷。丘疹,呈红色或白色,如小疙瘩样,也可形成小疱疗。皮屑,糠皮样脱屑并不易擦掉,若一擦即脱掉为正常脱屑。

　　脑卒中后遗症患者,往往在耳郭表面出现压痛点,刺激这些压痛点就能起到治疗作用。寻找压痛点可用专用的探棒,一般木棒、金属棒、骨簪或火柴梗也可使用,只是要求接触耳郭皮肤的一头顶端应光整圆滑。并应注意以下几点:①做到轻、慢、匀。即用力要轻,所用力量在正常皮肤上按压应不出现疼痛或疼痛不甚,耳郭可留下轻度压痕;动作要慢,使患者有体会和比较的时间,以便找出比较痛的一点;压力要均匀,就是说压力要轻重一致。自上而下,自外而内对整个耳郭进行探察,切勿间距过大,以免遗漏阳性点,或因轻重不均匀而出现假阳性点。②阳性压痛点是一种难以忍受的、由里向外隐放性的刺痛、酸痛、胀痛、麻木或烧灼感,当探棒触及痛点时,患者常出现皱眉、躲闪、呼痛、拒按等现象,而正常的穴点一般为钝痛、浅表压痛、容易接受。③探测时压力轻重应根据患者的年龄、性别、职业等有所区别。视皮肤厚薄及感觉可适当调整。

　　耳针操作方法有多种,现介绍一种最常用的方法施用于脑卒中患者。

　　针具一般选择直径为0.30毫米、长15毫米的毫针,选好敏感点或耳穴,施术者用左手拇、示指固定耳郭,中指托起要刺的耳背,将针对准应刺的部位,利用指力和腕力配合,快速垂直捻转进针。将针刺入后,可连续或间断进行小幅度捻转,每穴 1～2 分钟,然后留针约半小时。此法刺激强度略大,相当于中等度刺激,一般脑卒中后遗半身不遂等症均可采用。

39. 如何用温针灸法防治脑卒中

温针灸法是指在针刺法时配合艾灸的疗法。本法具有通经络、温中和胃、温里助阳等功效,对防治脑卒中有一定的疗效。

(1)脑卒中

主穴:神阙、关元、足三里、绝骨、肾俞、曲池、颊车等。

配穴:气海、风门、命门、风池、地仓、合谷、肩髃、风市等。肘关节不灵活者加曲池、天井、小海;腕关节不灵活加阳池、阳溪、阳谷、内关。

方法:每次取 3～6 穴,每穴灸 20～30 分钟,每日 1 次。

(2)脑卒中小便失禁

主穴:神阙、关元、中极、命门、三焦俞、三阴交。

配穴:百会、肾俞、小肠俞、膀胱俞、委阳、阴棱泉、至阴穴等。

方法:每次取 3～5 穴,每穴灸 15～20 分钟,每日 1 次。

40. 如何用拔罐疗法防治脑卒中

拔罐疗法民间俗称拔火罐,是以罐为医疗用具,借助热力排出罐内的空气,造成负压,使罐吸附在一定的腧穴或某些部位上,使之产生刺激,造成瘀血外流或局部充血,从而达到治疗疾病的目的。拔罐疗法具有行气活血,通络舒筋,止痛消肿,散风祛寒除湿等作用,因而适用于脑卒中后遗症半身不遂,肌肉挛缩疼痛,口眼㖞斜诸症。运用得法可以收到针刺及其他疗法所不能比拟的良好效果。该法简便易行,且无不良反应,在专职针灸医师指导下,患者家属也可操作。

脑卒中中经络出现半身不遂、口眼㖞斜之症,或中脏腑昏迷清醒后,仅留下半身不遂等症,均可施以拔罐疗法。半身不遂患者,特别是患侧肌张力升高,形成拘挛性瘫痪者,可在患肢的一些重点穴位如肩髃、肩髎、臑俞、曲池、环跳、阳陵泉、丘墟穴拔罐或刺络拔罐。中枢性面瘫或口歪者,可于牵正、地仓、下关等穴处施以拔罐法。脑卒中后遗诸症均可随症选穴加减。

拔罐疗法的操作方法。

(1)用镊子夹 95％乙醇棉球,点燃后在罐内绕 1～3 圈,抽出棉球,并迅速将罐子叩在应拔的穴位上,这种方法比较安全,是各种疾病中常用的拔罐法。但需注意点燃的乙醇棉球不要停留在罐内的某一部位,那样容易将罐口某一处烧热烫伤皮肤。近年有人研制出气压治疗罐,采用气泵原理,将罐内抽气至负压,使塑料制成的罐紧吸于皮肤表面,从而达到治疗目的,这种治疗罐使拔罐法更加简便,且从根本上避免了烫伤,脑卒中患者也可以采用。

(2)对于痉挛性偏瘫,或偏瘫某一部位出现疼痛者,可用刺络拔罐法治疗,即将应拔罐部位的皮肤消毒,用三棱针点刺出血或用皮肤针叩刺该部位,然后将火罐拔吸于该穴上,使之出血,以加强其刺血的作用。一般刺络拔罐可将罐留置 10~15 分钟,秋冬季时间亦可稍长,然后将罐起下,揩净渗血,并用消毒棉球按压针孔,以防止感染。

拔罐治疗脑卒中虽属操作简便、相对安全的方法,但也有一定的禁忌证,治疗中要格外注意:①并非由脑卒中直接导致的肢体抽搐、痉挛等,而是由于脑卒中患者兼有全身发热性疾病所导致的头痛、眩晕、抽搐、痉挛,不宜用拔罐疗法治疗。②虽有脑卒中半身不遂诸症,但同时存在各种皮肤病、皮肤溃疡、皮肤过敏者,不宜用拔罐疗法。③脑卒中患者呈恶液质,或兼有严重贫血者,不宜施以刺络拔罐法。④毛发部位及大的表浅动脉血管处不宜采用拔罐法。⑤脑卒中兼有严重水肿者,不宜用。

41. 如何用刮痧疗法防治脑卒中

刮痧疗法可分两种:一种是直接刮痧疗法,一种是间接刮痧疗法。所谓直接刮痧疗法就是用工具直接刮摩人体某个部位的皮肤,使皮肤发红、充血,而呈现出紫红色或暗黑色的斑点,这种方法多用于体质比较强壮而病症又属于实盛的证候。间接刮痧疗法是在施术时用一块毛巾或棉布之类隔于人体所需要刮摩的部位上,然后用工具在毛巾或棉布上进行刮摩,使皮肤发红、充血,呈现出斑点,由于有物所隔,间接作用于人体,所以其产生的刺激比直接刮痧疗法所产生的刺激弱一些,这种方法多用于婴幼儿、年老体弱者以及患有某些皮肤病的患者。

刮痧疗法的刮摩方式有平刮、竖刮和角刮。所谓平刮,就是用刮痧板的平边着力于施刮部位上,按着一定的方向进行较大面积的平行刮摩。竖刮也是用刮痧板的平边着力于施刮部位上进行较大面积的平行刮摩,所不同的是方向为竖直上下。角刮是用刮痧板的边、角着力于施刮处,进行小面积的刮摩,如鼻沟处、神阙、听宫、听会(耳屏)处、肘窝处。

使用刮痧疗法,除了让皮肤上发红充血、出现斑痧点外,刮痧能否应对疾病,还要看刮摩过程中能否"得气",即刮摩过程中是否产生酸、胀、麻、重、沉等感觉反应,这种感觉和反应呈放射性、扩散性。能"得气",说明刮摩后产生了应有的治疗效应,疾病可以好转或痊愈,反之则无用。能否"得气"是由刮摩方法、次数、时间长短等因素决定的。

脑卒中患者可取穴位有:头部、背部、面部、手足部。头部刮治整个区域,即以前发际为起点,后发际为终点,由前向后,从中间至两侧刮。背部刮夹脊穴;若口眼喎斜,加刮病侧面部,并用手指按揉阳白、太阳、四白、地仓、翳风穴位,可病侧与健侧每日交替按揉;半身不遂者,加刮手部肩髃、曲池、手三里、外关、合谷区域,足部环跳至阳陵泉、足三里、解溪、太冲穴;神志不清者,指压人中穴;正气外脱者,加刮气海、关元穴。患者取坐位或侧卧位,施术者以中等力度刮头部5～10分钟,继则在背部涂上刮痧介质,以中等力度刮至局部潮红。然后根据其属口眼喎斜,抑或半身不遂等选刮相应部位。刮治力度适中,刮至局部出现潮红为度。每日刮治1次,20日为1个疗程。手足部可配用拍痧法。若属脑出血性脑卒中者,须待出血停止,病情稳定,方可进行刮治。

42.气虚中经络半身不遂者如何推拿治疗

推拿又称按摩,属中医外治法之一。它是通过手法作用于人体体表的特定部位,以调节人体脏腑、经络及与脏腑相联系的器官组织的生理病理状态,从而达到治疗目的。推拿运用各种手法技巧,通过所产生的外力,直接作用于病伤部位,可起到舒筋通络,活血化瘀等作用。推拿的作用还表现在腹部与背部,以相应的手法作用于腹部和背部的特定部位或腧穴,可使手法的功效,经过经络系统输送到脏腑、器官、组织,起到调整脏腑气血作用。推拿虽作用于人体体表部位,但由于其手法的深透作用,加强了体内外的气血运行,改善了机体的内环境,从而达到治疗疾病的目的。脑卒中患者特别是脑卒中中经络所出现的半身不遂、口眼㖞斜、语言不利诸症,其病机存在着不同程度的经络不通,筋脉拘挛,气滞血瘀。而舒筋活络,活血化瘀,理筋整复,调整脏腑功能等正是推拿所能达到的治疗目的。故脑卒中患者完全可以采用推拿来进行治疗,达到康复的目的。

患者平素气血衰少,经络空虚,手足麻木,时感眩晕,此时若再遭风邪侵袭,则会猝然发病,出现口眼㖞斜、语言不利、口角流涎、半身不遂等症状。采用推拿疗法可取肩井、肩髃、肩贞、天宗、风池、环跳、殷门、委中、足三里、髀关、梁丘等穴。常用按、揉、捏、拿等手法。具体操作方法如下。

(1)患者取仰卧位,施术者站在患者的病侧,用捏拿法在患侧下肢内侧反复施术1~2分钟,继而用拇指按揉法在足三里、髀关、梁丘穴上进行按揉,每穴揉法操作1分钟,按揉时患者的穴位周围出现酸麻胀的感觉效果才好。

(2)患者转变体位,改为俯卧位,施术者站在患者的病侧,用捏拿法在患肢的外侧面反复施术1~2分钟,然后用拇指按揉患肢的环跳、委中、殷门、承山等穴,每穴持续约1分钟,按揉时患者觉得穴位周围出现酸麻感为佳。

(3)患者改为坐位,施术者位于患者的病侧。用捏法或拿法在患侧上肢的阳面反复施术1~2分钟,继而用拇指在风池、肩贞、肩髃、天宗等穴上按揉,每穴约 1 分钟,至穴周围有酸麻感出现。

(4)用拿法在肩井穴上反复捏拿 3～5 遍,以患者微微出汗为佳。

43. 脑卒中上肢活动不利者如何推拿治疗

自我推拿仅适用于脑卒中后遗症较轻者,半身不遂严重者仍应以中西药物或针灸治疗为主,自我保健推拿可作为康复辅助方法,其方法如下。

(1)患者取仰卧位,用健侧手拇指分别按揉合谷、曲池、手三里等穴 1 分钟,以出现酸胀感为度。

(2)用健侧手握住患手腕部,向健侧下方反复牵提30～40 次,目的是通过牵提借以活动患侧的肩肘关节。

(3)用健手从腕部至肩揉患臂,然后在患侧上肢用拿法3 分钟,患肢觉有热感为佳。

(4)患者取坐位,用健手向上方牵提患臂 10 次。通过治疗及功能锻炼,逐渐达到在不用帮助的情况下患臂能抬高数次;并努力将手指伸开,锻炼握拳,开始时可能很难做到,可以意念支配行动,坚持锻炼一定会收到效果。

(5)用健手逐个推拿扳动搓捻患侧手指,并将患肢手指理直,然后用健手示指、中指夹住患指,用力向指尖端移动,在离开指端时要猛然用力,可听到健侧示、中指撞击发出之声,每次施术 3～5 分钟。

44. 脑卒中下肢不遂者如何推拿治疗

对脑卒中偏瘫的下肢,患者也可进行自我推拿以协助其恢复功能。

(1)扶着床边或桌子、椅背站立,并努力屈曲膝关节,然后伸直,如此反复进行 10～20 次。

(2)坐于床边,努力抬腿,活动踝关节,先按顺时针方向活动 10 次,再按逆时针方向活动 10 次。如果尚无力做到,可以意念支配其活动,所谓意念支配,就是患者全神贯注到踝部,心想踝关节已经活动了,虽然最初可能效果不大,但只要坚持锻炼,其运动功能必能取得进步。

(3)以健侧手由上向下,由内至外,反复揉搓患侧下肢 10 多遍,以有热感为佳。

(4)患者坐于床上,患侧下肢屈曲,用健侧手搓足心,然后逐个将患肢脚趾上提,并捏挤脚趾。

(5)健手握拿住患侧足部,将下肢反复伸、屈数遍,以有酸胀感为度。

(6)由上至下反复捶叩患侧下肢 1 分钟。

这种自我按摩方法,可根据患者情况,每天进行 1～2 次。

45. 半身不遂兼患侧肩部疼痛者如何推拿治疗

半身不遂日久,肩关节废用,极容易导致肩部软组织粘连,出现主动或被动运动时疼痛,活动受限,患者可用健侧上肢对患侧进行自我按摩。

(1)患者取坐位,以健侧上肢施行手法。

(2)用掌揉患侧肩部疼痛部位 1～2 分钟,力度由轻渐重,使局部觉有由外向内热度为佳。

(3)捏拿患侧颈部肌肉(斜方肌)及腋窝前后的肌肉。

(4)着重点揉患处各压痛点 1～2 分钟,使局部有酸胀感。

(5)用拇指及其余四指指腹,沿上臂正面肌肉(肱二头肌)走行自上而下进行弹拨手法,力量以本人能耐受为度。

(6)沿肩关节向前臂梳理十多次,中间加上捏拿手法。

(7)用健侧各手指点按肩井、肩髃、臑俞及曲池穴各 1 分钟。

(8)手虚握拳,在肩关节周围叩捶 1～2 分钟。

46. 上肢不遂兼患侧肩周炎者如何推拿治疗

上肢不遂兼患侧肩关节疼痛,为废用所致肩关节软组织粘连,在自我按摩的同时,还应做好如下辅助治疗。

（1）做患侧上肢的前臂大回环 5～10 次。

（2）做患臂由前方扳向后背的动作。逐渐用力向后伸 10～15 次。

（3）两手相握,由胸前徐徐上举越过头顶,上升至最大限度,坚持片刻然后放松,重复 5～10 次。

（4）患侧手由患侧向健侧耳朵移动,并力求触及耳朵,应重复 5～7 次。若患侧上肢肌力很差,此法不必勉强进行。

（5）患侧上肢充分放松,并不停抖动 1 分钟。

除上述辅助治疗外,还要注意患肢及肩关节部位要保持温暖,特别是夜间要避免露肩着凉。同时要注意避免剧烈活动,不要故意负重。在进行自我按摩时可进行局部热敷,严重的患者还需辅以理疗、针灸、药物等治疗方法。

47. 脑卒中口眼㖞斜者如何推拿治疗

口眼㖞斜是脑卒中始发症状及后遗症的主要表现,可以进行自我推拿,以协助医师加快治愈该病。

（1）不兼半身不遂者,可用双手推拿,若同时兼有半身不遂,特别是上臂不遂者,可用健侧来推拿。

（2）用双手或健侧手掩面,由前额向下按摩,由轻渐重,使面部略感发热,一般可施行 30～40 分钟。

（3）用拇指指腹按揉印堂穴(两眉中间)、阳白穴(眼眉

直上)、睛明穴、迎香穴、颊车、下关穴等。力度可视个人承
受能力而定。

(4)用中指轻按于患侧眼皮上,做顺、逆时针方向的指
揉,10～20 圈。

(5)口唇微闭,上、下牙齿相互叩击 50～100 次。

(6)用拇指偏侧,沿患侧鼻翼纵向指推 10～20 次,以面
部觉得发热为佳。

(7)以手掌大鱼际部,揉患侧面部自上而下 20～30 遍。

(8)用双手拇指或健侧拇指按揉风池,拿颈部 1 分钟,最
后按压合谷穴。

在进行口眼㖞斜自我推拿治疗时要注意以下几点:
①病情较重者,每日宜治疗 3～5 次。②进行手法操作前应
将指甲修剪好,以免指甲刺伤面部。③应保护好患侧眼球,
防止干涩疼痛及感染,可每天预防性的外点消炎眼药水。
④在自我推拿治疗时可配合热敷,以促使其功能尽快恢复。

48. 脑卒中后记忆力减退及眩晕、脑卒中口眼㖞斜者如何推拿治疗

脑卒中后记忆减退多因脑萎缩、脑供血不足等所致,可
用自我推拿法来辅助治疗。

(1)健侧手由前至后反复搓摩头部 1 分钟。

(2)健手五指分开,由前面头发边缘开始,向后推擦头

部,然后改用拿法 1 分钟。

(3)健手五指分开,以指腹叩打头皮片刻。

(4)用健手点按风池、风府、太阳、肩井、曲池等穴,每穴约半分钟至 1 分钟。

以上推拿疗法可根据患者情况每天多次进行。

49. 脑卒中兼失眠者如何推拿治疗

脑卒中后,由于精神紧张或情绪低落,往往兼见失眠症状,经过自我推拿及精神开导多数患者均能安然入睡。其手法如下。

(1)端坐于床上,双手五指伸开呈梳子状,以指腹着于头部由前面头发边向后头运行至风池穴,共梳摩 30~40 遍。若一侧上肢不遂可仅以健侧操作。

(2)双手大拇指指腹置于双侧太阳穴按揉 1~2 分钟,然后用拇指按揉耳尖直上的率谷穴 1~2 分钟。

(3)用双手中指指腹按揉风池、风府穴 2~3 分钟。

(4)用双手大、小鱼际处由鬓角向耳后行推法 20~30 次。

(5)双手十指散开,用指腹叩打头皮 1~2 分钟。

(6)双手交替揪提头发,牵动头皮,一揪一松,反复3~5 遍。

(7)然后患者取仰卧位,用双手按揉腹部 2~4 分钟,以觉得有温热感向腹内传导为度。

(8)双手中指指腹按揉中脘、气海、关元穴各 2 分钟。

以上所述均为双施术,若半身不遂患侧上肢不能运动或运动不灵活者,可仅用健侧,不必拘泥。

另外,可根据病情合理选择手法。患脑卒中后,由于正气不足而致失眠多梦易醒,心慌健忘,精神疲惫,饮食无味,面色少华等,中医辨证属心脾两虚。可以在自我推拿的基础上用手指按摩两腿足三里穴约 2 分钟。若脑卒中患者失眠心烦,头晕耳鸣,口干舌燥,手足心觉烦热,属阴虚火旺,可在基本手法基础上,用双手掌大小鱼际处,自上而下推两侧桥弓 20～30 次。再用手指按揉两侧足心(涌泉穴)。若患者兼有咳嗽痰多,胸闷气短,头重口苦,心烦目眩等症,为痰火亢盛,宜请家属配合横擦臂上部的八髎、肩髎穴,以局部觉有温热感向内透达为度。

50. 如何用贴敷疗法治疗脑卒中

贴敷疗法是把适用于治疗脑卒中的中药材烤干研成极细末,用水、醋、油等调成膏糊状,或将药末撒于膏药上直接贴敷患者或腧穴,用以治疗脑卒中各种症状。因此法可使药物直接作用于患处或腧穴,通过疏通气血,调节脏腑功能而发挥健脾益气,泻火解毒,活血化瘀,消肿定痛,舒筋和络,开窍定惊,化痰开塞之功效,对治疗脑卒中有很好效果。

(1)脑卒中瘫痪膏:穿山甲 60 克,大川乌 60 克,红海蛤 60 克。上药为末,每用 15 克,捣葱白汁和成厚饼,直径 1.5 厘米左右,随左右贴足心缚定。静室安坐,以贴药之足浸热汤盆中,待身麻汗出,急去药膏,宜谨避风,隔半个月再治,以图除根,并宜饮食调养之。具有活血化瘀、祛风和络的功效。适用于脑卒中瘫痪,手足不举。

(2)大臭牡丹膏:大臭牡丹茎叶 100 克,香油 100 克,桐油 100 克。以微热烘软膏药,贴于一侧的曲池穴、足三里穴、血海穴,每 3 日贴换另一侧,连续贴 7 次,以每个月加强贴 2 次,每次间隔 5 天,坚持数月。具有凉血化瘀、清热开窍的功效。适用于高血压、脑卒中先兆。

(3)万灵膏:甘遂 60 克,蓖麻子仁 120 克,樟脑 30 克。捣作饼状患处贴之。具有清热泻火、通络开窍的功效。适用于肢体麻木酸痛。

(4)木瓜除痛膏:宣木瓜数枚,以酒、水各半。将木瓜煮烂捣膏,趁热贴于患处,以绵裹之,冷即换,每日 3~5 次。具有祛风和络,温筋止痛的功效。适用于脑卒中后脚筋酸麻痛诸症。

(5)芥子贴痛膏:芥子适量,捣为末,调酒贴背部,其效显著。具有温筋通络,化瘀祛痰的功效。适用于脑卒中后腰脊胀痛。

(6)文殊兰叶膏:鲜文殊叶适量,将上药切碎调麻油,烘热贴患处,每日一换。具有凉血化瘀、祛风和络的功效。适用于手足关节酸痛,脑卒中半身不遂。

(7)蓖麻仁膏:蓖麻仁适量,捣膏,左侧歪贴右,右侧歪贴左。具有祛风和络的功效。适用于脑卒中口眼㖞斜。

(8)星姜膏:胆南星适量,生姜(取汁)酌量。上药研为细末,生姜自然汁调膏,摊纸上贴之,左歪贴右,右歪贴左,待干即洗。具有化痰开窍,温经散寒的功效。适用于脑卒中口眼㖞斜。

51. 脑卒中后遗症患者如何用药浴疗法治疗

药浴疗法是在中医学理论指导下,选用天然草药加工制成浴液,熏蒸洗浴人体外表,以达到养生治病的目的。药浴疗法与内服药物的给药方式、途径均不同,其作用机制也有其独到之处。药浴疗法的作用机制包括了刺激作用和药效作用两个方面。药浴能促进血液循环,调节机体新陈代谢,改善神经功能,调整神经、体液与内分泌之间的平衡。

(1)取生姜 60 克,醋 100 克,一同放入砂锅中共煎,以汁洗患肢,每日 1 次。具有祛风活络的功效。适用于脑卒中后肢体麻木。

(2)取嫩桑皮 30 克,槐枝 60 克,艾叶 15 克,花椒 15 克,加水煎煮,去渣,趁热频洗面部,先洗歪的一面,再洗另一面,洗后避风寒。具有泻肺平喘,散寒除湿的功效。适用于脑卒中后口眼㖞斜。

（3）取伸筋草 30 克，透骨草 30 克，红花 10 克，放入锅中，加水 2000 毫升，煮沸 10 分钟，去渣取药液，待药液温度 50～60℃时浸洗手足部 15～20 分钟，汤液温度降低后需加温，每日 3 次，30 天为 1 个疗程。浸洗时，指（趾）可在药液中进行自主伸屈活动。具有舒筋缓急，祛风除湿的功效。适用于脑卒中后手足拘挛者。

（4）取商陆 6 克，松树须 10 克，红蓖麻 10 克，放入锅中，加适量的水煎煮，去渣，用药液的热气熏蒸面部。具有泻水消肿的功效。适用于脑卒中后口眼㖞斜。

（5）取鲜杨树皮 60～100 克，放入锅中，加水 1000 毫升煎煮至沸，去渣，趁热熏患侧面颊，在器皿下置一小炉，小火缓缓加温，使热气持续而均匀，每次 40～60 分钟。热熏 1 次未恢复正常者，隔 2 天再熏，3 次仍未恢复正常者，改用别法。具有祛风活络的功效。适用于面神经麻痹。

（6）取白芷 6 克，白附子 6 克，白菊花 6 克，防风 6 克，僵蚕 10 克，细辛 2 克，天麻 4.5 克，胆南星 6 克，橘络 6 克，薄荷 3 克，放入锅中，加水煎煮，去渣，热熏，温洗患处。具有祛风活络的功效。适用于面神经麻痹。

（7）以生草乌、桂枝、红花、老鹳草、生姜、辣椒各 30 克，加水煮 1 小时，倒入浴缸，扶患者浸泡入浴，起浴时用温水冲洗干净，隔日洗浴 1 次。具有祛风活络的功效。适用于脑卒中患者。

52. 脑卒中患者如何选用药枕

治疗脑卒中使用药枕疗法是民间常用的一种方法,因其制作、使用方便,疗效较好,故深受欢迎。一般选用具有芳香开窍,安神定志,疏通经络及行气活血的中药材制作而成。常年使用对预防和治疗脑卒中都有益处。

(1)清肝枕:杭菊花、冬茶叶、野菊花、辛夷各500克,薄荷、红花各100克,冰片50克。上药除冰片外共研细末,要和入冰片,装入枕芯,做成药枕,令病者枕之。3个月为1个疗程,每日使用不少于6小时。适用于脑卒中后遗症、原发性高血压、动脉硬化、眩晕头痛及鼻炎等症。

(2)磁石枕:磁石适量,打碎成末,装入枕芯,做成药枕,令患者使用,每日不少于6小时,常年使用效佳。适用于脑卒中后失眠、原发性高血压、心悸等症。

(3)菊丹芎芷枕:菊花1000克,牡丹皮、白芷各200克,川芎400克。上药烘干共研细末,装入枕芯,制成药枕,令患者使用。3个月为1个疗程。体胖者牡丹皮可加至300克。适用于脑卒中后头痛不寐诸症。

(4)活络通经枕:当归、羌活、藁本、制川乌、黑附片、川芎、赤芍、红花、广地龙、广血竭、石菖蒲、灯心草、细辛、桂枝、丹参、防风、莱菔子、威灵仙各300克,乳香、没药各200克,冰片20克。将上药除冰片外共研细末,和入冰片,令匀,装入枕芯,做成药枕,令患者使用。每日垫用 6 小时以上,3个月为 1 个疗程。适用于脑卒中后半身不遂、口眼㖞斜、颈椎病、肩周炎等病症。

(5)蚕沙枕:蚕沙适量。将蚕沙酒炒,装入枕芯,令患者枕之,隔日 1 次。适用于脑卒中瘫痪四肢不举及原发性高血压等。

四、脑卒中的饮食调养

1. 脑卒中患者的饮食调养原则是什么

脑卒中患者的饮食调养原则应依据其发病机制来确定,因脑卒中患者多系痰浊内蒙、气血瘀滞而起,每多神志昏迷、四肢不利、语言謇涩之症,故食物之味、形及进食方式都应注意。

脑卒中每多肥胖之人,肥人多痰,而痰易蒙闭清阳,阻塞经脉,是脑卒中重要的发病因素。因而脑卒中患者宜节制饮食,防止肥胖。忌食肥甘厚味,以免助湿生痰;多吃清淡食物,如新鲜蔬菜、水果、富含植物蛋白的豆类制品等。预防脑卒中亦应注意饮食清淡,恣食肥甘厚味之人,易得高血压、高脂血症、动脉硬化、糖尿病,这些往往是脑卒中发病的诱导因素。

饮食过咸有损健康,特别是使气血瘀滞,经脉脆硬。《黄帝内经》早就提出"咸走血,血病勿多食咸"。脑卒中亦为血病之一,故不宜多食咸。《黄帝内经》又指出"多食咸则脉凝泣而变色",更为清楚地表明,多食咸者使血液黏稠度升高,循环不畅,易形成血栓而致脑卒中,或使血溢脉外致神志昏迷,风中脏腑。故有脑卒中先兆者或脑卒中后均应限制精盐,适量摄入,保持淡味,每日盐量一般以 3～5 克为宜。

重症昏迷者应以鼻饲流质饮食为主。有内热者,可适当加菜汁、菜汤或绿豆汤等清凉饮料。有湿热痰浊者,可用薏苡仁、赤小豆等煮汤,加糖适量鼻饲,以清热化湿。

急性期过后,患者肢体痿废,气血双亏,可适量增加一些动物性食品,如猪、鸭的瘦肉及鸡蛋,但不宜食用牛、羊、海鲜等食品。

脑卒中患者不宜吸烟、饮酒。急性期尚应忌食一切刺激性饮食,如浓茶、浓咖啡、辣椒、胡椒面及韭、蒜等。

2. 脑卒中患者为何要注意饮食

饮食应以清淡素食为主,不宜食用高脂肪、高胆固醇、高热量的食品。因晚上暴饮暴食易再次诱发脑卒中,尤应注意避免饮用烈酒、咖啡、浓茶、辣椒,也不要吸烟。

脑卒中患者的饮食问题是患者及家属普遍关注的问题。照顾好患者的饮食,可以保证营养,促进康复,减少脑卒中的复发。限制摄入动物脂肪及含胆固醇较多的食物,如猪油、奶油、肥肉、蛋黄、动物内脏。最好食用植物油,因为植物油主要含有不饱和脂肪酸,可促使血清胆固醇降低。饮食中应有适当的蛋白质,包括动物蛋白质和植物蛋白质,各种豆制品可降低胆固醇。多吃蔬菜和水果,因蔬菜和水果中含丰富的维生素 C 和钾、镁等。维生素 C 可调节胆固醇的代谢,防止动脉硬化的发展,同时可增强血管的致密性。少吃甜食,因为食物中的单糖和双糖对血三酰甘油影响较大,如摄入过多的甜食可使血三酰甘油升高,胆固醇也可升高。每餐食量要适当,不宜过饱,更不能暴饮暴食,因为过饱将加重心脏负担。

饮食以清淡为宜,不宜过咸。因为精盐中含氯化钠,而钠的潴留对于高血压是不利的。钠盐能加速高血压的发展,并能增加脑卒中的死亡率。所以,限制精盐的摄入是预防高血压和脑卒中的措施之一。一般来说,一个成年人每天盐的生理需要量在 1 克以下,但实际上大多数人每日摄入盐量要超过 10 克,口味咸的人摄入更多。因此,世界卫生组织建议高血压患者每日摄入盐量为 3～5 克。中等程度地限制盐的摄入能有效降低血压,减轻心脏、肾及血管的负担,这对预防高血压和脑卒中是有益的。

脑卒中的发病与高血压、冠心病、糖尿病、高脂血症等密切相关。现代临床及实验研究充分证明饮食因素在这些疾病的发生、发展中起重要作用。脑卒中患者宜经常食用的食物有南瓜、黄瓜、菠菜、芹菜、茄子、萝卜、胡萝卜、马铃薯、山药、大蒜、豆腐、豆芽、海带、大枣、山楂、苹果、梨、柿子、香蕉、番茄、葱、生姜、食醋、鱼类、蛋类等。此外,脑卒中患者适当饮淡茶,对身体是有益的。

脑卒中的吞咽困难是由于吞咽肌、食管平滑肌与胃贲门括约肌的器质性病变或功能失调所造成的,特点是吞咽固体食物较流质食物相对容易。对于有轻度吞咽困难的患者,应鼓励其尽可能经口进食,多做练习,像练习无力的肢体一样,锻炼吞咽肌的功能。对于有一定程度吞咽困难的患者,可先予以半流食,即软的固体食物,最好选各种糊状食物,如黑芝麻糊、藕粉、蛋羹等,早期不宜进水和流食,因为很容易引起呛咳,慢慢可过渡到普通食物,最后直至能进流食,当然应遵守循序渐进的原则。

对于严重吞咽困难及完全不能进食者,可请医护人员放置鼻饲导管以维持每天必需的营养。食物要多样化,营养搭配合理,如鸡汤、肉汤、果汁、牛奶、米汤、菜汁等。应少量多次,每次不超过200毫升,速度不宜过快。橡胶鼻饲导管应当每周更换1次,硅胶管可每月更换1次。左右鼻孔轮流插管,防止局部黏膜受压造成溃疡。每次灌注食物前要回抽胃液,确保导管在胃内,以防将食物注入气管造成窒息。鼻饲食物温度要合适,过热容易造成烫伤,过凉易刺激胃肠消化不良、腹泻。同时注意不要把过多的气体带入胃中。鼻饲后注入20毫升左右的温开水或生理盐水冲洗,起清洁作用。

对于需鼻饲进食者，一次灌入食物不能过多，以防食物反流入气管。灌入的食物应充分搅拌均匀以防食物残渣堵住胃管。如果在进食或喂食中出现了呛咳和误吸，除应帮助患者侧卧拍背使其尽快咳出吸入物外，还应密切观察有无缺氧、发绀等窒息症状，以便及时通知医师用吸引器吸出气管内的食物。

对于开始少量进普通饮食的患者尤应注意少量细嚼慢咽，以防呛咳时食物进入气管引起窒息或吸入性肺炎。开始进水及流质食物时，更要小口慢啜防止呛咳。有些脑卒中患者咀嚼吞咽动作受到影响，舌肌瘫痪，也不能将食物向咽部推动，但咽反射仍存在。对于这种患者，可将营养丰富的软食送到患者舌根部，引起吞咽反射将食物吞下。有面舌瘫的患者进食时，食物很容易从瘫痪侧口角掉出来，或储留在瘫痪侧的颊部。因此，喂食时患者要向健侧卧位，饭后要喂水冲洗口腔的残渣，或用盐水棉球擦洗口腔，特别要注意洗净瘫痪侧的颊部，将残留在颊部的食物清洗干净，防止发生口腔炎症。

在饮食安排上以素食、清淡为主。多吃蔬菜、水果，少吃畜禽内脏和肥肉。根据不同情况可分别给予流食、半流食、软食三种饮食。应根据患者的食欲、消化功能和吞咽功能决定饮食的种类。宜少食多餐。晚餐不宜吃过多流食，以防溺床和影响睡眠。对于双侧肢体完全不能活动者，喂食时不宜过快，以免引起呛咳。冷食易导致腹泻。因糖类过多易引起肠胀气,所以应少进甜食。精盐不必刻意限制,尤其在夏天多汗时。但伴有心肾疾病者应予低盐饮食,以免发生水肿而影响心肾功能。

对于偏瘫者,开始可侧卧位进食,逐渐过渡到半坐位和坐位。应逐渐训练其自行进食的能力。有右侧偏瘫者,应训练其习惯用左手进食。有时还需别人给予帮助,可用特制的跨床桌、支托餐具进餐。一般应先训练他们的用匙、握杯动作,而后再练习如何进餐、饮水。

对于失语的患者,家属应仔细观察患者喜好,多从手势及其他动作方面去了解患者对饮食的要求。对于没有失读的患者可以将预备的饭菜和预计的食谱,写好字条交给患者看。然后从其手势动作方面获取患者意见。对于能写字的失语患者,还应让其写出自己的想法和看法。总之,对于失语的患者,采用不同的方法,随时征求他们对饮食的要求,对稳定情绪、增进食欲是有帮助的。

3. 脑卒中患者如何饮食调养

在调配脑卒中患者的饮食中,应注意以下几点。

(1)脑卒中患者一般体型肥胖的较多,再加上活动量少,因此饮食要有节制,每餐饭菜量不宜吃得过多过饱,以八九成饱为宜,保持热量摄入平衡。

(2)脑卒中患者多血脂偏高,对脂肪的摄入应严格限制,如肥肉、动物油脂、内脏、奶油、黄油及含胆固醇高的食品不用为好,以免加重病情。在使用植物油时也要注意全日的使用量不宜过多。食物宜清淡,便于胃肠消化。

(3)多吃富含膳食纤维的食物,如粗粮、蔬菜、水果等,尽量少吃蔗糖、蜂蜜、水果糖、糕点等。

(4)每日摄入的蛋白质应占总热量的 12%～15%,并包含一定量的优质蛋白(乳类、蛋类、瘦肉、鸡、鱼、大豆等)。

(5)应适当补充维生素 C、烟酸、维生素 B_6 及维生素 E。还应注意钾、镁和微量元素铬、硒、锰、碘等的摄入。

(6)盐摄入量每日控制在 3～5 克。

(7)定时定量,少量多餐。三餐的热量分配最好为早餐 25%～30%,午餐 35%～40%,晚餐 25%～30%,两餐之间可以适量加餐。

(8)乙醇对血管有扩张作用,使血流加快,脑血量增加。酒后容易出现急性脑出血发作。因此,脑卒中患者应戒酒。

4. 脑卒中后吞咽困难的患者怎样进食

脑卒中后病情稳定的患者应力争进食,不能只靠鼻饲或静脉给予营养,既不方便又不能保证足够的营养需求。此时,进食姿势的选择尤为重要,要根据具体情况、因人而异予以调整。对于不能下床者,可以让患者头部前屈,偏瘫侧肩部以枕垫起,家属从患者正常的一侧帮助进食。如果已经可以下床,则取坐直头前倾位,身体也可倾向健康的一侧,以避免引起呛咳。

食物的形式可以根据患者进食及吞咽困难的程度而定。对于吞咽能力较差,或伴嗜睡、昏睡的患者,可以给予易吞咽的流食,如新鲜的牛奶、蔬菜和果汁等。随着吞咽功能的改善,可改为半流食,如稀粥、菜泥、面糊等,要求密度较为均匀,易黏不易散,利于食用和消化。当吞咽功能显著改善后,可逐步过渡到普通饮食,注意尽量做到色香味俱佳,以增进食欲,此时仍要避免硬食。

5. 脑卒中患者常用的食物有哪些

(1)黄豆:现代科学研究表明,黄豆是一种健身防病佳品,具有很高的营养价值,素有"植物肉"的美称。据测定,每 100 克黄豆中,含有蛋白质 39 克,比鸡蛋高两倍半,含脂肪 17 克、糖 30 克、维生素 A 320 毫克,含微量元素钙 320 毫克、磷 590 毫克、铁 6 毫克,而这些元素对增进人体健康大有好处。黄豆中含有一种特殊的元素"氮"。氮是一种天然的镇定剂,具有利尿作用,且能分解体内多余的胆固醇,防止动脉硬化,有利于脑卒中的预防与康复治疗。

(2)黑米:黑米古称粳谷奴,历代都作为奉献皇家之贡品。经科学分析测定,黑米中含有丰富的氨基酸及硒、铁、钼、锌等微量元素,还有维生素 B_1、维生素 B_2,营养十分丰富,据《本草纲目》记载,黑米具有滋阴补肾、健脾暖肝、明目活血的功效。长期食用可治疗头晕、目眩、贫血、白发及腰腿酸软等症,对脑卒中患者来说,是一种理想的保健佳品。

(3)玉米:目前,世界上许多地方已把玉米列为保健长寿食品,其主要营养成分有:蛋白质、脂肪、糖、磷、铁、钙、胡萝卜素、维生素 B_1、维生素 B_2、维生素 E 等。玉米油含有不饱和脂肪酸,是一种胆固醇吸收的抑制药,有利于人体内脂肪和胆固醇的正常新陈代谢,可降低血脂、防治动脉硬化、冠心病、脑梗死及血液循环障碍。常服还有降血压与血糖的作用,而这两者都是引发脑卒中的重要病因。

(4)绿豆:绿豆是清补佳品,含有丰富的蛋白质、糖类、维生素 B_1、维生素 B_2、烟酸及矿物质等营养成分,历来深受人们喜爱。绿豆也是一味传统的中药,不仅历史悠久,而且验方很多。绿豆内服具有清热解毒,利水消肿,止消渴,止泻痢等功效。研究表明,绿豆还含有一种包含球蛋白的多糖,具有降血压与降血脂的作用,高血压、高脂血症及脑血管意外患者经常吃些绿豆类食品有辅助疗效。

(5)鱼类:我国流传着"吃鱼可使头脑聪明"的说法,日本科学家研究发现,吃鱼健脑是因为鱼体内有一种重要的营养物质——DHA。其化学名称为廿二碳六烯酸,这是一种大脑营养必不可少的不饱和脂肪酸,而其他食物中则几乎不含 DHA。经研究表明,DHA 不仅可以改善大脑功能,提高学习记忆力,而且具有降低血中胆固醇浓度、防止血栓形成、减少动脉硬化等心脑血管疾病发生的作用。

（6）海带：海带可入药，是多种疾病甚至绝症的克星。海带中含有的"藻氨酸"具有明显的降压作用。海带还有清除血脂、健脑补血的功效，因而常服海带对脑卒中的康复具有一定疗效。

（7）牛奶：牛奶是人们熟悉的营养品，牛奶中含有丰富的钙质与蛋白质、脂肪，特别是牛奶中的钙与蛋白质是结合在一起的，两者极易被人体吸收，喝牛奶可以延缓衰老、预防疾病、增强体质，是价廉物美的佳品，脑卒中患者由于有半身不遂、口眼㖞斜等症状，往往会影响进食，而牛奶则是一种比较方便的一种食品，特别适用于脑卒中患者服用。

（8）海蜇：常食海蜇具有降低血压、降脂减肥的功效，且能化痰消肿。进食海蜇易于消化，并且清淡可口，是佐餐上品，深受人们喜爱，对预防脑卒中及脑卒中后康复均具有辅助作用。

（9）甘薯：甘薯又称红薯、白薯、山芋、地瓜等，被视为最理想的减肥、益寿保健品，现已风靡全球。甘薯以淀粉等糖类物质为主要成分，含有多种氨基酸及胡萝卜素、维生素 C 和钙。甘薯在营养上的最大特点是给人体大量胶体和黏多糖类物质，这类物质能保持人体动脉血管弹性，保持关节腔里关节面浆膜腔的滑润，所以经常食用甘薯可预防心脑血管疾病，防治动脉粥样硬化，减少皮下脂肪，并有利于脑卒中半身不遂肢体运动的康复。

(10)萝卜：萝卜是众所周知的蔬菜,含有大量的葡萄糖、果糖、蔗糖、多种维生素,富有营养。值得一提的是萝卜的维生素含量,比梨和苹果还高出 8～10 倍,并且有显著的药疗作用,能消食积、化痰喘、散瘀血、利五脏,对脑卒中痰浊内壅者具有辅助疗效。

(11)胡萝卜：胡萝卜含有丰富的维生素、糖类,并且含有独特的胡萝卜素。研究表明,天然胡萝卜素可以抑制自由基生长,因而长期食用能提高人体抗病能力,清除体内有害物质,从而预防心脑血管、糖尿病、肿瘤等多种慢性疾病,深受人们的喜爱。

(12)马铃薯：学名马铃薯,含有淀粉、糖、果胶、蛋白质、钾、柠檬酸、B族维生素、维生素 C 和膳食纤维,常食马铃薯健身益处多。近年来经医药学研究和实践发现,马铃薯中的钾可防治高血压,马铃薯中的维生素 C,不仅对脑细胞具有保健作用,而且还能降低血中的胆固醇,使血管富有弹性,防治动脉硬化,对预防脑卒中的发生和康复都具有一定功效。

(13)枸杞头：枸杞头是一种很好的蔬菜,是营养丰富、延年益寿的保健食品。中医学认为,枸杞头性平味甘,微苦,有补虚益精、清热止渴、祛风明目的功效,常用于预防高血压、眩晕等病证。脑卒中眩晕耳鸣者亦可食用枸杞头来协助治疗。

(14)草莓：草莓不仅味美,其营养也很丰富,草莓含有丰富的蛋白质、脂肪、糖类和各种维生素,以及钙、磷、钾等多种微量元素,较突出的是草莓含有大量维生素 C,是西瓜、苹果、葡萄的 10 倍左右。经常食用可增进消化,有清肺化痰、补虚补血、润肠通便的功效,是防治心血管疾病,改善便秘的佳品,脑卒中便秘者食用甚效。

(15)蜂蜜:蜂蜜是由工蜂采花蜜酿制而成,其益处早已为人们所认识。蜂蜜中含有大约 35% 的葡萄糖、40% 的果糖,这两种糖都可以不经过消化直接被人体吸收。蜂蜜含有与人体血清近似的多种无机盐,还含有一定量的维生素和矿物质,它是含酶最多的食品之一,有淀粉酶、脂酶、转化酶等。酶是帮助人体消化吸收的"促进派"。如能长期服用蜂蜜,不但能增强体质,有助美容,还能益寿延年,许多食疗方及药膳方都要用蜂蜜调和。

(16)大枣:大枣又名红枣,人们一向把枣当作滋补保健品。大枣性温味甘,有补脾胃、益气血、养血安神、缓和药性的作用。研究表明,大枣中含有蛋白质、糖类、多种氨基酸、维生素及微量元素,被誉为"天然维生素丸"。其所含维生素 P 能健全人体的毛细血管,对高血压及心脑血管疾病患者大有益处,也是食疗方与药膳中的常用佐品。

(17)山楂:山楂味道酸甜可口,具有健脾消食的功效。研究表明,山楂具有扩张血管、降低血压和胆固醇的作用,经常服用降脂、降压作用明显。

(18)苹果:苹果富有营养,含有多种维生素及果糖,常吃苹果可改善血管硬化,使血液胆固醇的含量显著降低,脑卒中患者常食苹果很有裨益。

(19)大葱:大葱含蛋白质、脂肪、糖类、胡萝卜素、维生素 B_1、维生素 B_2、维生素 C、铁、钙、磷等。中医学认为,大葱具有祛风、发汗、解毒消肿的功效,常食有益健康。美国某研究机构从大葱中提炼出一种葱素,用来治疗血管硬化,取得了良好效果。大葱中的有效物质,尚能降血脂、血压及血糖,是一种"绿色补品"。最新的科学实验还证实,吃大葱有使大脑保持灵活的好处。

(20)生姜:生姜是一种人们常用的调味佐餐食品,具有温中健脾、化痰降逆、利水消肿等功效,常食生姜确实具有保健作用。经科学研究发现,生姜里含有一种特殊物质,其化学结构与阿司匹林接近。提取这种物质,经稀释做成血液稀释剂可防治血液凝固,效果十分理想,对降血脂、降血压、防止血栓形成有特殊疗效。对防治脑梗死及脑卒中后遗症有一定作用。

(21)蔬菜类:脑卒中患者的食物总的来说既要富有营养,又要清淡易于消化,平时常食用蔬菜是非常有利于脑卒中患者康复的,因为蔬菜中含有大量的维生素,具有促进消化和降低胆固醇的作用。如青菜、白菜、菠菜等。另外如旱芹、药芹等本身具有药疗作用,是脑卒中患者的理想食品。

6. 配制脑卒中药膳的常用药物有哪些

据统计,历代治疗脑卒中所使用的药物至少在 300 种以上,而治疗脑卒中的常用药物有 100 种左右,其中大致分为扶正祛邪、补益气血、化瘀通络、祛痰开窍等几类,至于治疗脑卒中药膳的选药配伍,亦应遵循其辨证用药原则,对症选配药膳,协助治疗脑卒中。其功效虽较药物疗法为缓,但往往寓治于补益之中,缓图功效。

(1)制半夏:半夏辛,温;入脾、胃、肺经,具有燥湿化痰、降逆止呕、消痞散结的功效。半夏辛开、温散,凡人体气机不利,致湿痰为患,胶结黏稠,流注经络,蒙闭清窍等,本品为其主药。治疗脑卒中半身不遂,口眼㖞斜,语言謇涩,每于活血通络祛风药物中加入半夏等祛痰之药,则疗效更佳。研究表明,本品能抑制呕吐中枢,有止呕作用。此外,本品还有镇咳作用及糖皮质激素样作用。

(2)川贝母:川贝母苦、甘,微寒;入肺、心经,具有化痰止咳、清热散结的功效。使用川贝母治疗脑卒中,主要是取其化痰清热散结之功效,多用于治疗脑卒中之痰火壅盛证。研究表明,川贝母含有多种生物碱,能扩张支气管平滑肌,减少分泌物,扩大瞳孔及降低血压等。

(3)鲜竹沥:鲜竹沥甘、苦,寒;入肺、大肠、心、胃经,具有清热化痰、镇惊利窍的功效。鲜竹沥甘寒,性极滑利,能清热利窍,逐痰醒脑。常用于治痰热蒙蔽清窍诸证,如脑卒中痰迷清窍,肺热痰壅及中暑或热病惊厥,神昏不语,惊痫癫狂等,且效果迅速,实为化痰之专品。《药性论》谓鲜竹沥"治卒脑卒中失音不语"。鲜竹沥尚能治痰串四肢皮里膜外,筋脉拘挛,屈伸不利,肢体麻木等。研究表明,鲜竹沥有化痰解热作用。

(4)石菖蒲:石菖蒲苦、辛,温;入心、肝、脾、胃经,具有开窍醒神、豁痰理气、活血散风、化浊辟秽的功效。临床常用于治疗脑卒中、湿温等病证,而见神志模糊或昏迷、烦躁、气粗者。研究表明,石菖蒲的水、醇提取物对中枢神经系统有镇静作用,有安定、抗惊厥作用。石菖蒲还具有健脑益智、聪耳明目作用。

(5)瓜蒌:瓜蒌甘、苦,寒;入肺、胃、大肠经,具有清热化痰、宽中散结、润肠通便的功效。临床常用于治疗脑卒中痰热郁闭证。瓜蒌属清润之品,虽善涤痰而无伤阴之弊。脑卒中痰热内闭而见神昏者宜之,无神昏症状者也宜之。瓜蒌善理膈上之痰,鲜竹沥善祛行经络之痰,在脑卒中治疗中,两者合用,其效更佳。研究表明,瓜蒌有祛痰与降血脂作用。

(6)杏仁:杏仁苦,微寒,有小毒;入肺、大肠经,具有止咳平喘、润肠通便的功效。常用于治疗咳喘及便秘。因本品能舒展气机,降气除风,故亦用治脑卒中。古方小续命汤即用杏仁,盖缘脑卒中一证乃木胜风动,必由金衰不能制木之故。方取杏仁、麻黄之类宣肺以助金之意。这是古方治疗脑卒中使用杏仁的范例。此外杏仁能润肠通便,脑卒中恢复期及脑卒中后遗症者每多津枯血少,肠燥便秘之症,极宜用之。

(7)紫苏子:紫苏子辛,温;入肺经,具有止咳平喘、降气祛痰的功效。紫苏子常用于治痰涎壅盛,咳逆气喘,胸膈满闷等症,又因其有润肠通便之功,故可用于治疗肠燥便秘。紫苏子治疗脑卒中,则是取其祛痰下气及润肠通便之功效。使用紫苏子降气通便常获良效。研究发现,紫苏子含挥发油及维生素 B_1 等。

(8)麝香:麝香辛,温;入心、脾、肝经。气味芳香,性善走窜,可启闭开窍,为开窍醒神之要药。临床常用于治疗温病高热昏迷、脑卒中昏迷等症。研究发现,麝香能兴奋呼吸中枢及血管运动中枢,促进神志复苏,改善机体应激能力。现代常用于治疗脑血管意外、冠心病、心绞痛等,疗效颇佳。本品还能扩张脑血管,改善血管反应性,治疗血管性头痛有显效。

(9)枳实:枳实苦、辛,微寒;入脾、胃、大肠经,具有下气消积、化痰除痞的功效。治疗脑卒中取其行气消痰以通塞开窍的功效。用于脑卒中痰迷心窍,舌强不能言等症。研究发现,枳实有明显的升压作用,且升压时冠状动脉、脑、肾血流量明显增加,血管阻力下降,有利于改善休克状态下重要器官的血液供应。

（10）橘络：橘络苦，平；入肝、肺经，具有通络化痰、顺气活血之功效。对脑梗死引起的半身不遂、肢体麻木等症有效。研究发现，橘络能降低毛细血管的脆性，以防止微血管出血。

（11）红花：红花辛，温；入心、肝经，具有活血祛瘀、通经行滞的功效。常用于治疗临床各科多种瘀血阻滞或血行不畅等症。如脑血栓形成之语言不利、口眼㖞斜、半身麻木或半身不遂、冠心病、心绞痛等症。研究表明，红花对缺血性脑卒中有效，并可用于防治脑动脉硬化、脑血管意外等。对脑卒中后遗症的康复治疗也是常用之品。

（12）丹参：丹参苦，微寒；入心、心包、肝经，具有养血安神、活血祛瘀、凉血消痛的功效。研究表明，丹参具有扩张血管、改善微循环、降脂、降压的作用，能改善血液的"浓""黏""稠"现象，有较好的抗凝作用。早期使用丹参对缺血脑组织的水肿缺氧损伤都有一定效果。现代临床使用丹参注射液、复方丹参注射液对治疗出血性、缺血性脑卒中均取得显著疗效，并能解除脑卒中先兆。

（13）鸡血藤：鸡血藤苦、微甘，温；入肝经，具有行血补血、舒筋活络的功效。常用于治疗脑卒中手足麻木、肢体瘫痪、口眼㖞斜、头晕目眩等症。鸡血藤既能活血，又能补血，对于脑卒中无论血瘀、血虚皆可使用。研究表明，鸡血藤能降低血液黏稠度，抑制血小板聚集，增加血液流速，有抗血栓形成之作用，是防治脑血管疾病的良药。

（14）牛膝：牛膝辛、苦，微寒；入肝、肾、膀胱经，具有活血祛瘀、引血下行、补肝肾、利尿通淋的功效。用治高血压、脑卒中，取其引血下行之义，亦治脑卒中下肢瘫痪。研究表明，牛膝有降低血液黏稠度、红细胞压积等作用。

（15）三七：三七甘、微苦，温；入肝、胃经，具有散瘀止血、消肿定痛的功效。三七止血作用良好，又能活血散瘀，有"止血不留瘀"的特点，故为止血要药。适用于人体内各种出血，用治脑卒中瘫痪，则专取其化瘀之功，故无论卒中之初，或偏枯不举皆有其效。研究表明，三七含有总皂苷、黄酮苷、生物碱类、多肽类、多糖类物质，有镇静、镇痛、抗炎、抗心律失常、抗动脉粥样硬化、降血脂、抗氧化与抗衰老、抗休克，以及促进生长等多种作用。除上述传统应用外，尚用于脑出血、蛛网膜下腔出血、脑梗死、冠心病、心绞痛、高血压、高脂血症，以及各种外伤性出血等症。

（16）藕节（藕汁）：藕节甘、涩，平；入肝、胃经，具有凉血止血、收敛的功效。藕节也可用于治疗脑卒中合并上消化道出血。

（17）沙参：沙参甘、微苦，微寒；入肺、肝经，具有润肺止咳、养胃生津的功效。用于热病后或久病阴虚津亏所致口干舌燥、便结等症。脑卒中属肝肾阴虚者宜用之。研究表明，沙参有祛痰作用。

（18）枸杞子：枸杞子甘、平，微寒；入肝、肾经，具有养阴补血、延寿明目、润肺的功效。常用于治疗年老精血亏损所致的脑萎缩、神经衰弱、记忆力下降等症。本品用治脑卒中之肝肾阴虚证。研究表明,枸杞子含胡萝卜素、核黄素、烟酸、抗坏血酸等,具有调节免疫功能的作用,能提高脑细胞的激活率,可用于治疗脑功能减退。

(19)石斛:石斛甘、淡、微咸,寒;入肺、胃、肾经,具有滋阴清热、养胃生津的功效。凡热病伤阴或久病阴虚内热而见口干少食及虚热未退者,皆可用之。脑卒中之肾精亏虚而致失语、足弱无力者常选用之。研究表明,石斛能促进胃液分泌而助消化,对肠管有兴奋作用。

(20)当归:当归甘、辛,温;入肝、心、脾经,具有补血调经、活血止痛、润肠通便的功效。当归为理血之要药,用治脑卒中,取"治风先治血,血行风自灭"之意。本品为治脑卒中常用之品,可用于脑卒中各种证候。研究表明,当归含挥发油,有扩张冠状动脉,增加冠状动脉血流量,降低心脑细胞的耗氧量,扩张外周血管,增加循环血流量,降低血小板聚集,抗血栓形成,降低血脂,镇痛等作用。当归治疗缺血性脑卒中及脑卒中后遗症疗效肯定。

(21)白芍:白芍苦、酸,微寒;入肝经,具有平抑肝阳、敛阴养血的功效。适用于治肝阴不足,肝阳上亢所致的头痛、眩晕、耳鸣或烦躁易怒等症。脑卒中之肝肾阴虚,风火上扰之证尤宜使用。研究表明,白芍具有解痉、镇痛、降压、扩张血管等作用。临床用治脑动脉硬化、脑血管痉挛、脑卒中,有良好疗效。

(22)天麻:天麻甘、平,入肝经,具有息风止痉、平肝潜阳的功效。常用于肝风内动之惊痫抽搐等症。为治肝风内动之要药,亦为多种药膳必备之上品。脑卒中各种证候均宜使用。研究表明,天麻具有镇静、抗惊厥作用,并有较强镇痛作用,还有改善脑血流灌注和脑微循环,促进脑细胞新陈代谢的作用。

(23)桑椹:桑椹甘,寒;入肝、肾经,具有滋阴、补血养脑、安神益智、延年益寿的功效。治疗脑萎缩有良效,桑椹久服可治疗动脉硬化、高血压等老年病,脑卒中之肝肾亏虚者可用桑椹调治。

(24)天花粉:天花粉苦、微甘、酸,寒;入肺、胃经,具有清热生津、消肿散结、排脓的功效。天花粉长于清热生津,用于治疗热病伤津口渴及消渴等症。亦用于脑卒中痰火壅盛者。研究表明,天花粉含有多种氨基酸,有抗菌、降糖、抗癌等作用。

(25)鲜芦根:鲜芦根甘,寒;入肺、胃经,具有清热除烦、止呕生津、清利小便的功效。可以治疗脑卒中痰热内扰、口渴咽干等症。研究表明,鲜芦根含蛋白质、多糖类、维生素C、维生素 B_1、维生素 B_2、氨基酸等,有镇静、清热、抗癌等作用。

(26)人参:人参甘、微苦,微温;入脾、肺、心经,具有大补元气、补脾益肺、生津安神的功效。常用于挽救气虚欲脱、气息短促、脉微欲绝之危重症。人参善能鼓舞正气,增强抗病能力,有利疾病好转。故脑卒中脱症常用人参治疗,此外,凡脑卒中气虚、气血虚、气阴虚之证亦常用之。研究表明,人参含人参皂苷等,有抗疲劳、镇痛、镇静、降胆固醇、增强免疫力、保肝、抗癌等作用,对血压有双向调节作用。

(27)黄芪:黄芪甘、微温;入脾、肺经,具有补气、固表止汗、托里生肌、利水消肿的功效。黄芪为重要补气药,亦为药膳常用之品。黄芪可用于脑卒中气虚血滞之半身不遂症,取其补气益血以养筋脉。脑卒中后气虚多汗,四肢湿冷诸症用之效佳。研究表明,本品有降血脂、降血糖、降血压、抗菌消炎、强心利尿、促进细胞再生、扩张血管、增强肌体免疫力等作用。

(28)甘草:甘草甘,平;入心、肺、脾、胃等十二经,具有清热解毒、补脾益气、缓急止痛、调和诸药、润肺止咳的功效。甘草用于治疗脑卒中气血亏虚证,取其补脾益气的功效。研究表明,甘草主要含甘草甜素,有抗炎、消肿、止痛、强心、解痉等作用。另外,还有类皮质激素样作用及解毒功效。

(29)杜仲:杜仲甘,温;入肝、肾经,具有补肝肾、强筋骨、安胎的功效。能补肝肾而强筋骨,适用于治疗肝肾不足的腰膝酸痛,筋骨痿软之症。脑卒中之肝肾阴虚所致的肢体瘫痪者常用之。研究表明,杜仲能增强肾上腺皮质功能,激活机体的特异免疫功能反应,具有降血压、抗动脉硬化作用。

（30）益智仁：益智仁辛，温；入脾、肾经，具有补肾固精、缩尿、摄唾、温脾开胃止泻的功效。脑卒中因下元亏虚而致小便频数，或小便不禁者可用益智仁治疗。研究表明，益智仁有摄涎、唾，缩小便，升白细胞及血小板作用。

（31）芡实：芡实甘、涩，平；入脾、肾经，具有健脾止泻、固肾涩精、止带的功效。可用于治疗脑卒中之肝肾亏虚证。

（32）山药：山药甘，平；归脾、肺、肾经，具有补脾胃、益肺肾的功效。可用于治疗脑卒中之肝肾亏虚证。研究表明，山药含多巴胺、山药碱、鞣质及多种氨基酸等。

7. 哪些药茶方可以调治脑卒中

（1）夏枯草茶：夏枯草 30 克，绿茶 2 克。先将夏枯草煎汤至沸，将绿茶放入瓷杯中，然后把煎沸之夏枯草汤冲入，加盖泡 5～10 分钟。当茶饮，常服。每日换 2 次茶叶。具有清肝明目，利水消肿的功效。适用于高血压、高脂血症、脑卒中先兆及后遗症，其眩晕耳鸣者尤宜。

（2）菊花茶：白滁菊（或杭白菊）3 克，绿茶 2 克（或单用菊花亦可）。将菊花、绿茶置杯中，开水泡服。代茶饮用，夏日宜多饮。具有清肝息风明目的功效。适用于肝阳上亢、头晕、目眩、耳鸣、高血压、脑卒中先兆及脑卒中后遗症宜服用。胃寒便泄者忌用，冬季不宜用。

（3）黄瓜藤茶：黄瓜藤 60 克，绿茶 2 克。用水煎煮。服汤代茶,每日 1 剂,分次服用,连用数日。具有清热化痰的功效。适用于脑卒中痰热内壅,胸闷不畅。

(4)蜜茶:绿茶 1 克,蜂蜜 25 克。用开水适量冲泡绿茶、蜂蜜,调匀,泡 5 分钟即可。频频饮服,每日 2 剂。具有生津止渴、润肠通便的功效。适用于暑热伤气,老年或脑卒中后便秘不畅者。

(5)双花茶:生槐花 10 克,凌霄花 10 克,绿茶 15 克。将槐花、凌霄花用温水略泡,洗净去蒂,与绿茶一起用沸水冲泡,加盖闷 10 分钟即可。代茶频饮,连用 1 周。具有清热凉血、止血的功效。适用于各种血证。有脑卒中先兆者宜服用。

(6)密蒙花茶:绿茶 1 克,密蒙花 5 克,蜂蜜 25 克。将绿茶、密蒙花共加水 350 毫升,煮沸 3 分钟,过滤后,加入蜂蜜再煮沸即可。每日 1 剂,分 3 次饭后代茶服。具有清肝明目,润肠通便的功效。适用于肝阳上亢,目赤便结,脑卒中后遗症。

(7)决明子茶:炒决明子 15 克,绿茶 3 克。将炒决明子与绿茶共加水适量,煎沸 3 分钟,加盖待温后服。每日 1 次,代茶饮。具有清肝明目、泻火的功效。适用于脑卒中先兆、高血压、高脂血症。

(8)三七茶:三七花 3 克,绿茶 2 克。夏末采取三七花若干,晒干切细,瓷瓶收藏。开水泡服。频频代茶饮,每日数次。具有清热平肝的功效。适用于肝火上逆之高血压、头晕目眩等。

(9)减肥茶:荷叶 60 克,生山楂 10 克,薏苡仁 10 克,橘皮 5 克,大枣 2 克。将上药共切碎,研为细末,早上放入热水瓶中,开水冲泡后备用。每日 1 剂,可连续服用。具有化痰除湿、健脾降脂的功效。适用于肥胖症、高脂血症、脑卒中先兆及后遗症者适用。

(10)山楂荷叶茶:山楂 15 克,荷叶 12 克。将山楂、荷叶共研细末,加水煎 3 次,取汁浓缩。每日 1 剂当茶饮。具有清热解暑、健脾降脂的功效。适用于肥胖症、高脂血症,亦用于防治高血压、脑卒中。

(11)九节菖蒲茶:九节菖蒲 15 克,酸梅肉 2 枚,大枣肉 2 枚,红糖适量。将九节菖蒲切片,放茶杯内,再把大枣、酸梅和糖一起加水烧沸,然后倒入茶杯。代茶饮。具有宁心安神、芳香辟浊的功效。适用于惊恐心悸,失眠健忘,不思饮食等症,可用于脑卒中后遗症之调养康复。

(12)返老还童茶:槐角 18 克,何首乌 30 克,冬瓜皮 18 克,山楂肉 15 克,乌龙茶 3 克。前四味药用清水煎去渣,乌龙茶用药汁泡服。代茶饮,每日 1 剂。具有清热化瘀、益血脉的功效。适用于动脉硬化症、脑卒中后遗症。

(13)杜仲茶:杜仲 6 克,绿茶 3 克。杜仲研末,用绿茶水泡。每日 2 次代茶饮。具有补肝肾、强筋骨的功效。适用于脑卒中后偏枯不举。

(14)人参茶:茶叶 15 克,五味子 20 克,人参 10 克,龙眼肉 30 克。五味子、人参捣烂,龙眼肉切细丝,与茶叶拌匀,用沸水冲泡 5 分钟。代茶频饮。具有健脑强身、补中益气的功效。适用于失眠健忘,心悸不宁,可用于脑卒中后记忆力减退,语言謇涩。

(15)芝麻茶:茶叶 5 克,白芝麻 30 克。芝麻焙黄、压碎,用沸茶水冲。每日清晨冲服 1 剂。具有滋补强身、补血润肠的功效。适用于各类便秘。脑卒中后遗症大便不畅者宜服。

(16)珍珠茶:珍珠、茶叶各适量。珍珠水飞成极细粉末。沸水冲泡茶叶,以茶汁送服珍珠粉。每日清晨 1 次,连服为佳。具有平肝潜降、荣泽肌肤的功效。适用于脑卒中偏枯肌肤甲错,眩晕耳鸣等症,亦用于抗衰老,美容面部肌肤。

(17)灵芝茶:灵芝草 10 克,绿茶少许。灵芝草切成薄片,用沸水冲泡加茶叶。代茶饮,每日 1 次。具有补中益气、强壮筋骨的功效。适用于心悸失眠,健忘耳鸣,四肢痿软不举。

(18)僵蚕良姜茶:僵蚕、高良姜各等份,茶叶适量。研末和匀备用。用时取 3 克,和绿茶水冲泡。每日 1 次代茶饮。具有祛风和络,解痉止痛的功效。适用于头痛,可用于脑卒中前后。

(19)白芷茶:白芷 75 克,川芎 30 克,甘草 30 克,川乌头(半生半熟)30 克,细茶、薄荷各适量。沸水冲泡细茶、薄荷,上四味药共研细末备用。每服药末 3 克,细茶薄荷汤调服。具有活血祛风、和络止痛的功效。适用于偏、正头痛,亦可用于脑卒中前后有头痛难忍者。

(20)明天麻茶:川芎 20 克,明天麻 6 克,雨前茶 6 克。上三味煎服。每日 1 剂当茶饮。具有平肝息风、祛风和络的功效。适用于头风、头痛。

(21)荷叶茶:绿茶、干荷叶各等量。上二味研末混合备用。每日随时冲饮,不拘多少,随量而止。具有明目清脑、解暑生津的功效。适用于高血压、高脂血症。脑卒中前后均适宜服用,有利于开窍醒脑。

(22)罗布麻茶:罗布麻 500 克,白糖 500 克,茶叶适量。将罗布麻先煎取浓汁,再以文火熬成粥状,待凉放白糖调匀,晒干贮存备用。每饮时取罗布麻糖块,和茶一起冲饮。具有清热平肝、养心安神的功效。适用于冠心病、高血压,亦可用于预防脑卒中。

(23)栀子茶:芽茶 10 克,栀子 30 克。上二味加水适量(800～1000 毫升),煎浓汁 1 碗(400～500 毫升)。每日 1 剂,分上下午 2 次温服。具有泻火清肝、凉血降压的功效。适用于头痛目赤、溲黄涩痛,治原发性高血压、脑卒中先兆。

(24)苦丁桑叶茶:苦丁茶 6 克,菊花 6 克,桑叶 6 克,白茅根 6 克,钩藤 6 克。制成粗末备用。煎水代茶频饮。具有清热平肝的功效。适用于高血压、脑卒中头胀头痛。

(25)莲心茶:绿茶 1 克,莲心干品 3 克。沸水冲泡上二味。代茶饮,饭后服。具有清心泻火、开窍明目的功效。适用于冠心病、原发性高血压,预防脑卒中。

(26)茅根茶:白茅根 10 克,茶叶 5 克。将白茅根摘净根须,洗净,同茶叶一起加水煎煮,取汁服。每日 1 剂,不拘时饮用。具有清热利尿、凉血止血的功效。适用于各种血证,可用于脑卒中辅助治疗。

8. 适合于脑卒中患者的主食有哪些

(1)丹参黑米粥:紫丹参 30 克,赤芍 15 克,牡丹皮 10 克,黑米 150 克。将丹参、赤芍、牡丹皮入锅,加水适量,煎煮 30 分钟,去渣留汁。以汁水代水加黑米熬粥。早晚分食,或不拘时小量饮服。神志清楚可以进食或稍有吞咽不利者可喂食,若昏迷或吞咽较困难,可以鼻饲丹参黑米粥(可煮得稀一些)。具有活血化瘀、凉血宁血的功效。适用于气虚血瘀、脉络瘀阻型脑卒中后遗症。

(2)豆豉粥:淡豆豉 15 克,荆芥穗 6 克,薄荷 6 克,葱白 1 根,生姜 5 片,羊脊髓 50 克,大米 100 克,精盐适量。将荆芥、淡豆豉、葱白、生姜洗净后入锅,加水 2500 毫升,烧开后下薄荷,用小火烧 10 分钟,去渣取汁,将汁加少许清水,加入淘净的大米、羊脊髓煮粥,待熟烂后加盐调味即成。早晚分食。具有补益肝肾、祛风通络的功效。适用于肝肾阴虚型脑卒中后遗症。

(3)山药桂圆粥:鲜山药 100 克,龙眼肉 15 克,荔枝肉 3~5 个,五味子 3 克,白糖适量。将山药去皮,切成薄片,与龙眼肉、荔枝肉(鲜者佳)、五味子同入锅中,小火煮作粥,加入白糖即成。早晚分食。具有滋补肝肾、益气敛阴的功效。适用于肝肾阴虚型脑卒中后遗症。

(4)生地黄黑木耳粥:生地黄 15 克,黑木耳 10 克,大米 60 克。将生地黄洗净,入锅加水适量,煎煮 40 分钟,去渣取汁。将黑木耳泡发,洗净,与淘洗干净的大米同入锅中,加水煮成稠粥,调入生地黄煎汁,再煮一沸即成。早晚分食。具有滋补肝肾的功效。适用于肝肾阴虚型脑卒中后遗症。

(5)枸杞地黄粥:枸杞子、干地黄各 15 克,生姜汁 10～20 滴,大米 30～50 克,红糖适量。将大米淘洗干净,入锅加水适量,小火煮成稀粥,粥将熟时加入枸杞子、地黄、生姜汁,再煮三沸即成。早晚分食。具有滋补肝肾、和胃通络的功效。适用于肝肾阴虚型脑卒中后遗症。

(6)豆豉粟米粥:豆豉 150 克,荆芥穗 50 克,薄荷叶 50 克,粟米 150 克。以上前 3 味先加水 3000 毫升,煮取药汁,去渣后加入淘洗干净的粟米,用旺火烧开后转用小火熬煮成稀粥。日服 1 剂,空腹食用。具有益肾祛风的功效。适用于脑卒中后遗症之言语謇涩,精神昏愦,口眼㖞斜等。

(7)地龙桃花饼:干地龙 30 克,红花、赤芍各 20 克,当归 50 克,黄芪 100 克,川芎 10 克,玉米面 400 克,面粉 100 克,白糖适量。干地龙以酒浸去其腥味,烘干研粉。红花、赤芍、当归、黄芪、川芎水煎二次,取汁。玉米粉、面粉、地龙粉、白糖混匀,用药汁调匀,制饼 20 个。桃仁去皮尖,打碎,略炒,均匀放于饼上,入笼蒸熟(或用烤箱烤熟)。每次服1～2个饼,当点心食用。具有益气活血、化瘀通络的功效。适用于脑卒中后遗症,气虚血瘀、脉络瘀阻、肢体痿软无力、舌质紫暗或有瘀斑、脉细而涩等。

9. 适合于脑卒中患者的菜肴有哪些

(1)核桃仁拌芹菜:核桃仁 50 克,芹菜 300 克,精盐、味精、麻油各适量。将芹菜摘去柄和老叶,洗净切丝,放沸水锅烫 2 分钟,再用冷水冲一下,沥干水后加精盐、味精、麻油入盘。核桃仁开水泡后剥去皮,再用开水泡 5 分钟取出放在芹菜上,吃时拌匀。佐餐食用。具有滋阴益气、凉血宁络的功效。适用于肝肾阴虚、风阳上扰型脑卒中。

(2)茉莉银耳:茉莉花 3 克,水发银耳 50 克,麻油、精盐、味精、素鲜汤、黄酒、葱花、生姜末各适量。将银耳洗净,去杂质,撕成小块,用清水继续泡发。茉莉花拣去花蒂,洗净。将炒锅放在火上,锅热后加适量麻油,炸香葱、生姜末,加素鲜汤、黄酒、精盐、味精等。再加入洗好的银耳,烧开后撇去浮沫,撒上茉莉花朵,出锅即成。佐餐食用。具有滋阴补肾、清肺益气、疏肝解郁、理气止痛的功效。适用于脑卒中后语言不利或失语,头晕眩或胀痛,面赤耳鸣,胸胁胀满不适者。

(3)凉拌菠菜海蜇:菠菜 100 克,海蜇皮 50 克,麻油、精盐、味精各适量。将海蜇洗净,切成丝,用开水烫过,挤去水分,放入用开水烫过并挤干水分的菠菜,加上调料拌匀。佐餐食用。具有祛风平肝、清热降压的功效。适用于高血压、脑卒中先兆。

(4)决明爆茄子:决明子 30 克,茄子 500 克,植物油 250 克,葱、生姜、蒜、淀粉、精盐各适量。将决明子捣碎加水适量,煎煮 30 分钟左右,去渣后将决明子汁浓缩成两茶匙左右待用。将茄子洗净切成斜片备用。把植物油倒入铁锅内烧热,将茄片入油锅炸至两面焦黄,捞出沥油。铁锅内留油 3 克,放在灶上烧热,用蒜片爆锅后把炸好的茄片入锅,随即把葱、蒜、生姜、精盐及用决明子汁调匀的淀粉糊倒入锅内翻炒一会儿,点几滴明油,颠翻后出锅。佐餐食用。具有平肝潜阳、清热通便的功效。适用于肝阳上亢型脑卒中先兆。

(5)天麻烧鲤鱼:天麻 25 克,川芎 10 克,茯苓 10 克,鲜鲤鱼 1 尾(约 1000 克),葱、姜、白糖、味精、盐、胡椒粉、麻油、芡粉各适量。将鱼洗净去肠杂。川芎、茯苓、天麻切片,放入米泔水中浸泡 1 小时,捞出放在米饭上蒸透,然后放在鱼头、鱼腹中备用。将鱼置大盘中,加入葱、姜和适量清水,上笼蒸 30 分钟,去葱、姜。另用清汤加白糖、精盐、味精、胡椒粉、麻油各适量,烧开,勾芡,浇在天麻鱼上即成。佐餐食用。具有平肝息风、行气活血的功效。适用于肝阳上亢型脑卒中先兆。

(6)夏枯草肉煲:夏枯草 20 克,猪瘦肉(或小排)

100～200 克,精盐适量。将夏枯草、切薄的猪瘦肉一起入锅,加水,用小火煲汤,加盐调味。每日 1 剂,吃肉饮汤。具有平肝清热、养阴降压的功效。适用于肝阳上亢型脑卒中先兆。

(7)玉米须煲龟:玉米须 50 克,龟 1 只(500 克以上),精盐适量。将龟放入盆中,倒入热水,使其排尽尿,洗净,宰杀去头及足趾,除去内脏,放入砂锅内备用。将玉米须放入盛龟肉的砂锅内,加水适量。先用大火煮开,再用小火慢慢熬煮至烂熟,调入精盐,再煮一沸即成。当菜佐餐,吃龟肉饮汤,每周 1 剂。具有滋阴潜阳、利水降压的功效。适用于阴虚阳亢型脑卒中先兆。

(8)首乌黑豆炖甲鱼:制何首乌 30 克,黑豆 60 克,甲鱼 1 只(约 500 克),大枣 5 枚,植物油、生姜、精盐各适量。将甲鱼宰杀,用热水烫去皮膜,去内脏,洗净切块,放油锅略炒,然后与黑豆、何首乌、去核的大枣及生姜、精盐一起放入大碗,隔水炖熟。佐餐食用。具有滋阴填精、补益肝肾的功效。适用于阴虚阳亢型脑卒中先兆。

(9)黄芪煲南蛇肉:北黄芪 50 克,蛇肉 200 克,生姜 3 片,葱段、精盐、味精、麻油各适量。将黄芪洗净,蛇肉洗净后切成小段,与生姜片、葱段、精盐同入锅中,加水适量,大火煮沸,改小火煲 1 小时,拣出黄芪,淋上麻油即成。佐餐食用。具有补气活血、化瘀通络的功效。适用于气虚络瘀型脑卒中偏瘫。

10. 适合于脑卒中患者的汤羹有哪些

(1)枸菊清脑汤:枸杞头、菊花脑各 50 克,麻油 20 克,精盐适量。将菊花脑去老叶,与枸杞头洗净。锅中加清水1500 毫升,烧开,下枸杞头、菊花脑,加精盐,烧二三沸,淋入麻油即成。佐餐食用,饮汤为主,或不拘时服用。具有平肝潜阳、清肝凉血的功效。适用于肝阳上亢型脑卒中先兆。

(2)雪羹汤:海蜇 150 克,荸荠 350 克。将海蜇与荸荠洗净,加水 1000 毫升,煎至 250 毫升。空腹 1 次服下。具有平肝潜阳、滋阴清热的功效。适用于肝阳上亢型脑卒中先兆。

(3)大枣芹根汤:大枣 10 枚,芹菜根 30 克。将大枣、芹菜根洗净后同入锅中,加水适量,煎煮 30 分钟,去渣取汁即成。上、下午分服。具有平肝息风、健脾养血的功效。适用于肝阳上亢型脑卒中先兆。

(4)山楂决明汤:山楂 30 克,决明子 60 克。将二味入锅,加水,先用大火烧开,再用小火煎 20 分钟,取汁。代茶,频频饮服。具有清肝活血、降压降脂的功效。适用于肝热血瘀型脑卒中先兆。

(5)牛蒡叶羹:牛蒡叶(肥嫩者)500 克,酥 30 克。上以汤煮牛蒡叶三五沸,令熟,滤出,于五味中重煮作羹,入酥即成。上、下午分服。具有平肝清热、活血化瘀的功效。适用于肝热血瘀型脑卒中先兆。

(6)黄芪当归麻鸭汤:黄芪 60 克,当归 15 克,麻鸭 1 只(1000～1500 克),黄酒、葱、生姜、精盐各适量。将麻鸭宰杀,去肠杂、毛,洗净切成块,与洗净的黄芪、当归共同放入砂锅,加水 2000～3000 毫升,小火煎熬,待烧开之后,加入佐料,继续熬 40 分钟左右,用筷子插入鸭肉,判断鸭已酥烂即可离火。此为 1 周用量,吃鸭饮汤。若汤已饮尽,可再加水煮鸭熬汤。具有补气活血的功效。适用于气虚血滞型脑卒中先兆。

(7)五味银杏大枣汤:五味子 250 克,银杏叶 500 克,大枣 250 克,蜂蜜 1000 克,冰糖 50 克。将五味子、银杏叶、大枣洗净,入锅中加水煮,取汁后加水再煮,共 3 次,去渣。将3 次药汁合并加热蒸发,浓缩至约 1000 克,加入冰糖,小火慢慢煎熬约半小时,冷却后拌入蜂蜜,装瓶备用。每次服 2茶匙,每日早晚饭后用开水冲服,3 个月为 1 个疗程。具有益气通络、养心安神的功效。适用于气虚血滞型脑卒中先兆征,对伴有冠心病、高血压者尤为适宜。

(8)地黄甲鱼滋肾汤:熟地黄 15 克,枸杞子 30 克,甲鱼1 只(约 300 克),精盐、生姜、葱各适量。将甲鱼放沸水锅中烫死,剁去头爪,揭去鳖甲,揭去内脏,洗净,切成小方块,放入砂锅内。将洗净的枸杞子、熟地黄也放入砂锅,加适量水,大火烧开,再加入精盐、生姜、葱,改用小火炖熬至甲鱼肉熟透。佐餐食用。具有滋阴潜阳的功效。适用于阴虚阳亢型脑卒中先兆。

(9)独活乌豆汤:独活 10 克,乌豆 60 克。将独活、黑豆洗净,入锅加水适量,煎煮 30 分钟,待黑豆熟烂时,去独活药渣,取汁,保留黑豆。上下午分服。具有息风通络、益气通窍的功效。适用于脉络空虚、风邪入中型脑卒中。

(10)天麻豨莶煲鸡汤:母鸡 1 只(约 1500 克),天麻 15 克,豨莶草 30 克,水发香菇 50 克,黄酒、精盐、生姜各适量。将母鸡宰杀,去毛及肠杂,剁成块状。天麻、豨莶草洗净后切碎,用纱布包扎。将鸡块、香菇、纱布药包及佐料放入砂锅,加水 2500 毫升,用小火慢煲约 1 小时,鸡块酥烂后离火。当汤佐餐,吃肉饮汤。具有滋补肝肾、平肝息风、活血通络的功效。适用于肝肾阴虚型脑卒中后遗症,对兼有风阳上扰者尤为适宜。

五、脑卒中患者的护理与康复

1. 如何护理脑卒中发热患者

发热在脑卒中患者中很常见，可以是脑血管病引起的吸收热，或者是脑干病变引起的中枢性高热，更多的是脑血管病并发症引起的发热，如肺感染、压疮、泌尿系感染和电解质紊乱等，这类患者需要严密观察，认真做好护理，使其配合医疗，争取最好的医疗效果。对于脑血管病合并发热的患者护理时需注意以下几点。

(1)严密观察体温的变化，每4小时测体温、脉搏、呼吸、血压1次，卧床休息，对于非瘫痪的患者也需要卧床，同时高热者需予半流质饮食，体温过高时应给予流质饮食，每日摄入量为8.36～12.6千焦。不能进食者可鼻饲饮食，劝告患者多饮水，成人每日至少3000毫升。

(2)体温在39℃以上者，给头部冰袋，39.5℃以上者，用乙醇或温水擦浴。应注意保暖，以免受凉后病情加重。对神志清楚的患者,操作时尽可能提供隐蔽环境,可使用屏风遮挡并做好解释工作,使患者有安全感。保持室内空气新鲜,但不可使患者受凉。体温骤退时,应给予保温。

(3)注意口腔护理,嘱患者饭后要漱口,并用氯己定(洗必泰)漱口液漱口,每日3~4次,口唇干燥时可涂甘油润滑剂于双唇上。注意皮肤的护理,因高热患者降温时出汗较多,应及时更换衣服及床单,以保持皮肤的清洁。注意患者骨突出部位皮肤的颜色,有无发红。如出现发红,要给予按摩并减轻局部的受压,以防止压疮的发生。

(4)过热出现谵妄、昏迷时按昏迷护理,并加用床档,以防坠床。

(5)诊断未明确时,需及时留取各种检查标本,以便提供可靠的诊断依据。尿标本的留取方法:嘱患者留尿时,男患者可直接把尿标本留到标本瓶中,女患者要把接尿的容器涮洗干净,如留取培养,尽量留取中断尿,以免化验时产生误差。留取粪便时,把大便尽量排到容器中,取其不正常的部分,量要适中。留取培养时,注意不要污染标本瓶。需要做血涂片时,要在患者发冷寒战时进行。疑似某种传染病时,要能够配合医师进行一般隔离,这样对患者及家属都有好处。

2. 如何护理脑卒中昏迷的患者

昏迷是指高级神经活动对内外环境的刺激处于抑制状

态,主要表现是意识丧失和随意运动消失,对外界刺激减缓或无反应。脑血管病后昏迷患者较常见,昏迷是重症脑血管病的表现,昏迷程度的加深说明病情的加重,在此期间一定要严密观察病情变化,尽可能不失时机地抢救患者的生命。

脑血管病的急性期都会有脑水肿,可使病情加重,意识障碍程度加深,且发热、感染、水、电解质紊乱等都可出现昏迷,这些因素都会导致患者出现生命危险。生命体征的监测是十分重要的。密切观察病情变化,根据病情每 0.5~2 小时测体温、脉搏、呼吸、血压 1 次,观察意识变化。体温过高给予物理降温及冰帽。瞳孔散大或缩小、反应迟钝时应通知医生,一侧瞳孔扩大,意识障碍加深,可能是脑疝的表现。严格记录出入量,密切观察输液滴速,降颅内压时,静脉滴注甘露醇要保持每分钟 15~20 毫升快速滴入,用甘露醇期间要观察尿的颜色,看有无血尿。

昏迷患者的体位,一般是平卧位,头向一侧,防止口中的黏液、痰或呕吐物、分泌物吸入气管,谵妄烦躁不安者;应加床档以免坠床,有假牙时应取下,以免患者吞入引起窒息,保持呼吸道通畅,可吸氧,给持续低流量吸氧,每分钟 2~4 升,呼吸道不畅时可考虑气管切开术或应用人工呼吸机。每 2 小时翻身拍背,及时吸痰,吸痰时动作要轻柔,以免损伤气管黏膜。有舌后坠时,用舌钳将舌拉出。

昏迷患者要给予充足的营养和水分,保持水、电解质平衡。不能进食者可鼻饲补充饮食,鼻饲饮食温度一般在38~40℃,鼻饲饮食的内容和数量应根据患者消化能力及其热量需要而定。予以高蛋白、高热量、易消化的流食及新鲜蔬菜汁、水果汁等。每次灌注前先抽胃液及注少量温开水,然后缓慢注入。每次灌注量约200毫升,间隔时间不少于2小时。饮食灌注完后,再注入少量温开水冲洗胃管以防堵塞胃管。每天清洁插管的鼻腔。给药时,药片、药丸需碾碎成粉给予胃管注入。同时严格记录出入量,每次进食水都要做详细记录。

昏迷患者要及时行各种化验检查,血、尿常规、血电解质、血糖、脑脊液、血气分析、头部 CT 等,留取各种检查标本,以指导治疗。

预防压疮的发生,保持皮肤清洁,床铺干燥平整,无皱褶。每2小时翻身拍背1次,防止压疮的发生,翻身时勿要拖、拉、拽,以免皮肤擦伤。注意保暖,用热水袋时避免烫伤,房间空气应新鲜,注意通风,地面用0.5%来苏水每天消毒1次,空气用紫外线灯照射30分钟。

每日口腔护理3~4次,牙关紧闭者用开口器;张口呼吸者,用湿纱布盖住口及鼻部,预防口腔炎及腮腺炎。口腔有溃疡者,局部可涂甲紫或红霉素软膏。唇部涂甘油以防口唇干裂。

尿量的观察在昏迷患者中十分重要,注意尿量的多少、颜色,如患者超过6小时无尿,通知医生处理。昏迷患者无法控制排尿,易造成尿失禁及尿潴留,遵医嘱可用针灸点穴及膀胱按摩,必要时予以导尿。长期保留尿管者需注意定时更换尿管,每日膀胱冲洗2次,及时清理尿道外口分泌物,尿管每3~4小时开放1次。昏迷患者肠蠕动减慢,易造成大便秘结及不畅,遵医嘱可予服用通便药,必要时进行灌肠,或抠出粪便。

昏迷患者合并有肢体瘫痪者,将患者偏瘫的肢体放置于功能位,每日进行肢体按摩,帮助肢体做被动活动,将肢体放置功能位,防止肢体萎缩及强直,为下一步康复做准备。

3. 如何护理蛛网膜下腔出血的患者

原发性蛛网膜下腔出血起病急骤,急性期病死率高达40%,2周内复发率高,其急性期的病情变化与患者的心理变化、外界环境刺激因素有密切关系,是其再发出血、脑血管痉挛及其他并发症形成的重要因素,也是影响其死亡率的重要因素,因此蛛网膜下腔出血患者的病初1个月护理非常重要。

蛛网膜下腔出血治疗关键期为1个月,尤其是病后2周,病情可随心理变化而变化,心理治疗也是在此期,因为任何轻微刺激都会引起其严重并发症而致死,如再发出血、脑血管痉挛。在给予药物治疗的同时使患者情绪稳定是十分重要的。医护人员要主动与患者家属和同事交谈,了解其性格,明确发病前是否有过精神刺激和其他事件发生,排除患者心理不良影响,消除恐惧、焦虑、烦躁等症状。

不良的心理状态、情绪波动都会导致患者再出血或血管痉挛致死。意识清醒、肢瘫较轻的患者,有的会因情绪不稳而乱动,会加重病情。让患者放松安静,要告诉患者安静休息好,出血就会吸收,安静下来血压才会平稳,药物才会有效。患者要明白这类病不同于脑出血和脑梗死,肢瘫较轻,大多数患者都能恢复,而且有一部分会痊愈,不留任何后遗症,让患者看到希望,心里就会平静下来,配合治疗。

患者要绝对卧床,保持呼吸道通畅,做好口腔护理、皮肤护理,保持大便通畅,避免用力排便、咳嗽。绝对避免发怒、哭泣、乱叫。减少陪护人员的变动,使患者少些新的刺激。患者身边每个人的言语情绪变化,都会影响到病情变化。对于肢瘫的患者要加强肢体护理,蛛网膜下腔出血的患者肢瘫较轻,将来大多都可恢复,但不要着急做肢体锻炼,一般在 4 周以后,过早运动会诱发再出血。

4. 如何护理脑卒中合并压疮的患者

压疮是脑卒中患者常见的严重并发症之一,感染可通过表浅组织引起败血症等。可严重威胁到患者的生命,所以护理工作中应认真做好预防压疮的护理。

要预防压疮,就应当缓解受压部位的压力,其中最为方便、最简单、最为有效的方法是翻身,根据病情一般间隔2～3小时翻身1次,更换体位,翻身时动作要轻柔,协助患者翻身前应吸痰或擦净口腔分泌物,翻身后要检查鼻饲管、导尿管、输液管是否脱出。为了使压力能均匀分布于患者身体各个部位,可以用防压疮气垫,同时要避免潮湿、摩擦及排泄物的刺激,保持床单整洁、干燥、平整、无渣屑。

对长期卧床的脑卒中患者,除了定时翻身,减少受压预防压疮外,还要做好皮肤的护理,首先是保持皮肤清洁卫生,用温水擦洗,特别是出汗较多者,每周擦澡1～2次,这样能减少身体表面的污染,促进皮肤的血液循环,增强皮肤的抵抗力。如果皮肤发红可用50%乙醇按摩3～5分钟。对大便失禁者,每次便后要用软纸或棉布擦净,并用温水清洗会阴及肛门周围皮肤,还可用爽身粉保持皮肤干燥。

压疮的严重程度分度。Ⅰ度压疮(淤血红肿期):局部皮肤各层均有急性炎症反应,伴有不规则、界限不清的软组织肿胀、硬结伴发热,这些改变仅限于表体,为可逆性。Ⅱ度压疮(炎症浸润期):局部红肿浸润扩大,变硬甚至达皮下脂肪,皮肤为紫红色,常在表皮下有小水疱。Ⅲ度压疮(浅层溃疡期):局部溃疡,组织周边部位红肿发硬,局部感染侵入皮下脂肪,有分泌物和坏死组织。Ⅳ度压疮(坏死溃疡期):肌肉有坏死,有的已露出骨骼,坏死的组织呈黑色,有异味。

根据上述压疮的不同程度,可采取相应的护理。Ⅰ度压疮:减轻受压,2小时翻身1次,用手掌按摩,但用力要轻,避免受压变红的软组织损伤。Ⅱ度压疮:对未破小水疱要减少摩擦,防止破裂感染,让其自行吸收。若有大水疱用无菌注射器抽出疱内液体,涂以消毒液,用无菌纱布包扎。Ⅲ~Ⅳ度压疮:先清洗换药,红外线照射。也可用2.5%碘酒擦洗疮面,然后将庆大霉素(艮他霉素)药液涂于疮面上,盖上敷料。不愈的压疮用冷光紫外线照射。必要时给予植皮。

5. 如何护理脑卒中合并吞咽困难的患者

吞咽困难是脑卒中常见的症状之一,系食物进入口腔后不能咽下,或表现为喝水、进食呛咳等的一组综合征。吞咽困难的患者一般早期采用鼻饲的方法,以防误吸误咽引起窒息及吸入性肺炎,尤其是昏迷或出现假性球麻痹不能自行进食的患者。有一部分患者可有轻微的饮水发呛,可缓慢进食,但喂食时需要注意以下几点。

(1)吞咽困难多合并面瘫、舌瘫,给面瘫、舌瘫的患者喂食时,食物容易从瘫痪处流出来,或潴留在瘫痪的颊部。因此,给这些患者喂食时应让患者处于健侧卧位。喂饭后要喂一定的温开水冲洗口腔,或用棉球擦洗口腔,以免口腔残留食物渣。同时,还要特别注意洗净瘫痪侧的颊部,以防止口腔炎症,减轻口臭,增加食欲,促进消化。

(2)患者意识不清时,不能从口腔进食,给予昏睡的患者喂食时必须唤醒,患者由于脑缺血、缺氧而影响中枢神经系统,常常白天也处于睡眠状态,进食时容易把饭含在口中就睡着了,因此给这样的患者喂饭时应一边呼唤一边喂食,给他一定的刺激,使他在保持清醒的状态下进食。

(3)对由于多次发病的患者,咀嚼吞咽随意运动受到影响,舌肌运动麻痹,致使舌的搅拌运动失灵,从而不能将食物送至上下齿之间,也不能将食物向咽部推动,但这些患者的咽反射仍然保留,因此给这类患者喂食时,可选择营养丰富的软食送到患者的舌根部,引起吞咽反射,将食物吞下。

(4)应注意尽量限制食物中动物脂肪的食量,最好以植物油为主。为同时防止便秘,还应多吃蔬菜、水果等多纤维的食物,每天的食物总量要适应分配,一般早餐比中餐略多一点,晚餐少一些,这样可使吸收的脂肪在白天活动消耗掉。

6. 鼻饲饮食时需要注意哪些问题

(1)鼻饲开始时应有一个适应的过程,开始量要少一些,鼻饲流质食物要清淡些,以后可逐渐增多。先应以汤、温开水、果汁为宜,根据消化能力的提高再给予牛奶、特殊流食。

(2)鼻饲流质的食物,应在营养师的指导下配制。温度应在38～40℃(在前臂内侧不觉烫的温度)便可注入。鼻饲流质的温度过热易烫伤患者的胃黏膜;过凉会引起患者腹泻,因此温度必须适宜。如果患者食量较大,可将饼干数块用开水冲成糊状再加入流质混合液中搅匀后注入。此外,还可根据病情添加一些果汁、鸡汤、排骨汤、鱼汤、胡萝卜汁及多种维生素等。

(3)鼻饲开始前,应抽吸一下胃液,如能抽出胃液说明胃管在胃中,方可注入混合物。鼻饲速度不宜过快,如果胃内残留量大于 150 毫升以上,说明胃内排空能力较差,应停止鼻饲 1 次,并找出原因。在鼻饲过程中由于贲门括约肌处于开放状态,易发生胃、食管反流而引起误吸,因此鼻饲后要抬高床头 30～40°,同时避免过度喂饲。

(4)在鼻饲结束后要用清水 40～50 毫升冲净胃管,避免食物潴留在胃管内发酵、变质引起腹泻以及堵塞胃管,给患者造成不必要的痛苦。

(5)餐具要保持清洁并定期消毒。

(6)长期鼻饲的患者要预防并发症的发生。如鼻腔、食管溃疡,肺部感染及胃肠道的细菌感染等。

7.脑卒中合并大小便失禁及尿潴留如何护理

脑卒中后昏迷或神志清醒者都可以出现大、小便失禁,此时家属及陪床人员应怀着对患者极端负责任的态度,护理好大、小便。在患者臀部下面床单上垫一块油布,以防弄脏褥子。男性患者可用安全套套在阴茎上,另一端剪开一个口,套上一个封口的塑料袋,也可以直接用塑料袋套在阴茎上,使尿液流入塑料袋内,以防尿液外漏,定时更换塑料袋。并在臀部下面垫上尿布、尿垫,防止尿液湿床。对于大便失禁的患者在尿布、尿垫的上面再垫上柔软吸水性强的卫生纸,大便后及时用温水擦洗肛门、臀部,尽可能地使外阴局部保持清洁、干燥,以防皮肤感染。

8. 脑卒中患者如何防止便秘

脑卒中患者由于瘫痪卧床不起、肠蠕动减慢,加之进食少容易发生便秘。脑卒中后造成很大精神压力,影响食欲,也使肠道功能紊乱,加重便秘。轻者 2～3 天 1 次大便,重者7～8 天没有大便。对于轻者可喝些蜂蜜水,多吃梨、香蕉等水果,可起到通便润肠的作用,还可以服用果导片,每晚1～2 片,麻仁滋脾丸,每日 1～2 丸,或番泻叶冲水代茶饮,重者如果超过 3 天无大便,应及时报告医生,常用开塞露 2支,剪开口后灌入肛门,5～10 分钟即可排便。或用石蜡油、肥皂水灌肠。

精神因素引起肠道紊乱者非常常见,有些患者精神抑郁,常常伴有失眠、紧张、惶恐不安,顽固便秘,天天被大便纠缠不休,且用润肠药无效,此时予抗抑郁药,不仅可以缓解精神症状,而且可以治疗便秘,所以医生及家属要多了解患者各方面的情况,综合治疗。

9. 如何护理脑卒中合并失语患者

护士要有高尚的医德,良好的职业道德,尊重患者的人格,细心观察患者面部表情及各种手势,因势利导地鼓励患者积极治疗,并向患者说明病情、预后,使患者对自己的病情有所认识,以利于更好地配合治疗和护理,调动患者的主观能动性,达到早日康复的目的。

患病不仅使患者肢体发生功能障碍,而且还使其语言功能也遭到破坏,这种双重打击使患者心情焦虑、抑郁。由于不能正确地运用语言表达自己的意思和要求,别人无法理解,或自己无法听懂别人说话的意思,又会进一步加重心理方面的问题。所以护理人员在患者早期恢复过程中,应多与患者沟通,指导患者进行语言训练。在训练过程中,鼓励患者克服害羞的心理,要鼓励他记清每一字,让患者多说多练,对语言恢复大有好处。

有一部分失语严重的患者,不能通过语言表达自己的意愿,所以我们要教会患者一定的体语,例如:想吃东西用手指指嘴巴,伸大拇指表示满意,点头是同意,摇头是不同意,指臀部示意要大小便。手势在失语的早期训练有很大的价值。更好的方法是画图示意,将一些常作的动作及常用的物品画成图表,想干什么就指一指,以便沟通,可以减轻患者的障碍,稳定其情绪。

发音的训练:患者可在语言治疗师的指导下,配合语言训练,如发音的训练。发音的训练从简单到复杂,从一个字到词组循环进行。对于运动性失语、感觉性失语等不同类型的失语,应采取有针对性、不同的护理方法。对感觉失语,要反复进行语言理解,如听觉理解的训练。对不完全性运动性失语的患者,要经常与患者对话,以达到训练的目的。总之,脑卒中患者的语言训练非常必要,一般来说语言治疗的最佳期为发病后 3～9 个月,其症状改善可持续到 1 年以上,运动性失语比感觉失语治疗效果好。

10. 如何安排偏瘫患者的生活与锻炼

偏瘫对于患者及家属都是一件意外的突发事件。这一突发事件有可能在相当长的一段时间内影响患者及家属的日常生活和工作,甚至波及他们的情绪和心理,可造成一系列生理功能和心理功能的障碍。如何面对偏瘫造成的这些问题,这是患者及家属迫切需要解决的问题。

首先要根据患者的病情及现有的生活能力重新规划他们的生活,创造有利的生活环境,为其选择合适的房间,要空气新鲜,购置适合瘫痪患者的床,必要时要配有压疮气垫,房间内要安装一些把手,方便患者支撑,厕所及洗澡间也要根据患者的情况合理改造,并随着患者康复的进程及时调整其环境。另外,对于每一个不能行走的患者,要配轮椅,方便其户外活动。

治疗脑血管病,康复锻炼是非常重要的,在做好生活护理的同时还要鼓励患者坚持锻炼,要合理安排作息时间,有计划有步骤的训练,肢体瘫痪的恢复需要一定的过程,不要太着急,更不应过度劳累,因为对于肢瘫的患者每一个动作的练习都需要很大的气力,对于老年患者更是如此,以免引起其他的心肺疾病。要予患者充足的休息睡眠,另外还要增加患者与外界的交流,以健康的心态对待疾病,争取较好的生活质量。

11. 怎样照顾瘫痪患者的起居生活

患者起居生活包括刷牙、洗脸、洗手、洗澡、进食、如厕,有相当一部分患者在训练之后可以自行完成。

(1)刷牙、洗手、洗脸、洗澡:右侧偏瘫患者改用左手刷牙,需经过一段时间的练习才能够掌握。在右手恢复一定功能时可试用患手刷牙。选择牙刷可采用加长牙刷柄的方法以便于使用。洗手洗脸时要固定好洗脸盆以防弄翻。洗澡是一件较困难的事,一般最好由家属帮助完成。

(2)如厕:当偏瘫患者能够坐稳后,便可进行使用便盆器的训练,应在便器旁边患者健手侧安装扶手。

(3)更衣:一般而言在患者可以在椅子上或轮椅上保持

坐位平衡时即可开始更衣训练。衣服的选择是很重要的，早期可选择睡衣。如果患者能够外出可选择舒适宽松合体的衣服，前开口的套头衫和 T 恤最为合适。

(4)进食注意：观察患者的咀嚼功能、吞咽状态以及进食量，开始时应给予患者一些容易咀嚼的食物。患者刚开始自己进食时，应该有一个逐渐适应的过程。患者进餐时间可能较长，不要催促，让患者一口一口地吃，如果太急很可能出现误咽。患者进餐的体位很重要，特别是有吞咽障碍的患者，如果条件允许一定要采取半坐位或坐位进餐，减少发生误咽的可能性。食物应该放入健侧部位进行咀嚼，因为麻痹一侧的舌部分控制食物的能力降低，容易发生误咽。在进食的整个过程中，应该密切注意吞咽动作，进食后漱口或协助患者做口腔护理，清除口腔中的食物残渣，以保持口腔卫生。

12. 如何护理脑卒中合并痴呆的患者

对于脑血管病合并痴呆的患者要同样尊重其人格，不要认为患者傻了，不明白别人对他的恶言恶语，就讽刺与嘲笑他，这样也同样会使其受到心灵的伤害，使之情绪低落，甚至发生攻击性行为。要尊重患者，耐心热情地护理和照顾好患者。如轻度痴呆，只有记忆障碍的患者，要让患者尽可能照料自己的日常生活。中度痴呆的患者，也要安排他们进行一些家务活动,并且在家人的陪伴下外出、认路、记门牌号等。重度痴呆的患者,要帮助其穿衣,在家人的帮助下如厕、洗漱、洗澡,以维持自身的清洁卫生。

安全的护理:痴呆患者由于记忆力差,定向力发生障碍,判断力不准确,常发生离家后因迷路而走失的情况。在他的胸前衣服上缝上姓名卡,注明姓名,家庭住址,电话,联系人,这样一旦走失,可以很快在好心人的帮助下顺利回家,以防止发生意外。在患者的房间里尽量不要放置危险的物品,住在楼上的要把窗户、阳台门锁好,防止发生意想不到的危险。另外,患者走路要防其跌倒而造成骨折,因患者不知饥饱,吃鱼不会吐鱼刺,应给患者定时定量饮食,且尽量给其吃软食,且有营养易消化的食物。

精神症状的护理:患者常会出现一些精神症状,如被害妄想、幻视、幻听等,会由此产生一些攻击性行为,要在采取相关措施下给予抗精神病药物。

注意预防和治疗其他疾病:由于患者丧失自我保护能力,不知冷暖,很容易发生其他疾病。要帮助患者随天气变化而及时更换衣服,密切观察饮食起居、大便等情况的变化,发生异常及时诊断治疗。长期卧床的患者,要常给他们翻身、擦澡,防止压疮的发生。

环境的调养:生活环境宁静快活,家庭环境乐观和谐,子女及亲属经常向患者问寒问暖,及时了解老年人的想法,使老年人尽享天伦之乐,对于预防痴呆也有积极的作用。

13. 脑卒中患者的心理护理有哪些

对于大多数患者在脑血管病后都会产生一些心理变化,主要表现有以下几方面。

发病初期的患者对于疾病的来临会出现心理应激反应,首先是情绪反应,还不能接受患者角色,较轻的患者如轻瘫患者常紧张、焦虑,担心自己病情加重,使患者血压升高、失眠,同时急切希望大夫尊重自己,关心自己,家里人照顾自己,以自己为中心。较重的患者如失语、偏瘫、偏盲,常惊恐万分、愤怒,恨世界对自己不公。对于失语的患者更加明显,无法与人交流,常暴怒。病灶位于额叶、颞叶及脑水肿明显的患者,还会出现一些精神症状,如谵妄、思维混乱、妄想等。

病程中期的患者心理逐渐接受患者的角色,一旦知道生命危险期度过,进入治疗康复阶段,都主动积极配合治疗,但急于求成,希望自己恢复到病前的状态,对该病的预后期望过高,而过高要求未达到,就造成对自己失去信心,并使身心再度受伤害。主要表现为抑郁、烦躁,治疗效果不佳会责怪医师不精心,家属不管自己,人际关系紧张,医师及家属应该理解患者的心理反应,耐心帮助患者,使其配合治疗。

康复阶段的患者逐渐适应自己的病态状况,对疾病也有了一个客观的认识。脑卒中患者生活能力差,有一些残疾,都要求以自己为中心,认为自己倒霉、易激怒、愤怒,常抱怨,自己能做也不做,变得幼稚,这些行为反应,属于正常心理反应所致,但阻碍着该病的恢复,影响患者及家人的生活质量,同时对于后遗症期的患者,生活自理能力部分丧失,需要家人照顾,给家里其他人带来很大负担,拖累了孩子和老伴,因此会产生巨大的心理压力,觉得对不起别人,自罪自责,有些人会产生轻生的想法。了解认识这些心理状态并及时处理,是治疗中的重要一环。

对脑血管患者应常规做心理咨询和心理评定,建立良好的医患关系,帮助患者树立战胜疾病的勇气,告诉患者残疾状态下生活亦要有快乐的人生,提高生活质量,让患者说出内心的感受,医师才能真正了解患者的病情,分析影响康复的诸多因素,制定合理的康复方案。

重新建立新的生活模式,患者家居环境及生活规律应随着患者康复的进程进行调整,使患者心理逐渐稳定好转,根据患者情况可以让其做一些力所能及的事,觉得自己还有用,有存在的价值,有享受生活的愿望。

暗示、鼓励、举例、保证,讲解疾病的发展过程,让患者认识到经过努力是可以得到治愈或好转的,让患者了解后期的治疗安排,配合治疗使残疾降到最低水平。临床观察,患者主动配合康复治疗与消极被动不配合治疗,其结果相距甚远,前者可以创造奇迹。

　　帮助患者被动运动、主动训练,促进肢体功能恢复,帮助患者最大程度恢复其生活能力。对于脑血管病患者,多数卧床需要他人照顾,需要照顾并不表示完全服从、被指挥。如果粗暴指挥,会伤害患者的自尊心,使其感到压抑,影响治疗效果。照顾患者时要表现轻松愉快,减轻患者心理压力,使患者理解大家的帮助是为了使他更好的康复,患者病情的好转会给照顾他的人带来欣慰和愉快。让患者参加康复建议,患者把自己变成康复治疗主体的一部分,可以调动全身的能动性,教患者学会锻炼方法,主动思考,提出一些建议,与医师可交流,提高治疗效果。

　　患者过分焦虑紧张可采取放松疗法,按摩、听音乐、行为转移、语言分散、释放情绪。对患者的发怒、不合理的要求,不要过分责骂回击。这是心中郁闷的发泄,是缓解焦虑抑郁的一种方式。

　　抑郁、焦虑明显者,或有精神症状及失眠者,可采取抗抑郁药治疗,如左洛复、黛安神,抗焦虑药,如阿普唑仑、地西泮等。

14. 如何对脑卒中患者进行个性化护理

　　脑卒中因其复杂性、特殊性及多样性,决定患者及家属需多方面配合医院护理及诊疗工作,患者治疗的依从性非常重要,责任护士需根据每个患者的具体情况进行全面评估，制订并执行个性化护理措施，对患者及家属的问题需要反复指导及教育，使家属和患者易于理解并掌握。通过个性化、系统化护理干预，树立了患者及家属治愈疾病的信心，提高了患者及家属对疾病知识的全面了解，并主动配合治疗和护理工作，从而加速疾病痊愈，从而提高了患者及家属治疗的依从性及满意度，减少并发症的发生，提高患者生活自理能力，改善护患关系，而对照组中的内容欠缺个性化、系统性及科学性，不利于提高患者治疗及护理的依从性。

个性化护理是一种具有创造性、整体性、有效性的护理方式，经证实能够很大程度上提高脑卒中患者治疗的依从性及预后效果。脑卒中的早期康复护理，在整个康复中起着决定性作用。严格按照预定计划，坚持从生活、心理、功能锻炼等方面给予正确指导，使康复护理最大程度的恢复患者生活和活动能力，提高生活质量。而脑卒中康复是个长期的过程，大部分时间和内容需要在社区医护人员的指导下进行，正确的康复训练方法，有效的康复指导，是社区辖区内脑卒中患者康复的基本保证。早期的康复护理训练给了患者静态的、被动的抗痉挛的合适体位；对被动患肢活动的刺激，增强了患侧的感觉刺激输入，降低了患者对偏瘫肢体的忽略；对健侧肢体的训练，促进了其对患肢恢复的影响。

15. 伴有吞咽功能障碍的脑卒中患者如何护理

在脑卒中早期有计划地根据病情对意识清楚的摄食吞咽障碍患者进行综合神经康复训练与指导,对疾病的康复有着重要的意义。对吞咽功能障碍患者的康复护理措施有以下几个方面。

(1)基础训练:①颈部的活动度训练。利用颈部屈曲位可以帮助多数患者引起咽下的反射,这种体位当作防止误咽的第一步。②颊肌、喉部内收肌运动。患者轻张口后闭上,使双颊部充满气体,鼓起腮,随呼气轻轻吐出,也可将患者手洗净后,做吮手指动作,以收缩颊部及轮匝肌肉运动,每天 2 次,每次反复做 5 遍。③咽部冷刺激与空吞咽。对咽部进行冷刺激,使用棉签蘸少许水,轻轻刺激软腭、舌根及咽后壁,然后嘱患者做动作,每天 3 次。④呼吸道的训练。呼吸训练,深呼气→憋气→咳出,目的是提高咳出能力和防止误咽;咳嗽训练,努力咳嗽,建立排出气管异物的各种防御能力。⑤模拟吞咽训练。吸气→屏气→吞咽→唾液→呼气→咳嗽。

(2)进食训练:根据吞咽障碍程度选择流质、半流糊状食物。方法:①根据病情嘱患者坐起或抬高床头45°。②一口量。每次喂食量取适合于患者的吞咽量。过多,食物会从口中漏出或在咽部滞留,增加误吸危险;过少,难以触发吞咽反射。一般从 2～4 毫升开始逐步增加,亦可每次进食后饮少量碳酸盐饮料 1～2 毫升,既可刺激诱发吞咽反射,又能祛除咽部残留食物,以免引起误吸。

(3)食物的选择:鼓励能吞咽患者进食高蛋白,高维生素的食物,选择软饭,半流或糊状食物,避免粗糙、干硬、辛辣等刺激性食物。

16. 伴有躯体活动障碍的脑卒中患者如何护理

躯体活动障碍与偏瘫或平衡能力降低有关。对躯体活动障碍患者的康复护理措施有以下几个方面。

(1)良肢位的摆放:①平卧位:将患肢维持于功能位,头放于枕头上,肩关节抬高向前用一个枕头放在肩下预防后缩,上肢放于枕头上,外旋位,肘伸直,腕伸展旋后,拇指外展,臀部下面放一枕头,预防骨盆后缩或下肢外旋,膝关节下放一小枕使膝关节略屈曲,防止下肢外旋,踝关节中立位,背曲 90°。②健侧卧位:患者头部放于枕头上,躯干与床面成直角,患侧上肢放在枕头上,抬高至 100° 左右,肘、腕关节及手指伸直手掌向下,健侧上肢在最舒适的位置,下肢平放在床上,髋关节伸直,膝关节轻度弯曲,患侧下肢屈曲放于枕头上。③患侧卧位:患侧肢体处于下方,用枕头支撑后背来加强躯干的平衡,保持良好的肢体位置。每 2 小时为患者翻身 1 次,患侧卧位不超过 1 小时。

（2）康复功能锻炼：疾病初期，患者大部分时间都在床上度过，所以，采取合适的体位非常重要。在护理瘫痪患者时，要以患者舒适为目的，开始应 2～3 小时变换 1 次体位，以后能在床上翻身或主动移动时，可适当延长间隔时间。为维持正常关节活动，每日对患者采用手法治疗，按摩瘫痪肢体，由远端开始，逐渐向近端按摩，手法需轻而柔和，逐渐增强到一定强度，维持一段时间后，再逐渐减轻强度，以利于改善肢体血液循环、消除肿胀、缓解疼痛，预防压疮的发生。按摩后协助患者做被动锻炼，进行各个关节的被动训练，根据病情依次活动肩、肘、腕、指、髋、膝、踝、趾各个关节，以防止挛缩与粘连。同时可配合作业、运动疗法及针灸、推拿、低频脉冲电治疗等方法，进一步提高疗效。

17. 伴有下肢深静脉血栓的脑卒中患者如何护理

脑卒中患者鉴于自身特殊性较易发生深静脉血栓症（VTE），主要表现为下肢深静脉血栓形成（DVT）及肺血栓栓塞症（PTE），以下肢深静脉血栓的形成较为常见，在一定程度上阻碍了脑卒中患者的康复，增加病死率。因此对脑卒中患者并发下肢深静脉血栓形成必须引起高度的重视。下肢深静脉血栓患者的康复护理措施有以下几个方面。

（1）肢体护理：踝关节被动内外翻运动、屈伸运动和由屈、内翻、伸、外翻组合而成的环转运动,均可使股静脉血流峰速度增加,其中环转运动可使股静脉血流峰速度增加31.3%,可有效预防下肢深静脉血栓形成的发生。护士左手固定患者踝部、右手握住足前部作踝关节屈伸、足内外翻和由屈、内翻、伸、外翻组合而成的环转运动,屈伸运动、足内外翻运动每分钟 30～40 下,环转运动每分钟 10～15 下。

(2)膝及髋关节运动:将肢体抬起后左手扶膝下方,右手手心抵住足底跖趾关节做膝及髋关节的屈伸运动及髋关节的外展、内收及内旋、外旋运动,手法由轻渐重,关节活动范围由小到大,禁用暴力,争取患者积极配合,在患者耐受的情况下,尽量达到膝及髋关节的最大活动范围。

(3)腓肠肌挤压:对腓肠肌进行自下而上有节律的挤压,挤压与放开时间均为 1 秒钟,交替进行。

18. 伴有吸入性肺炎的脑卒中患者如何护理

吸入性肺炎与意识障碍导致误吸等有关。急性脑卒中患者常存在意识障碍,且多并发有假性球麻痹致吞咽障碍和咳嗽反射减弱,易发生误吸导致吸入性肺炎。脑卒中合并吸入性肺炎患者死亡率高达 40%～50%。要想得到最佳的预防,必须从预防误吸开始,根据脑卒中患者并吸入性肺炎的危险因素,应尽早采取针对性护理措施。对吸入性肺炎患者的康复护理措施有以下几个方面。

(1)呼吸道管理:给予舒适体位,抬高床头 30°,头偏向一侧,定时翻身叩背,雾化吸痰,气道湿化,按需吸痰,以保持呼吸道通畅,患者清醒后鼓励其做深呼吸及有效咳嗽,以促进呼吸功能恢复。

(2)饮食护理:患者每次进餐前应彻底排痰,采取坐位或半卧位,进食后保持半卧位 30~60 分钟后再恢复原体位;选择糊状、软食等黏稠食物较易吞咽,避免选择干硬的食物;食物温度约 40℃;进食时先试喂 1 小匙温开水,如吞咽顺利,在喂 1/4 匙稠粥,进食速度要慢,确认口腔无食物后再喂下一口,少食多餐,不宜过饱,喂食时间不少于 30 分钟。如进食过程出现呛咳、呼吸急促,应停止喂食,尽量鼓励自己咯痰。不配合者,酌情吸痰,动作要轻,不宜过深,以减轻对咽部的刺激程度,避免引起呕吐及误吸。

(3)保持口腔清洁:观察口腔有无溃疡、感染等,特别注意双颊部和口咽部两个易残留污垢和细菌的部位。对能自理者协助其漱口,对不能自理者应每日进行口腔护理 2 次,根据 pH 选用合适的漱口液,以减少口腔细菌的定值。

19. 伴有便秘的脑卒中患者如何护理

便秘是脑卒中常见的并发症,临床有 40.0%~65.4% 的脑卒中急性期患者可伴有便秘的症状,尤以 2 周内最为多见,及时给予脑出血卧床便秘患者有效的预防及护理措施,可以减轻患者的痛苦,促进脑血管疾病的康复。对便秘患者的康复护理措施有以下几个方面。

(1)饮食护理:根据病情予以高纤维素食物和水的摄入,有助于防止便秘的发生。还要摄入香蕉、食物纤维饮料,多食水果、蔬菜或笋类、麦片、麸皮等多纤维食物,以促进排便的作用。忌食烈酒、浓茶、咖啡、蒜、辣椒等刺激性食物,少吃荤腥厚味的食物。

(2)腹部按摩法:患者取仰卧屈膝,放松腹部。操作者立于患者右侧,双手伸展重叠,放于右下腹部,以大鱼际肌和掌根着力,沿着升结肠、横结肠、降结肠、乙状结肠,成顺时针方向进行按摩推揉,由慢到快,由轻到重,反复推展按摩,以刺激增加肠蠕动,使肠内容物流通,利于大便排出。每日2～3次,每次按摩时间10～15分钟,最好在餐后30分钟进行,也可根据患者的排便习惯,在排便前20分钟进行。

(3)适当活动:在病情稳定的情况下适当运动,如平卧抬腿、抬高臀部、提肛等。但早期应严格控制活动量,以患者不出汗、不气喘为宜;昏迷患者应定时翻身、拍背、被动活动肢体,以增加肠蠕动,提高排便肌群的收缩。

20. 个性化干预训练对脑卒中患者早期康复有何影响

脑卒中患者出院后的主要护理方式是家庭护理服务模

式。由于脑卒中患者出院后需求的多样性，以及家庭护理人员知识的欠缺性，出院后康复护理成为社会难题。因此，专业护理人员在帮助高风险老年患者及其家人，成功度过出院过渡期起到了重要作用。干预训练的目的是让家庭护理人员充分准备，提高对患者各种需求的认识，并能够满足在出院过渡阶段家庭护理人员的特定需求，从而让患者在出院后的 6 个月内能够获得更强的自理能力和更高的生活质量。

研究表明，个性化康复训练及有效的护理干预指导，可以提高脑卒中患者的生活质量。个性化干预训练可以使护理者在出院过渡期更好地为出院后的护理工作做准备，使得老年脑卒中患者及其家庭护理者均可从出院服务的个性化干预训练中受益。这种干预训练可以提高出院 6 个月内家庭护理者所提供的总体护理质量，减少出院后 6 个月内老年脑卒中患者被送入收容机构的比例。通过个性化干预训练来优化家庭护理者的准备效果，增强其平衡各种需求的认识，满足其出院过渡阶段的特定需求，能够提高家庭护理质量，并减少脑卒中患者被送入收容机构的可能性。对有较低水平脑卒中护理知识的护理者，常常会提供低于最佳家庭护理水平的护理服务，并且更有可能感到抑郁或是护理压力过大。而作为他们的被护理者，则更有可能被送去收容机构。研究结果验证了根据护理者需求设计干预训练的重要性。

21. 个性化健康教育处方模式对改善脑卒中患者的康复有何作用

脑卒中是老年人常见病，病死率和致残率高。现在我国的空巢老人越来越多，脑卒中的发病率也明显增高，给临床治疗增加了难度。临床研究证实，实施个性化健康教育处方模式，可以最大限度提高空巢老年脑卒中患者的康复质量，而传统的常规康复治疗稍显僵化，对患者的康复训练不具有个体性和针对性。

脑卒中患者的个性化健康教育处方包括康复治疗、频率、持续时间以及效果评定等，在处方的眉角处注明护士的电话及姓名、随访时间等。具体方法：①心理护理：一般脑卒中空巢老年患者都会存在烦躁和焦虑的情绪，因此护理人员需与患者进行亲密交谈，消除患者的焦虑心理，使患者以最佳的心态应对治疗，提高患者治疗的依从性。组织患者通过病友之间的交流，相互交换康复体会。每周组织患者及家属进行专门的脑卒中讲座课程，使患者及家属能够充分了解疾病，以充分的心理支持。②健康指导：护理人员要简而易懂地拟定康复治疗的相关注意事项，发放康复治疗的各项相关指南，使患者能够充分注意。进行个性化的康复指导，使患者能够恢复日常生活能力，根据患者的实际情况，24小时内进行一对一的个性化康复指导，保持患者良肢活动,同时患肢被动活动,同时注意抑制和控制痉挛,进行坐位和站位平衡训练、走路训练、上下楼梯训练,培养患者的日常生活能力。③根据患者的年龄、喜好、文化层次进行有针对性的娱乐康复训练,使患者的注意力和社交能力得以提高。

脑卒中治疗过程中,早期开展康复训练已经成为临床医生的共识。因为空巢老人都是孤身一人,其焦虑程度高,临床治疗依存度高。临床实践证明,个性化的健康教育处方模式能够最大限度地提高脑卒中空巢老年患者的康复质量。但是传统的常规康复训练方法比较僵化,不能针对性地对患者进行康复训练,这无形中降低了临床治疗的效果。为此,个性化健康教育处方模式的首要目标就是提高患者及其家属进行康复治疗的积极性。空巢老人中的脑卒中患者容易出现抑郁、烦躁及消沉的心理情绪。

脑卒中患者尤其是急性期患者的情绪常常不稳定,会出现焦虑症状,容易对康复治疗失去信心。在临床心理护理过程中,护理人员需对患者进行细致观察,认真听取患者的诉说,从心理和社会等方面对患者进行评估,充分听取患者的真实感受,同时给予患者支持、鼓励,对患者进行充分的有关脑卒中的健康教育;尤其是对于空巢老人,更要注意细心对待。对于有子女的患者,要经常通过电话随访,进行相关病理知识的讲解,使其充分关心患者的治疗情况。对于没有子女的患者,护理人员要尽量给予患者温暖,使其情绪能够得到有效改善,使患者能够树立对抗病魔的信心。同时,要对患者讲解康复治疗的原理,同时激励患者积极配合治疗,通过反复的健康教育,增加患者对治疗的依从性。在进行治疗过程中,要对患者尤其患者的子女开设有关脑卒中的讲座课程,使患者及其子女充分了解康复治疗的必要性和重要性,有助于提高患者及子女对治疗的积极性,积极参与并配合治疗,为患者提供一个安全、和谐的康复治疗环境。

对于脑卒中空巢老年患者进行个性化的健康教育处方模式进行康复治疗,最重要的是提高患者的日常生活能力。脑卒中的治疗特点是长期性和反复性,因此患者的自我护理能力对提高患者的生活质量至关重要。尤其是对于独自居住的空巢老年患者,通过实施个性化的健康教育处方模式,可以使患者能够实现自我护理,使患者的自我进食、如厕转移、穿衣、轮椅转移等日常生活能力显著提高。

22. 自我管理对提高脑卒中患者日常生活能力有何影响

脑卒中因其发病率高、致残率高、复发率高,严重影响患者的健康和生活质量。脑卒中后常遗留躯体残疾和各种功能障碍,严重影响患者的生存质量,同时也给家庭和社会带来极大压力。脑卒中患者恢复期回归家庭、社区后,仍需要大量的维持性训练,疾病管理的主要责任承担者为患者本人和家庭成员。社区康复可以促进脑卒中偏瘫患者的运动功能及日常生活活动能力的恢复,提高患者的生存质量,减轻家庭和社会的负担。自我管理是在应对慢性疾病的过程中发展起来的。患者对疾病引起的症状、治疗活动和所带来的心理社会变化,依靠自己进行管理,并在过程中做出生活方式改变的行为。良好的自我管理行为是脑卒中恢复期患者最大限度地恢复机体功能、减少复发和长期存活的关键。

自我管理的脑卒中患者由专家指导,社区医生、治疗师及家属共同对患者进行康复评定,分小组指导,制定个性化康复训练计划、家庭访视流程及社区脑卒中患者小组活动,同时签订患者自我管理模式干预治疗知情同意书。

(1)小组指导:将患者分为 4～8 人小组,发放课题组编制的脑卒中自我管理康复训练指导手册。该手册由综合医院社区康复专家组确立社区内的康复训练技术及康复目标,由康复科医师和治疗师定期现场操作指导,教会患者自我管理项目。康复训练指导包括正确的卧位、床上翻身训练、坐起训练、床上转移训练、平衡训练、坐位训练、肩手综合征处置、手指伸展与扣手训练、肩关节上举、腕关节背伸、侧方负重训练、踝关节背伸与足趾伸展、站立训练、转移训练、作业训练、精细动作及手操、大小便管理、个人清洁卫生与工具的使用、步行、上下台阶、语言与交流、家庭支持系统如环境改造、协助训练及情感与心理支持等。每次 90 分钟，每个月 2 次，共 6 个月。针对患者需要完成的康复训练，由课题组制定家庭作业表，并指导患者及家属完成，完成情况由患者本人或家属监督打钩，强化患者或家属在家庭康复中的主要地位，促使患者认真完成本次康复治疗计划。每次访视时需评估上一次家庭作业完成情况，并进一步指导，继续患者肢体功能及正常步态运动，逐渐增加运动量及协助基本生活自理能力训练。

（2）家庭访视：以患者及家庭照顾者为中心，根据脑卒中自我管理康复训练指导手册的内容指导患者进行家庭康复，教会患者自我照顾技能和居家照顾技巧，训练患者如何在现有身体条件下完成各种日常生活活动（ADL）动作，包括移动转移、更衣、进食、个人卫生、如厕、入浴、家务等动作，耐心解释和指导动作的要领，将一个连续动作分解成若干个独立动作，并指导患者反复训练。嘱患者避免危险行为及动作，减少依赖，鼓励与亲友访谈等，有针对性地给予患者心理支持与鼓励，以帮助患者积极主动配合康复训练。对患者突出的健康问题给予帮助与解决。同时对患者的照顾者给予心理护理，以减轻因照顾脑卒中患者新增心理负担，提高其照顾能力和信心。第 1 个月每周访视 1 次，第 2～3 个月每 2 周访视 1 次，3 个月以后根据患者情况进行访视并评价，期间若病情变化，及时回访。

（3）社区脑卒中自我管理小组活动：由康复医学科专家

联合社区定期组织脑卒中患者自我管理项目健康教育讲座、专家义诊及患者联谊,由社区卫生服务中心医生或者护师将讲座及义诊通知公告于钢都社区居委会全体居民,自管组患者需由医生或者护师电话或上门通知到位以确保每位患者按时参与。患者联谊活动由恢复进步程度最大患者现身说法,树立脑卒中患者对康复的信心,尽可能利用现有的社会资源以及家庭、朋友的支持,鼓励患者积极参加各种社会活动,患者间互相帮助,共同提高,以达到最大程度的康复。小组活动每个月举行 1 次。

干预 6 个月后,脑卒中患者的躯体功能、心理功能、独立性、社会关系及生活质量总评分均会较治疗前有所提高。

23. 药物治疗联合个性化分级护理对脑卒中患者吞咽功能的恢复有何影响

脑卒中是一类严重危害患者身心健康的疾病。多发生于中老年人群。脑卒中能够很大程度影响患者的生活,其临床表现为肢体瘫痪、虚弱,影响语言功能及思维能力,影响患者情绪,导致抑郁。在吞咽功能恢复中,康复训练配合阶段性摄食疗法是当前运用较为广泛的一类方法,随着研究的不断加深,多种护理方式层出不穷,如何进行个性化分级护理在康复中起到了重要的作用。

脑卒中作为中老年人的一种常见的疾病,具有发病急病情较为严重的特点。吞咽是身体内部最为复杂的反射之一,需要体内各个器官组织的协调统一,长期吞咽障碍可引发患者脱水、营养不良等,甚至引发吸入性肺炎导致窒息死亡。

针对脑卒中病情采取常规药物治疗,如阿司匹林肠溶片具有抗血小板作用,肝素钠具有血液抗凝作用,联合尿激酶的溶血栓作用,在药物水平发挥治疗作用,进行及时有效的病情干预和控制。脑卒中吞咽障碍患者在其发病急性期过后状态较为平稳时就应进行吞咽功能的康复训练。脑卒中吞咽障碍患者经护理后吞咽功能恢复正常率显著高于未经护理的患者;而患者在进食时间,出现不良症状的频率、食欲状况、心理状态方面,脑卒中吞咽障碍患者经护理后的评分均显著高于未经护理的患者。调查发现,脑卒中吞咽障碍患者经护理后吸入性肺炎发病率显著低于未经护理的患者。

个性化分级护理效果显著的主要原因可能是在护理中,针对不同患者在周期内的不同变化,给予与之相适应的护理,及时舒缓患者不良情绪,使患者更好地配合康复训练。在恢复训练的同时,加强了对患者饮食方面的指导,保证了患者营养的均衡,循序渐进,从开始使用流食到半流食,再到完全自主饮食,使患者对并发症的抵抗能力有所增加。患者在有限的时间内得到了最大程度的恢复,减少患者恢复时间,避免了由于长期治疗造成的经济负担,增加患者的精神压力,影响恢复效果,这使得患者对治疗的成功率更加有信心,形成了良性循环,对患者吞咽功能的改善起到了重要的作用。

24. 药物治疗联合个性化分级护理对脑卒中患者的康复有何影响

首先采取常规药物治疗,阿司匹林肠溶片具有抗血小板作用,肝素钠具有血液抗凝作用,联合尿激酶的溶血栓作用,可从药物水平有效发挥脑卒中的治疗作用。

脑卒中作为威胁我国中老年人健康和生命安全的最危重疾病之一,随着临床治疗研究的深入,脑卒中的认知和治疗有了巨大的飞跃,但临床发现治疗效果的提升主要在于短期内死亡率的降低,提高患者发病后的存活率,但患者后期康复及预后效果并未取得巨大进展。因此脑卒中发病后致残率逐年升高,对护理和康复提出了更高的要求,也带来了更大的压力。而且临床研究亦发现良好的护理对脑卒中患者预后和康复具有巨大的临床意义。

个性化分级护理作为护理学全新的理念,其临床开展和研究报道均处于初级探索阶段。个性化分级护理以患者为中心,在常规护理的基础上结合患者个人特点及文化、认知程度给予个性化护理。根据患者身体素质和病情严重程度,灵活给予分级护理,合理安排医疗资源,避免医疗资源浪费,同时为患者早期康复提供指导,有助于康复和预后疗效的提高。

25. 个性化的系统健康教育在社区脑卒中患者中如何应用

随着现代医学模式的改变,社区护理已成为护理行业发展的方向,社区护理是整体护理的推广。脑卒中在我国为常见病、多发病,随着诊疗水平的提高,患者存活率已得到极大提高,但致残率仍然高达 72.5%～75.0%,给家庭、社会带来了沉重的负担。为了减少疾病复发和降低致残率,加强脑卒中患者的健康教育指导,帮助他们获取健康知识,树立健康意识,自觉地采纳更多有益于健康的行动,促进其早日康复,是整体护理的重要组成部分,又是整体护理实践中最成功的环节之一,是一项投资少、效益大的保健对策。

社区护理的理念是随着生物-心理-社会模式的确立而产生的,社区护理增添了新的护理内容,扩大了护理工作的职能,实现了从以护理疾病为中心向以人群整体健康为中心的转变。社区健康教育可使患者在护理人员的帮助下逐渐形成了自我参与意识,使脑卒中患者及家属获得了多方面的信息,提高了自我控制疾病、掌握科学康复的方法,从而使日常生活活动能力得到提高。

常规的健康教育主要围绕疾病相关知识,通过口头说教及书面资料做好防治脑卒中知识宣传教育,这种教育方式侧重于脑卒中患者的共性问题,是护理人员单向灌输、患者被动接受教育的过程,缺乏个性化、人性化和护患互动性,不能充分调动学习者的积极性,效果相对较差。实施健康教育时,有效的沟通有利于改善护患关系,使患者对护士产生信任感,可提高健康教育效果。而个性化的系统健康教育由教育者与被教育者共同参与,注重人性化和个性化,注意到每例患者的个体差异及患者的感受和需求,采用适合于个体需求的教育形式;教育方式灵活多样,切实可行,不局限于某种特定的形式,采用形象教育法,使之通俗易懂、易掌握。如脑卒中患者应低盐饮食,每日的食盐摄入量应在 6 克以下,针对食盐的具体摄入量给予指导,讲明一个啤酒瓶盖平装满是 3 克,每人每天食盐摄入不能超过 2 个啤酒瓶盖的量。护患共同制订及实施教育计划,诸如教育的目标、内容、时间、措施、评价等均让患者主动发表看法及意见,护士对不利于康复的意见和建议给予解释,加强了护理人员与患者之间的互动,从而进一步密切了护患关系,增强了患者对护理人员的信任感,使之对治疗产生安全感;同时,满足了患者的心理需要,缓解了患者的不安情绪,这样既满足了患者的知情权,促使患者积极、主动地参与并配合治疗,同时调动了患者的学习积极性,增加了患者的健康知识,使之自觉地采用健康的行为,提高了患者的自我保健能力。

26. 个体化护理对脑卒中后偏瘫患者恢复生活自理能力有何作用

脑卒中是由脑组织血液循环障碍、脑细胞变性坏死而导致的一种以认知障碍和（或）功能障碍为主要表现的疾病。脑卒中后偏瘫患者在发病后常会因生活不能自理而产生焦虑、紧张、恐惧、抑郁等不良情绪,严重者甚至会诱发抑郁症。有研究显示,脑卒中后偏瘫患者的抑郁症发病率高达 22.3%～60.2%。由此可见,早期、积极、有效的心理护理和康复护理,对于脑卒中后偏瘫患者是十分必要的。有资料显示,对脑卒中后偏瘫患者进行早期、积极、有效的心理护理和康复护理可刺激患者的脑干网状组织和大脑边缘系统,增强患者脑部的可持续兴奋性,激活患者的反射系统,从而有效增加患者脑部相应区域的血液循环,促进其神经组织的修复。

27. 个性化针对性心理护理用于脑卒中后抑郁患者对其生活质量有何影响

个性化护理为近年来在脑卒中治疗过程中应用较为广泛的护理方案,其可通过对患者的病情进行有针对性的总结,并提出更适合患者的护理方案,目前临床观察显示,通过个性化护理方案的应用,可有效改善脑卒中患者的临床治疗效果。在接受了个性化护理的同时给予针对性心理护理后,不仅患者的抑郁情况可得到显著缓解,患者的生活质量也可得到显著改善。针对脑卒中后产生的抑郁情绪,给予适当的心理疏导,可有效改善患者因脑卒中后因神经功能缺失所产生的心理负担,在改善患者抑郁情绪的同时,也可使得患者对于治疗的消极情绪得到缓解,积极地配合治疗。

28. 个性化肠内营养支持对老年急性脑卒中患者的营养状况及预后有何影响

研究表明,由于吞咽困难导致误吸的患者数约占急性脑卒中例数的 18.9%。同时,误吸极易诱发支气管肺炎和营养不良,导致脑卒中患者的病死率明显升高。研究显示,吞咽困难的脑卒中患者呈高分解代谢状态,应及时给予营养支持,以避免后期的营养不良及免疫功能障碍,减少并发症的发生。因此,对于老年急性脑卒中患者,采取积极有效的肠内营养支持显得尤为重要。但是,传统的肠内营养治疗方法已远远不能满足不同病情患者的能量和营养需求,目前临床上宜开展个性化肠内营养制剂支持,依据病情的不同、疾病的变化及经济条件的不同,配制不同的肠内营养制剂。

目前,为老年急性脑卒中患者提倡、推广和实施康复治疗的同时配合积极有效的饮食管理等综合的护理方法,有利于恢复老年急性脑卒中患者的功能预后。个性化营养支持可减缓脑卒中吞咽障碍患者急性期营养不良的危险,同时促进神经功能恢复,这对提高患者生活质量至关重要。临床研究发现,营养支持组肠道并发症少于对照组,说明个性化的营养支持既能满足机体营养的需求,又能对肠道并发症起控制作用。可能的原因是与营养液中加入了益生菌与谷氨酰胺等成分有关。

采用个性化的肠内营养支持方法,即在给予同质化的临床治疗基础上根据病情严重程度、体重等营养状态不同,通过临床专科护师、营养师对患者在病情过程中的动态评估,针对个人差异确定总能量中各营养素的量及每日摄入量,特别是确定各产能营养素如(糖类、脂肪、蛋白质)以及特殊营养素的摄入量。医护人员应在患者出院时对患者及家属进行肠内营养支持的健康教育及指导,例如对宜出院患者进行个性化的肠内营养支持,根据专业护理人员评估及营养治疗师的处方进行院外的肠内营养支持。

29. 个性化健康教育对脑卒中患者生活质量有何影响

近年来,脑卒中的发病率和致残率升高,使其成为严重威胁人类健康的疾病之一,不但影响患者的日常生活质量,更给家庭和社会带来沉重的负担。国内外学者主张早期开展康复训练,护理人员在康复过程中的地位越来越重要。对患者实施康复训练的同时,进行科学而系统的健康教育,可以最大限度地提高脑卒中患者的康复质量。目前,我国实施的健康教育模式固定,在护理人员紧缺的情况下进行广泛的健康教育,既耗费人力与时间,又缺乏针对性。

脑卒中患者在患病过程中,往往表现出烦躁、抑郁、消沉的心理特征。脑卒中患者在入院初次评定时均处于严重焦虑状态,容易对康复失去信心。护理人员应通过细心观察和认真听取患者的倾诉,从心理和社会各方面评估患者,让患者主动说出患病后的感受,并给予充分地解释、支持和鼓励。脑卒中后神经康复效果主要取决于康复开始时间,越早越好。通过反复的健康教育,增强患者对康复训练的依从性。患者家属要共同参与健康教育过程,了解康复治疗的重要性和必要性。研究发现,通过有针对性的健康教育可促进干预组患者积极参与康复治疗,随着肢体功能的逐步恢复,日常生活能力提高,焦虑症状减轻;与对照组比较,效果更加显著。

日常生活能力是指人们为达到独立的生活而必须反复进行的、最基本的一些活动,包括衣、食、住、行以及个人卫生等基本的动作和技巧。研究表明:脑卒中具有长期性和反复性的特点,这就决定了良好的自我护理能力对脑卒中患者至关重要。

个性化健康教育对增强患者及家属的康复意识、调动患者康复的积极性、改善患者的肢体功能、提高患者的生活质量等具有积极促进作用。

30. 脑卒中早期情感障碍的患者如何康复护理

脑卒中患者在康复过程中,早期情感障碍是一种发病率较高的并发症,患者通常表现为焦虑、抑郁等症状,严重情况下,还可能致使患者在肢体运动功能、认知功能的康复治疗受到不同程度的影响,极不利于患者生活质量的提升。由于患者的性别、年龄、经济条件、阅历、情感、兴趣、性格等均会在不同时期影响着患者,使得患者不同阶段出现不同的心理情感障碍,所以,要对患者的个人资料进行全面收集整理,再充分考虑患者的个人特点,然后进行下一步情感障碍康复护理计划的制定,从而真正意义上做到因人施护。

要患者在短时间内进行角色的转换是非常困难的,医护人员应当以诚挚的态度,热情的服务,积极主动地帮助患者分忧解难,认真倾听患者的诉说,以此获得患者的信任。再依据因人施护的原则,结合患者的个人情况,通过移情、说理、暗示、宣泄等多种方法给予其关心体贴、循循善诱和有的放矢地进行康复护理。只有通过这种方法,才能够真正让康复护理深入到患者的心理,从而发挥更加显著的效果。

　　针对文化程度较低、缺乏相关知识的患者,可通过随机性、计划性、示范性和交谈性等多种方式对患者进行康复教育指导,重点帮助患者及其家属进一步了解脑卒中的相关知识以及康复治疗的具体作用、意义,从而更加全面地认识到情感障碍可能对疾病治疗的影响,帮助他们从根本上消除对疾病及治疗的恐惧和疑虑,树立起战胜疾病的自信心,从而更好的配合临床医护工作。

　　由于患者处在一个陌生的环境下,加之疾病的影响,这使得患者难免会因此产生不良情绪,医护人员除了以积极主动的态度接待患者之外,还应当重视治疗环境,保证入住环境安静舒适,并主动向其介绍同病房的病友和医院的设施设备,让患者能够快速熟悉周围环境,感受来自医院、家庭的温暖,改善孤独恐惧感和陌生感,避免因陌生带来的焦躁感。

　　因患者在康复过程中,还未完全恢复生活自理能力,这使得他们的任何活动都需要家属帮助,势必会造成其较为严重的心理负担。为此,医护人员需对家属进行集中教育,鼓励他们多与患者进行沟通交流,让患者感受到家属的支持,从而促使其康复信念增强。

　　研究表明,脑卒中后出现抑郁的发病率已达到了$25\%\sim80\%$,焦虑症的发病率相对较小。而长期或者强烈的不良情绪刺激,可对机体的正常生理功能造成影响,致使其机体功能因此紊乱,从而引起疾病或者致使疾病加重。脑卒中患者无法自理,加之病程较长,恢复较为缓慢,必然会给家庭和社会带来负担,从而致使患者在心理压力和生理负担的双重影响下,表现出情感障碍。因此,在为患者提供情感障碍康复护理中,重点在于帮助患者正确认识疾病,快速转变角色,从环境、社会、家庭等方面给予其鼓励,消除其紧张、恐惧和愤怒等不良情绪。

31. 脑卒中急性期大小便失禁如何应对

大小便失禁是脑卒中后的常见临床表现,严重影响到治疗、康复、预后及患者的生活质量。分析脑卒中患者大小便失禁原因及预测因素,以便进行针对性治疗和有效性护理,可以改善患者的预后,降低残疾程度、提高患者及家庭的生活质量,减少生活负担。

据统计,2/3 的脑卒中存活者遗留有不同程度的残疾,出现偏瘫、大小便失禁、认知缺失等表现,严重影响其日常生活的独立性,而且其康复过程也非常漫长。中枢神经系统在膀胱控制排尿和贮尿功能中起着重要作用,其功能区分为桥脑上、桥脑和脊髓 3 个排尿中枢,主要抑制排尿的桥脑上中枢为小脑、基底神经核和大脑皮质,促进作用可能是由下丘脑后部和桥脑腹侧来控制。当由于急性脑梗死阻断其下传冲动,就会产生逼尿肌活动过度或反射亢进,表现为尿急、尿频和急迫性尿失禁。

研究表明,在急性期脑卒中患者中大小便失禁的发生率非常高,是卒中后的常见并发症,严重影响患者的生存质量,而卒中单元的优质护理应密切关注患者的大小便失禁情况,并制定相应护理计划以提高患者的生存质量并防止因尿便失禁造成的感染、压疮等情况。

脑梗死后尿失禁与病灶部位、大小关系密切,左半球梗死、皮层+皮层下梗死者尿失禁发生率高。研究表明,脑卒中后大小便失禁的发生与卒中类型无关,脑卒中患者的年龄是尿失禁发生的危险因素,年龄越大的患者发生大小便失禁的风险越大,这可能与年龄增加所致盆骨处肌肉、韧带和能使膀胱和肠道保持紧密的组织变弱并功能逐渐衰退有关。脑卒中发病时意识障碍也是发生大小便失禁的危险因素。

由于男女生理解剖结构不同,男、女患者小便失禁的护理有很大差异,女性患者多用失禁护垫、纸尿裤,每次小便后需更换护垫或纸尿裤,且需清洗尿湿的皮肤并擦拭干净;男性患者多采用保鲜膜袋法、避孕套式尿袋等接尿法。同样条件下女性尿路感染发病率高于男性,所以,护理女患者时需格外细心、耐心。

心理干预、情感护理、膀胱自控排尿功能训练等综合护理干预配合早期排尿功能的康复训练,有利于脑梗死后尿失禁患者膀胱排尿能力的恢复,减少并发症的发生。

32. 脑卒中患者心理状况与失能程度有什么关系

随着现代医学模式从生物模式向社会-心理-生物模式的转变,脑卒中患者的心理状况的相关研究越来越多。脑卒中是伴随一系列神经系统症状的疾病,会时刻影响患者的生理功能和日常生活。漫长的康复过程会给患者带来沉重的生活和心理负担,易产生焦虑、抑郁情绪。这种负面情绪,通过大脑多种功能调节自主神经、内分泌、免疫和心血管系统,从而影响疾病的转归。

脑卒中患者发病受多种因素影响,随着生活水平的提高,发病率逐年攀升,且致残率也在明显上升,研究结果显示,约 60% 的患者需要他人不同程度的照护。失能程度与患者的就医环境、康复训练情况,患者及其家属对疾病的认识程度,患者的训练积极性有密切关系。患者的抑郁情绪对疾病转归有一定程度的影响,抑郁这一负性情绪降低了患者自主训练的积极性,在不同程度上延缓了患者疾病的康复,但因社会家庭结构变化,子女在患病期间陪同时间明显缩短会加重患者的抑郁程度,经常会错过康复的最佳治疗时期,影响患者自理能力的最大恢复。

研究发现,脑卒中后抑郁患者的功能恢复较对照组差,脑卒中后抑郁能够加重患者的依赖性。对脑卒中后抑郁患者进行适当的心理干预可提高生存质量。这也说明脑卒中患者的心理健康对治疗结果有明显影响。

脑卒中患者住院期间,要早进行心理干预,以预防和治疗脑卒中后心理问题,尤其是抑郁症。开展老年医学多学科交叉研究,促使患者在"治疗时间窗"期得到有效的康复训练,促使自理能力恢复。在患者出院后进行由康复医生指导的专业训练,最大程度恢复患者自理能力,减少患者住院费用,缩短患者住院周期,建立健全养老体系和社区养老机构的扶持,深入开展老年病的研究,积极防治老年慢性病,提高老年人生活质量,关注老年人心理状况变化。

33. 脑卒中患者的体重指数与压疮预防有何关系

压疮是局部组织长期受压致血液循环障碍,持续缺血、缺氧、营养不良而形成组织坏死的压力性溃疡。它不仅影响患者的疾病康复,降低患者的生活质量,严重时可因感染危及生命,同时增加医疗护理投入,易引起医疗纠纷。目前从全球范围来看,压疮的发病率与 15 年前相比较并没有下降的趋势。脑卒中卧床患者,生活无法自理,是压疮的高发人群。压疮的发生率一直是评价医院护理水平的重要指标之一。

准确评估患者机体状况是预防压疮的关键。医护人员对压疮的危险因素要有正确的认识,在压疮发生前实施针对性的护理。一般来说,脑卒中住院患者压疮风险高于医院总体住院患者,应有针对性地实施压疮的护理干预。

压疮危险程度采用 Braden 量表进行评估。该量表由 Braden 和 Bergstrom 两位博士于 1987 年制订,包括感觉、移动、活动能力、皮肤潮湿状况、摩擦和剪切力 6 个方面。有研究表明,患者体重指数与压疮危险程度具有相关性,体重指数是压疮的影响因素之一。体重丢失、低体重指数与压疮的发展和预后不良有关,是压疮形成的预警信号。究其原因,可能是由于正常体重的患者有皮下脂肪层能够保护毛细血管的血流,不会被很高的压力阻断而造成皮肤损伤,而低体重患者卧床后骨隆突处承受了较大的压力,又缺少皮下脂肪层的保护,增大压疮发生的可能性。体重过高会限制老年人的活动能力,增加局部皮肤所受压力,还会增加被动运动时产生的摩擦力、剪切力,从而使压疮更易发生。因此,应高度重视老年人的体重指数,不但要保证老年人有足够的营养供应,还要注意饮食与运动的合理性,使体重保持在理想水平。

医护人员应用压疮危险因素对患者的状况进行客观评估是护理有效干预的一部分,护理人员应早期识别患者是否存在发生压疮的危险,对压疮发生的高危人群进行针对性的预防,合理分配有限的医疗资源。尿失禁、意识状况、卧床时间是脑卒中压疮的危险因素。国内对术后患者压疮危险研究较多。尿失禁会使皮肤处于潮湿的环境中,患者发生压疮的危险会增加 5 倍。部分脑卒中患者存在意识障碍。意识不清后,患者感受不到过度压迫的疼痛刺激,从而不会自主变换体位或者要求变换体位,长时间卧床,引起身体某些局部皮肤的过度、长期受压。此外,年龄是压疮发生的危险因素。老年人皮肤弹性纤维、胶原纤维和皮下组织减少,皮肤组织对压力的耐受性差。因此,对尿失禁患者,及时进行导尿,保持皮肤干燥。对于意识不清、长时间卧床的患者,定时翻身、更换体位和适当地应用减压设备是防止局部组织受压最基本的方法。

34. 高压氧治疗脑梗死的意义是什么

高压氧治疗是在超过一个大气压的环境中呼吸纯氧气。研究表明,高压氧可减轻脑水肿,迅速降低颅内压。高压氧可快速提高脑组织的氧含量及氧储量,改善脑组织和周身组织缺氧状况,减少脑细胞的变性坏死。高压氧下可增加脑组织毛细血管氧弥散距离,可弥补因脑水肿使毛细血管间距离加大而出现的缺氧区域。高压氧下可增加对血肿周围(缺血半暗影区)受损细胞的供氧,加速受损细胞恢复。高压氧可以加速血肿的清除,加速胶原纤维、毛细血管的再生,加速病灶的修复。高压氧下可增加椎-基底动脉血流量,可提高网状激活系统和脑干的氧分压,加快意识恢复速度,从而维持生命功能的正常活动。高压氧还可提高超氧化物歧化酶(SOD)、过氧化氢酶(CAT)、谷胱甘肽过氧化物本科谷胱甘肽(GSH)的含量,加强清除自由基和抗氧化的能力,减少再灌注损伤。高压氧下可抑制细菌生长,有利于对继发感染的控制。

脑梗死由于脑血流受阻,引起脑组织缺血、缺氧,发生脑水肿。对已坏死的脑组织,不管利用什么方法,都不能使其恢复,但对梗死的周边,通过高压氧等治疗,可使该部位的神经细胞恢复功能。在高压氧治疗后,血氧含量增加,血氧分压升高。脑组织血氧分压比常压下呼吸空气时提高7倍,脑组织可以从正常的脑区向缺血、缺氧的脑区供氧,纠正脑缺氧状态,阻断脑水肿。同时,高压氧可降低血液黏稠度,减轻血小板的聚集,促进血栓的溶解吸收,改善微循环,有利于昏迷患者的苏醒,高压氧使脑组织有氧代谢增强,加速酸性代谢产物的排出,为神经组织的再生、神经功能的恢复提供良好的物质基础。高压氧不仅用于急性期,也可以用于恢复期的患者。

高压氧治疗脑梗死的指征包括:①意识障碍者。②发病在6小时以上及次日颅脑CT显示血肿不见增大者。③试验性高压氧治疗1~2次后症状未加重及CT显示脑血肿未见增大者。④脑血肿清除后的患者,只要病情稳定,无感染及新鲜出血征兆者,也应尽早实施高压氧治疗。

高压氧治疗脑梗死的注意事项。

（1）脑梗死确诊后应尽早治疗。

（2）患者进入高压氧舱时，血压应控制在正常范围。

（3）治疗压力不宜过高，一般应用 0.2 毫帕。

近几年，脑卒中患者做高压氧治疗，尤其是脑血管病恢复期多发性脑梗死痴呆患者，有一定效果。高压氧治疗脑血管病可作为一种辅助治疗方法。

35. 对球麻痹的患者如何护理

球麻痹就是指延髓麻痹。病灶位于延髓之上者称假性球麻痹，如大脑半球的缺血性或出血性脑血管病，均可引起假性球麻痹，较为常见；若病变恰好在延髓部，而造成的球麻痹称真性球麻痹，见于椎-基底动脉系统病变或其他疾病。

不论何种病变（缺血或出血）所致的真性或假性球麻痹，均应按重症护理。因为延髓是心血管和呼吸中枢所在之处，且临床上除有吞咽困难、饮水呛咳、声音嘶哑、构音不清外，重症可有呼吸、循环障碍。当然在恢复期后患者已趋于稳定，紧急变化的可能已较小。解决吞咽困难、呛咳，保证患者摄入量和营养很重要。若保留部分功能的患者，可给予糊状流质或半流质食物，指导患者采取避免呛咳的舒适体位。需要喂饭者，每次将少量食物放于舌上，嘱其缓慢咽下。可给予高蛋白、高热能食物。确实不能经口进食者，给插鼻饲管，做好患者的思想工作，共同配合好，不能自己拔管。做好鼻饲管的护理,每周换 1 次鼻饲管,保证鼻饲管通畅;换下来的鼻饲管要及时煮沸消毒。做好口腔护理,每日 3 次,唾液、分泌物应随时吸出。保持呼吸道通畅,预防肺部并发症。一旦发现食物误入气管有严重呛咳和呼吸困难者,应及时吸出。随时做好气管切开或插管的抢救准备,避免窒息。

鼻饲管可以进食物,也可以进药物,可保证患者入量和热能。总入量每日 2000～2500 毫升,夏季应另加 500～1000 毫升;总热能每日一般应在 8368～12 552 千焦,按身高和体重酌情增减。按不同配方计算给混合食量,并适当补充水分和热能。

待病情好转,可先试进糊状食物,如无明显下咽困难和呛咳,则可拔掉鼻饲管。

36. 有精神症状的脑卒中患者如何护理

在脑血管病基础上出现精神症状时,称为症状性精神病。常见于严重的脑动脉硬化、多灶性脑梗死、蛛网膜下腔出血等脑血管病。

患者既有脑血管病症状,又有精神障碍。因此,在诊治及护理方面,就要求医护人员具备神经和精神两个专业的知识和两套本领。同时家属对此亦应有所了解。要做好患者的基础护理、个人卫生、饮食,预防压疮,治疗脑卒中;如患者有冲动和攻击行为,则要预防伤人、自伤、碰伤、毁物,甚至要专人护理。

医护人员及家属要正确对待有精神症状的患者,要给予同情和关怀。受幻觉、妄想支配的患者可能拒食、躁动、兴奋、喊叫,可能有违拗不合作,应予以解释、劝说、耐心等待。为了保证营养,严重拒食者应给予鼻饲。

过分兴奋、躁动、不安,或有伤害可能者,给抗精神病药物应慎重,最好由专业医师选择。

37. 对昼夜颠倒的患者怎么办

那些晚间不入睡、不安宁,而白天却一直在闭目入睡的脑卒中患者,称为昼夜颠倒的患者。日食三餐,白天工作、学习,晚上睡觉,是正常人的一般生活规律。由于病情和急性期养成的习惯,患者可出现昼夜颠倒,这不利于病情恢复。在家属配合下,纠正其习惯是十分必要的。方法如下。

(1)不让患者白天睡觉,除午休外,其他时间安排功能锻炼、针灸治疗、听广播、家属与其交谈。严重颠倒者,白天可给兴奋药,如哌甲酯5～10毫克,早饭及午饭前各口服1次。

(2)晚上9:00后让患者安静休息,睡觉前应做好洗漱、排尿、排便等准备,环境应安静、室温合适;不能入睡者可适当给予地西泮5毫克,或硝西泮5～10毫克;如有精神症状者,可配合奋乃静 4～8 毫克,每晚 1 次,口服。

(3)选用氟桂利嗪 5～10 毫克,每晚 1 次,口服,既治疗脑血管病,又起到镇静作用。其他如桂利嗪、罗通定也有镇静作用。

38. 怎样护理瘫痪肢体

瘫痪是指主动随意运动的无力或不能。因脑卒中引起的瘫痪大多数是偏瘫或单肢瘫,以及两次发作累及双侧肢体瘫痪。患者常伴语言障碍,因球麻痹常有呛咳,或某种程度的智力下降。对患者须加强护理,应做好以下几点。

(1)做好心理护理:抑郁症是急性脑血管病的常见并发症,其发生率为 25%～60%。脑血管病后焦虑的发生率为 3.5%～24%,常与抑郁症相伴随。抑郁症的发生在脑血管病发病后 3～6 个月为高峰,2 年内发生率为 30%～60%。女性患者抑郁症患病率更高。应重视做好患者思想工作。因瘫痪给患者带来沉重的思想负担,须鼓励患者树立乐观主义精神,"既来之,则安之",要求其克服困难,艰苦锻炼,要有战胜疾病的信心,与医护人员和家庭成员配合,尽早进行瘫痪肢体的功能锻炼,防止关节畸形和肌肉萎缩。对抑郁和焦虑症状严重者,给予抗抑郁药物治疗。

(2)保持肢体功能位置:瘫痪肢体的手指关节应伸展、稍屈曲,手中可放一卷海绵团;肘关节微屈,上肢肩关节稍外展,避免关节内收,伸髋、伸膝关节;为了防止足下垂,使踝关节稍背屈;为防止下肢外旋,在外侧部可放沙袋或其他自制支撑物。

(3)活动瘫痪肢体:可预防肢体挛缩、畸形,包括肢体按摩、被动活动及坐起、站立、步行锻炼。

(4)预防并发症:因瘫痪肢体的运动和感觉障碍,局部血管神经营养差,若压迫时间较长,容易发生压迫性溃疡。故应注意变换体位,通常每 2 小时翻 1 次身,对被压红的部位轻轻按摩,也可用红花乙醇按摩,以改善局部血液循环。床铺要干燥平整,并保持好个人卫生,可以擦浴,但应注意保暖,防止受凉。应用热水袋或洗浴时水温要适当,防止皮肤烫伤。在翻身时应适当叩击背部,鼓励咳痰,以防坠积性肺炎。要有足够入量,尤其夏天水分要充足,选择富含纤维素、维生素的蔬菜和水果,保证足够营养。养成排便习惯,防止便秘。在早饭前给 1 杯热饮料(根据习惯可采用热开水、茶水、牛奶或咖啡等),可促使肠蠕动增加而刺激直肠的排便反射。为了促进排便,还可按摩腹部,由右下腹向右上,转向左上腹,再转向左下腹,反复按摩 5～10 次,促进结肠上端内容物往下蠕动,以助排便。遇有便秘时,可用甘油栓或中药,如用番泻叶冲水饮用;仍然不能解决排便时,应予灌肠。有尿潴留或尿失禁而又须保持会阴部清洁时,应放置导尿管,严格执行灭菌术,预防泌尿系感染。

(5)生活自理和职业训练:瘫痪肢体有好转时,应逐步锻炼日常生活技能,医护人员和家属要共同给予正确指导和热情帮助,鼓励患者凡是个人力所能及的生活自理方面的事情,尽可能自己完成,如脱穿衣服、洗脸、吃饭等;为适应病前的工作,可逐步进行适应性锻炼。

39. 瘫肢伴肩周炎时怎么办

肩周炎是肩关节周围炎的简称,又称冻结肩、五十肩等。在老年、肢体偏瘫时常见,说明肩周炎与寒冷和年龄有一定关系。在偏瘫患者中主要由于活动少所引起的肩周炎,起初常有疼痛,稍活动肩关节即剧痛,随后僵硬、活动范围缩小。久之,出现上肢近端萎缩(与失用有关)。引起肩周炎的其他因素有创伤、牵拉伤、扭伤、感染等。症状严重影响着肢体的康复锻炼,自然影响其预后。

由于脑卒中患者致瘫肢活动减少,随后出现肩周炎时,要早期进行康复治疗,做肩部正确姿势活动。患缺血性脑卒中患者,在急性期即可进行肩部适当活动,进行按摩和被动运动。急性期肩周炎疼痛明显者,可给痛点封闭治疗、理疗、减少活动。慢性期肩关节僵硬限制肢体运动时,应在局麻下实施手法推拿。然后跟随着肢体功能锻炼。

在进行活动、推拿时,注意不能使患者过于痛苦,必要时给止痛药,但又要让患者坚持活动、忍受一定的疼痛;痛就不动,不动则会僵硬,结果限制上肢活动,影响功能康复。

活动中切忌粗暴,以防骨骼、软组织和关节囊的损伤。应请理疗、体疗专业医师指导或实施。

40. 脑卒中患者继发癫痫怎么办

(1)发作时注意自伤或外伤,保持呼吸道通畅。不用手忙脚乱地去掐人中、合谷穴。一旦发作到一定程度就停止下来,与掐、捏无关。

(2)第一次发作后,应立即到医院检查脑电图,注射抗癫痫药(如地西泮、苯巴比妥钠等),同时口服其他抗癫痫药物。

(3)检查肝、肾、造血功能,以便观察抗癫痫药物的不良反应。

(4)长期服抗癫痫药(3~6 个月),复查时若脑电图大致正常,可以减量或逐渐停药。若脑电图明显异常,应延长服药时间,1 年后再复查。复查脑电图时一般不应停药。

(5)常用抗癫痫药,如苯妥英钠每次 0.1 克,每日 3 次,口服;苯巴比妥钠每次 0.06 克,每日 3 次,口服;地西泮或硝西泮、氯硝西泮均可应用;丙戊酸钠(德巴金)每次 0.1 克,每日 3~4 次,口服。定期监测抗癫痫药物的血中有效浓度,以指导用药剂量,通常第 3、6 个月各查 1 次即可。

(6)凡有继发性癫痫的患者,在做功能运动锻炼时,应适当限制,不可过度劳累,因过度换气可以诱发癫痫发作。

稳定血压、稳定情绪颇为重要。

41. 并发糖尿病的脑卒中患者应注意什么

（1）为避免漏诊、误诊，早期发现症状很重要。

（2）对糖尿病的危害性有足够的认识，以免延误治疗，导致病情加重。对无糖尿病史患者，亦应检查血糖、尿糖。

（3）不能滥用胰岛素或降糖药，以免造成某些药源性疾病。

（4）由于大多数糖尿病患者不需住院治疗，一些民间不科学的宣传，使患者轻信偏方，得不到系统治疗，导致并发症的发生。因此，普及糖尿病的防治科学知识十分重要，并具有迫切性。患者或家属应认真阅读一些有关糖尿病的科普书是有益的。

42. 口服降血糖药的脑卒中患者应注意什么

（1）老年人、肥胖型糖尿病患者只要未发生酮症酸中毒，则不必急于用降血糖药物。应首先调整饮食，必要时再给口服降血糖药物。同时，注意血糖、尿糖控制情况。

（2）正常空腹血糖是 3.36～6.16 毫摩/升。空腹血糖降到 5 毫摩/升以下，或者饭后 2 小时血糖在 7.22 毫摩/升以下时，降血糖药物应立即减量或停用，以防发生低血糖。

(3)经过药物治疗后,血糖正常在 2～3 个月中疗效满意者可试行逐渐减量,病情一直很稳定者,可考虑逐渐停用口服降血糖药,而以调整饮食来控制病情。

(4)注意有无低血糖反应和药物的其他不良反应。

(5)使用磺脲类(如格列本脲)降血糖药物,有可能发生肝胆管炎、肝损害和黄疸。如果出现这些症状,应停用或换其他药。

(6)使用双胍类(如苯乙双胍)降血糖药物,有发生高乳酸血症、乳酸酸中毒之可能,应加以观察,定期化验检查。

(7)患有肾病、造血器官疾病的患者,应慎用降血糖药物。

43. 伴发糖尿病的脑卒中患者须禁用哪些药物

有些药物的应用与治疗糖尿病产生矛盾,应禁止使用或慎用。这类药物有以下 5 种。

(1)噻嗪类利尿药通过抑制胰岛细胞释放胰岛素,促使糖尿病发生,作用最强的是二氮嗪(氯甲苯噻嗪)。

(2)长期应用避孕药对葡萄糖耐量有轻度抑制作用,可诱发糖尿病。故已患糖尿病者最好改用其他措施避孕。

(3)链脲霉素(又名链氮霉素)对胰岛细胞具有直接抑制作用。经动物实验证明,能促发糖尿病。

(4)烟酸可引起糖耐量下降,并通过末梢组织抑制对葡萄糖的利用。

（5）促肾上腺皮质激素和糖皮质激素类能促发糖尿病；应慎用于糖尿病患者。

44.伴帕金森病的脑卒中患者应注意什么

脑血管病和帕金森病都是中老年人的常见病。多发性脑梗死是脑血管病的一个类型，常引起类似帕金森病的临床表现。换言之，多发性脑梗死是帕金森综合征的病因之一。

这类患者大多先发现多发性脑梗死，之后出现帕金森综合征；也可能为了帕金森综合征而做脑 CT 或磁共振成像检查时发现了脑梗死。要正确判定两者之间的关系，有时是困难的。主要依据哪方面的临床症状先出现，多发性脑梗死累及的部位是否与帕金森综合征有关，给予左旋多巴类抗帕金森病的药物是否好转等，进行综合分析和判断。多发性脑梗死与帕金森综合征并存者，治疗矛盾很常见。在治疗中一定要有主次之分，同时也要两者兼顾。一般来说，治疗脑梗死的大多数药物对帕金森综合征无不良影响，抗帕金森病的药物对脑梗死也无直接不良反应。但已经发现桂利嗪、氟桂利嗪长期（6 周以上）应用对帕金森病不利，甚至可诱发帕金森综合征。而左旋多巴类抗帕金森病药物对心血管系统有一定不良反应。

45. 护理长期卧床患者应注意什么

因脑血管病急性期病情严重,恢复不满意,或反复发作,造成脑梗死进行性加重,脑组织广泛损害,以致脑功能不能恢复,而遗有瘫痪、感觉障碍、失语、大小便困难等,生活能力降低甚或丧失。对这些患者进行周密细致的护理十分重要,以期促进脑功能不同程度的改善,延长患者的生命,或可部分地恢复生活及工作能力。在护理上应注意以下几点。

(1)重视心理护理,保持愉快的心态。瘫痪、语言障碍等给患者生活上带来极大的不便。烦闷、忧虑、焦躁、悲观等消极情绪充斥胸臆,影响全身各系统的正常功能,尤其对消化系统、循环系统影响更显著。患者食欲缺乏、消化功能低下、大便秘结、心慌、胸闷、失眠等,可进一步加重病情。另有一部分长期卧床的患者惰性十足,情绪低沉,对周围环境和生活淡漠无兴趣,衣来伸手,饭来张口,处处依赖别人的帮助。不做力所能及的事情,不做必要的技能锻炼,身体发胖,肌肉无力,肢体功能障碍加重,基本技能减退,抵抗力下降,循环功能低下等。对这两种类型的患者,要做耐心细致的思想工作,使其正确对待疾病,增强战胜疾病的信心。在热情帮助患者的同时,鼓励患者多做力所能及的事情。医务人员特别要指导患者家属做好心理安抚,关心、体贴、正确引导患者。医务人员、家属、患者密切配合,使患者心理稳定、心情愉快。

(2)加强生活护理,保持卫生舒适的环境。患者已部分或完全丧失了生活能力,生活上时时需要照料,如穿衣、吃饭、饮水、洗脸、洗头、洗脚、大小便等,均需他人帮助完成。若在医院中,护理人员应态度热情,主动询问,认真做好。在进行生活护理的同时,应使患者做些生活技能的锻炼,如穿衣,系纽扣,使用勺、筷、牙刷等。患者如果住在家中,家属应做好必需的生活照料,经常更换衣裤、被褥,保持清洁舒适的环境。

(3)加强肢体的功能锻炼,促进功能恢复。对肢体功能丧失较重的患者进行功能锻炼时,早期以肢体的按摩和被动活动为主。注意手法轻柔、循序渐进。对肌力Ⅱ级以上的瘫肢,除每日按摩和被动活动外,还应鼓励患者主动做功能锻炼。

(4)加强护理,预防并发症。瘫痪患者长期卧床,极易发生压疮,应注意变换体位,每2小时翻身1次,并常用红花乙醇按摩受压部位,改善血液循环,必要时骶部放置气圈,减轻局部压力;床铺要干燥平整,皮肤保持清洁。洗脚、擦浴注意水温,避免皮肤烫伤。要注意保暖,防止受凉。有痰者翻身时叩背,鼓励咳痰。注意口腔清洁,协助漱口、刷牙,或以盐水棉球擦拭口腔,清除残存食物。饮食给予富含纤维素的食物,如蔬菜、水果。养成定时排便的习惯,预防便秘。尿失控或潴留导尿者,应注意会阴部清洁和无菌操作,预防泌尿系感染。防止脑卒中再发,要针对诱因予以防范,如稳定血压,经常注意心脏情况等。

46. 整体护理对脑卒中患者的康复有何影响

脑卒中是一种由脑血管突然损伤所致的神经系统疾病,其发病急,病情重,大多有肢体、语言等功能障碍且恢复缓慢,传统护理已无法满足疾病康复需求。因此,要对脑卒中患者进行全面评估,制订个体化整体护理方案及康复目标,整体护理内容包括基础护理、功能康复训练、健康教育、出院指导等一系列内容。医护人员须根据方案每天评估病情的进展(包括各项检查报告)、治疗、护理措施的到位情况及效果。原则上以一对一护理为主。如果患者的条件允许,结合各个护理模块的特点,有选择性地进行集体治疗,这种训练可以增强患者的自信和兴趣。

(1)急性期护理:要绝对卧床休息,抬高床头 15~30°,减轻脑水肿。双侧床档保护,避免不必要的搬动,防止加重病情及坠床发生。指导患者良肢位的摆放。采用轴式翻身法,至少 2 小时翻身 1 次,同时观察皮肤状况,做好翻身记录,保持皮肤干燥清洁,预防压疮。由于患者卧床,气管和肺部分泌物不易排出,易致肺炎,所以鼓励有条件的患者主动咳嗽排痰,避免呼吸道感染。卧床患者应适当抬高下肢,注意观察患肢皮温、皮色等。由于脑卒中致残率高和复发率高的特点,早期积极、正确、科学的康复治疗介入有助于患者功能的改善和生活质量的提高,且应与治疗并进,注意患者的主动参与。

(2)语言康复护理:①失语的康复训练。选择单词或词组、句子通过听、视或触觉刺激做出反应,当没有反应或反应不全时,给予提示(如描述、手势、词头音等)并给以适当的反应时间。循序渐进,由简到难,由少到多,由浅入深,持之以恒。②构音障碍训练。首先进行松弛和呼吸训练,然后再进行发音、发音器官运动和语音训练等。每次训练注意合适的训练环境及训练时间,顾及注意力、耐力及兴趣,为患者选择日常生活及工作中较常见的内容。③注意事项。训练时注意观察患者的表情、手势,及时准确掌握患者的心理诉求和意愿,鼓励患者的情绪表达,利用患者残存的表达能力,充分促进语言能力的康复,同时注意纠正患者的发音。进行语言训练的同时,也要让其家属参与。

(3)摄食吞咽功能训练:首先进行吞咽障碍评价,评估存在的严重程度和有无误吸的危险因素,明确是否需要改变营养方式等,定期评估,随时调整训练计划,包括舌肌、颊肌、咀嚼肌运动训练和咽部冷刺激训练。进食时要定量定速,并注意呼吸状态、痰量等,进食时要先试吞少量水,评估是否会呛咳,然后掌握一口的量,每次进食量低于 300 毫升,进食 30 分钟内不宜翻身,尽量减少刺激,避免给患者进行叩背、吸痰等操作,抬高床头。

(4)肢体功能康复训练:按照循序渐进,科学适度的原则为脑卒中患者进行关节被动训练、侧翻训练、坐位训练、站位和行走训练以及院后强化训练等。被动运动的活动原则为上肢多锻炼伸肌,下肢多锻炼屈肌;活动顺序为从肢体近端关节到远端关节,从大关节到小关节;活动幅度为由小到大,由健侧到患侧。进行侧翻训练时要做好安全防护。坐立和站立的训练于病后 3～4 周开始,每天 1～2 次,每次 30～60 分钟。进行坐位训练时,应分别在长坐位和端坐位下进行。当患者下肢有一定的负重能力,可在专人保护下练习坐位站起及站位平衡、跨步等训练。站位训练时,应对膝关节屈曲进行重点防护,以防出现摔倒等意外事件,同时要防止出现直立性低血压。院后强化训练过程中,可采取适度固定健侧肢体的方法,以尽量减少健侧的使用,促进患肢的功能锻炼。

(5)日常生活活动能力训练:实施个体化的训练计划,首先对患者的日常生活活动能力进行评定,因人而异、循序渐进地实施,包括床椅转移、穿脱衣、如厕、洗漱、进食、上下楼梯、个人卫生等,由帮助到自理,通过作业治疗把生活依赖性降到最低限度,使其能独自或借助最少外力帮助来完成日常生活活动。

(6)出院指导:出院指导是体现医院系统化整体护理完整性的一个重要环节,是执行系统化整体护理的需要,根据患者的不同病情,全面地指导出院后的各项注意事项和康复训练计划,并使其和家属在出院前掌握,出院后继续实施,定期复诊,确保患者康复效果,减少并发症和疾病复发,满足脑卒中疾病康复发展的需要。注意休息,劳逸结合,防止过度疲劳,避免情绪激动、感冒、排便用力等诱发因素的发生;需长期卧床的患者,指导患者及家属掌握良肢位的摆放、延续性康复训练要点和如何预防压疮;增强营养,多食粗纤维食物,多饮水,防止呛咳,保持大便通畅,必要时使用缓泻药;讲解用药知识,如有不适或疑问,随时复诊,避免出现停药、减量、加量的现象。

47. 脑卒中患者康复期如何心理护理

脑卒中以其高发病率、高病死率、高致残率,已引起人们的普遍关注,且发病年龄由老年逐渐向中青年发展,而生存的患者中至少有一半留有不同程度的残疾,从而导致抑郁等精神并发症。这与疾病所致的客观因素密切相关,也于脑部病变后所致的性格、情志、行为改变有一定关系。因此,做好患者的心理护理,对脑卒中患者积极配合治疗十分重要。

(1)生活环境:提供安静、通风良好、光线适宜、有安全措施的病房环境,有利于增进患者的身心健康和保持良好的心理状态,在情绪上得到稳定。

(2)建立良好的护患关系:这是取得心理护理成效的关键,护士每天面对患者,必须尊重患者,同情患者,用自己端庄的仪表、优雅的举止、亲切的微笑、和蔼的态度、温暖的语言、专注的表情来传递这份爱心,取得患者的信赖,来减轻患者的心理压力,使其以最佳的状态投入到治疗中去,从而达到良好的治疗效果。

(3)加强心理健康教育:多关心、接触患者,尽量满足他们的合理要求,深入了解患者的心理活动,用简明易懂的语言讲解一些治疗用药目的、作用、不良反应等知识,介绍疾病的过程及转归,举例一些治疗效果佳、康复好的患者,建立正确认识,使其树立战胜疾病的信心,更为主动的配合躯体或心理治疗,加速疾病的好转。

(4)减轻焦虑症状:过度、持久的焦虑情绪易造成患者的心理障碍,护士应耐心倾听患者的诉说与各种疑问,并适时点头、微笑、轻声应答来表达对患者的尊重、安慰、同情和鼓励。让患者把引起焦虑的原因表达出来,消除紧张情绪,达到精神解脱,促进身心疾病的康复。

(5)争取家属亲友的密切合作:作好家属工作,使他们关心、体贴患者,营造亲情氛围,消除患者孤独及不安的感觉,激发患者的斗志与动力,协助医护人员解除后顾之忧。

(6)进行个体化心理护理:根据患者不同的文化程度、家庭背景情况,进行必要的个体化心理护理,指导患者正确分析、判断和适应周围事物,鼓励康复期脑卒中患者适当进行锻炼,日常生活尽量做到自理,听听音乐、读报、看电视等,增加其对生活的乐趣,逐渐恢复对社会的适应,消除心理障碍。

脑卒中患者以老年人居多,心理防御机制减弱,适应能力降低,情感脆弱,容易精神抑郁、焦虑、烦恼,需要外界的精神鼓励和情感慰藉,通过对脑卒中患者实施系统的心理治疗与护理。努力满足患者的生理需要及心理需求,是减轻焦虑、抑郁,提高生存质量的有效措施。

48. 怎样预防压疮

压疮即压迫性溃疡,也叫褥疮。长期卧床或久坐而不变换体位则可引起压疮,尤以支撑重量的骨突起部位最多见,如坐骨部、骶骨部、股骨粗隆、跟、踝和肩胛骨等部位。我们知道,毛细血管灌注压力约为30毫米汞柱,是正常血压的1/4。在皮肤和皮下组织内,特别在骨突起部位,体重的压力超过毛细血管的压力时,引起血流阻断和缺氧,压迫时间过长即可导致组织缺血性坏死,形成压疮。正常人睡眠中,因为经常无意识地变换体位,甚至在熟睡时也会这样,因此不会发生压疮。瘫痪患者常伴感觉障碍,变换体位也困难,所以容易发生压疮。若重力压迫时间过长,坏死可发展到深层组织,侵害肌肉、筋膜、骨头。坏死组织常发生感染,造成化脓性炎症;严重的渗出,可造成低蛋白血症和贫血,使患者全身情况恶化;更严重者可危及生命。预防压疮应做到七勤:勤翻身、勤擦洗、勤按摩、勤换洗、勤整理、勤检查、勤交代。

(1)定时变换体位,2～3小时翻身1次,用热毛巾擦洗及按摩骨骼隆起受压处,每日至少2次。消瘦者用50％乙醇或红花乙醇按摩;皮肤干燥者可搽少量润滑剂。

(2)有尿失禁或呕吐等情况,要及时擦洗干净,保持干燥,及时更换衣服、床单,褥子应柔软、干燥,床单要平整。

(3)骨骼隆突易受压处放置海绵垫或棉圈、软枕、气圈、支架等,以防受压。

(4)水肿、肥胖者不宜用气圈,以软垫更好,或软枕置于腿下,并抬高肢体,变换体位更为重要。

(5)变换体位或取放便盆时,动作要轻巧,防止皮肤损伤。

49. 插导尿管的患者应注意哪些事项

(1)必须固定牢留置导尿管,以避免翻身活动时脱出。有条件者可使用带气囊硅胶导尿臂。

(2)定时开放尿管(一般4～5小时),及时倒掉贮尿瓶的尿,记录尿量,注意尿的颜色有无异常。

(3)每周更换1次导尿管、连接管和贮尿瓶;经常清洁外阴部,保持尿道口清洁,防止感染。用硅胶制作的Foley导尿管可保留 6 周。

（4）长期留置导尿管者，用消毒剂清洗尿道口，冲洗膀胱，每日 1～2 次。

（5）尿道口有分泌物或脓性分泌物时，应送培养并加药敏试验，根据培养结果和药敏试验，选择性应用抗生素，并及时清除分泌物。导尿管应合适，过粗过细均不宜。

（6）嘱患者多饮水。若已有轻度感染者，应予以 1：5000呋喃西林液或 1：500 氯己定液冲洗膀胱。

（7）按无菌操作插、换导尿管。